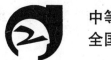

中等职业教育国家规划教材

全国中等职业教育教材审定委员会审定

中药制剂分析技术

（中药专业）

主　　编　　张钦德

编　　者　　（按姓氏笔画为序）

王苏丽（山东省中医药学校）

史宝荣（山东省滨州市药品检验所）

刘燕娥（山西职工医学院）

杨成俊（江苏省连云港中药学校）

杨　红（山西生物应用职业技术学院）

张钦德（山东省中医药学校）

赵树艳（烟台市莱阳中心医院）

高晓波（黑龙江中医药大学佳木斯学院）

责任主审　　钟　森（中国药科大学）

审　　稿　　王　强（中国药科大学）

刘丽芳（中国药科大学）

中国中医药出版社

·北　京·

图书在版编目（CIP）数据

中药制剂分析技术 / 张钦德主编 . —北京：中国中医药出版社，2003.2（2018.8重印）
中等职业教育国家规划教材
ISBN 978-7-80156-397-2

Ⅰ.中…　Ⅱ.张…　Ⅲ.中药制剂学–专业学校–教材　Ⅳ.R283

中国版本图书馆 CIP 数据核字（2002）第099872号

中国中医药出版社出版

发行者：中国中医药出版社
　　　　（北京市朝阳区东兴路7号　电话：64151553　邮编：100027）
　　　　（邮购联系电话：64166060 64174307）
印刷者：廊坊市三友印务装订有限公司
经销者：新华书店总店北京发行所
开　本：787×1092毫米　16开
字　数：320千字
印　张：13.25
版　次：2003年2月第1版
印　次：2018年8月第6次印刷
册　次：1000
书　号：ISBN 978-7-80156-397-2
定　价：39.00元
如有质量问题，请与出版部调换（010-64405510）

中等职业教育国家规划教材

出版说明

为了贯彻《中共中央国务院关于深化教育改革全面推进素质教育的决定》精神，落实《面向 21 世纪教育振兴行动计划》中提出的职业教育课程改革和教材建设规划，根据教育部关于《中等职业教育国家规划教材申报、立项及管理意见》（教职成〔2001〕1 号）的精神，我们组织力量对实现中等职业教育培养目标和保证基本教学规格起保障作用的德育课程、文化基础课程、专业技术基础课程和 80 个重点建设专业主干课程的教材进行了规划和编写，从 2001 年秋季开学起，国家规划教材将陆续提供给各类中等职业学校选用。

国家规划教材是根据教育部最新颁布的德育课程、文化基础课程、专业技术基础课程和 80 个重点建设专业主干课程的教学大纲（课程教学基本要求）编写，并经全国中等职业教育教材审定委员会审定。新教材全面贯彻素质教育思想，从社会发展对高素质劳动者和中初级专门人才需要的实际出发，注重对学生的创新精神和实践能力的培养。新教材在理论体系、组织结构和阐述方法等方面均作了一些新的尝试。新教材实行一纲多本，努力为教材选用提供比较和选择，满足不同学制、不同专业和不同办学条件的教学需要。

希望各地、各部门积极推广和选用国家规划教材，并在使用过程中，注意总结经验，及时提出修改和建议，使之不断完善和提高。

教育部职业教育与成人教育司
二〇〇二年十月

前　言

　　本教材依据国家中医药管理局中药专业教学指导委员会审定、教育部颁布的教学计划和教学大纲编写而成，供中等职业学校中药专业、中药制药工艺专业学生使用，也可作为中药制药企业、药品监督检验机构和医疗机构制剂室在职职工的培训参考教材。

　　《中药制剂分析技术》是以中医药理论为指导，运用现代分析理论和方法，综合分析和评价中药制剂质量的一门应用学科。它需要无机化学、有机化学、分析化学、微生物学、中药学及中药化学的基础，可以与中药药剂学同步或在其后学习。本课程主要学习中药制剂质量控制的基本理论、基本知识和基本技能。全书内容包括绪论、中药制剂的鉴别技术、中药制剂的检查技术、中药制剂的卫生学检查技术、中药制剂的定量分析技术、中药制剂中各类化学成分的含量测定、中药制剂分析实验指导和附录八部分。为贯彻"必需为准、够用为度、实用为先"的中等职业教育教材编写原则，适应时代对中药人才的要求，编写中力求结合中医药特色，尽力使教材内容做到思想性、科学性、先进性、启发性和适用性相结合，努力体现中等职业教育特色，注重学生动手能力的培养和全面素质的提高；为让学生系统、扎实的掌握有关知识，全书各章均附有复习思考题；为突出理论联系实际的特点，中药制剂分析实验指导共收入 19 个实验，以启迪学生的思维，培养学生的动手能力和创新精神。

　　参加本教材编写的有山东省中医药学校高级讲师张钦德（执笔第一章，并负责全书的统稿）；山东省中医药学校高级讲师王苏丽（执笔第二章，第八章和实验一、二、三）；山西职工医学院副教授刘燕娥（执笔第五章）；江苏省连云港中药学校高级讲师杨成俊（执笔第一章第五节，第二章第二节第五、六、七项，第三章第四节，第六章第三节和实验四、九、十四、十七）；山西生物应用职业技术学院讲师杨红（执笔第三章和实验五、六、七、十、十一）；烟台市莱阳中心医院主管检验师赵树艳（执笔第四章和实验八）；黑龙江中医药大学佳木斯学院高级讲师高晓波（执笔第六章）；山东省滨州市药品检验所主管中药师史宝荣（执笔第三章第一节和第七章）。

本教材在编写过程中，得到了参编学校领导及教师的大力支持和帮助，参阅了国内外有关中药制剂分析方面的书刊和资料，借鉴并吸收了国内外学者的部分研究成果，在此一并表示衷心的感谢。

　　由于时间仓促及编者水平所限，书中不足与错误之处在所难免，恳望各校师生及读者在使用中发现问题并提出宝贵意见，以便进一步修订和完善。

编者

二〇〇二年九月

目　　录

第一章 绪 论

第一节 概 述

一、中药制剂分析的含义和任务

中药制剂分析是以中医药理论为指导，运用现代分析理论和方法，综合分析和评价中药制剂质量的一门应用学科。

中药制剂分析的对象包括中药制剂的成品、半成品、原辅料及包装材料等，重点是制剂中起主要作用的有效成分、毒性成分和影响疗效的化学成分。

中药制剂分析的内容包括检测中药制剂的性状，鉴别中药制剂的真伪，检查中药制剂的质量常规及杂质限量，进行中药制剂的卫生学检查以及中药制剂的定量分析等。

中药制剂分析的方法主要有化学分析法、仪器分析法、显微鉴别法等。随着中医药理论研究的不断深入，各种分析方法的日益进步，其总趋势正向着仪器化、自动化、快速和微量的方向发展。

中药制剂分析的主要任务是根据药品质量标准的规定及药品生产、经营质量管理规范的要求，全面控制中药制剂的质量，保证人们用药的安全、合理和有效，为合理使用中药资源、积极参与国际竞争做出贡献。从中药研究的全局看，在中药新药的研制，中药制剂生产质量的控制，中药制剂生产工艺的改进，中药制剂的稳定性、药代动力学过程的考察以及中药制剂的作用特性和机制研究等环节，都会对中药制剂分析提出各种各样的任务和要求，都需要中药制剂分析工作者的密切协作和配合；从方法学的角度看，不断改进和提高中药制剂分析技术，更科学、客观地评价中药制剂的质量，都是中药制剂分析的任务。

根据中等职业学校中药专业教学计划的要求，本课程重点培养学生根据中药制剂处方和生产工艺，确定适宜的中药制剂质量检测方法的能力；培养学生根据药品质量标准，对中药制剂进行质量检验的能力；培养学生研究与解决中药制剂质量问题的能力。认真学习并熟练掌握中药制剂分析技术，对于适应时代对新型中药人才的高标准要求，提高中药制剂的质量，加快中药现代化、国际化进程，都具有十分重要的意义。

二、中药制剂分析的特点

中药制剂分析不同于成分确定的化学药品的分析，其特点主要表现在以下几方面。

（一）化学成分的复杂性，决定了中药制剂分析的艰巨性

1. 中药制剂是多种成分的混合物：单味中药本身就是多种成分的混合物，当由几味甚至几十味中药组成复方制剂后，所含成分更为复杂。这对于中药制剂的提取、分离和检测，带来很大困难。即使同类化学成分，在同一种中药中往往也以多种化合物的形式存在。如延胡索中含有近20种生物碱，其中以延胡素乙素镇痛、镇静作用最强，其他生物碱也有类似的作用；人参含有十几种皂苷，按苷元结构的不同，可分为A、B、C等类型。A型皂苷与B型皂苷的作用迥然不同，B型皂苷具有溶血作用，而A型皂苷则有抗溶血作用。

2. 中药制剂中各成分的含量相差悬殊：有的含量较高，如五倍子中鞣质的含量高达80%以上；有的含量极微，如长春花中抗癌活性成分长春碱，含量只有百万分之三。

3. 许多中药制剂的有效成分尚不明确：按生物活性不同，中药中的化学成分可分为有效成分、辅助成分和无效成分三类。有效成分是指中药中具有治疗作用的活性成分，如黄芩中的黄芩苷、黄连中的小檗碱等。辅助成分是指本身没有特殊疗效，但能增加或缓和有效成分作用，有利于有效成分浸出或增加制剂稳定性的成分，如洋地黄皂苷可增加洋地黄毒苷在水中的溶解度，提高煎出量，促进机体吸收；槟榔中的鞣质，与驱绦虫有效成分槟榔碱结合而安全通过胃液，在肠道中释放出槟榔碱，从而产生驱绦虫作用。无效成分通常是指无疗效甚至有害的成分，如淀粉、果胶、粘液质、糖类、蛋白质、脂肪油等。无效成分往往影响制剂的浸出效能、稳定性及疗效，故制备过程中应尽量将其除去。但有效成分与无效成分的概念是相对的，主要取决于治疗的需要，如同样是鞣质，在麻黄中为无效成分，在大黄中为收敛成分，在地榆中则是止血有效成分。由于科学的发展和人们对中药研究的不断深入，以往被视为无效成分的蛋白质、多糖、多肽等，有的已证明有较强的生理活性与治疗作用，如天花粉蛋白、灵芝多糖、茯苓多糖等。因而，仅用现代测试方法对其中化学成分明确的 $1 \sim 2$ 种有效成分作为复方制剂的定量指标，难以在中医药传统理论指导下制定合理、全面、客观的质量控制标准。

（二）成分含量的不稳定性，影响了中药制剂质量的可控性

由于受原料药材、加工炮制、制备工艺等多种因素的影响，不同生产企业，甚至同一生产企业不同批次的同种中药制剂，其成分种类和含量往往会有较大差异。中药制剂成分含量的不稳定性，影响了中药制剂质量的可控性。

（三）干扰因素多，影响了中药制剂分析结果的准确性

中药制剂因剂型和制备工艺不同，所用辅料多种多样。在进行定性定量分析时，除应考虑方法的专属性和灵敏性外，还应注意辅料对测定结果的影响和各成分间的相互干扰。例如，蜜丸中伴有大量蜂蜜，提取液往往颜色深，粘性大，严重影响实验操作和反应的顺利进行，大量还原糖会干扰反应结果；口服液中常含有防腐剂，若以有机酸为含量测定指标，其中的防腐剂会干扰测定结果；一些软膏剂、膏药中都加入了适量的基质，不便与待测成分分离。因此，样品在测定前必须经过预处理，排除辅料的干扰。

中药制剂中的多种成分在测定中有时会相互干扰。例如，当黄连与黄芩、大黄、金银花

或甘草配伍使用时，黄连中的小檗碱可与黄芩苷、大黄鞣质、大黄酸、甘草苷、绿原酸等成分形成难溶于水的沉淀而析出，降低了上述成分在中药制剂中的含量。此外，对热不稳定成分提取时的分解现象、挥发性成分煎煮提取时的大量逸失，都会降低该成分在中药制剂中的含量。这些情况在化学药品分析中较少遇到，而在中药制剂分析中则应加以考虑。

（四）有效物质基础不甚明确，影响了中药制剂质量评价的客观性

中药制剂多为复方组成。复方制剂的药味组合，不是单味药药效的简单加和或随意组合，而是依据中医药理论，按"主、辅、佐、使"的原则配伍而成。中药复方多靶点、多途径整合作用的疗效优势，已在大量临床和药理研究中得到充分证实，主要表现在以下几方面：①产生复方中各原料所不具备的效用，如小柴胡汤的保肝作用，桂枝汤的解热作用等；②整体药物效应明显大于方中一种或一组药物，如生脉散的强心作用大于方中的人参，单纯麦冬或五味子则无强心作用，但二者在合煎过程中产生了新的化学成分5-甲基-2-糠醛；③通过药物的有机配伍，可减少方中药物的偏性和毒性，如四逆汤中附子与甘草的配伍，真武汤中附子与白芍的配伍，麻杏石甘汤中麻黄与石膏的配伍等，皆可减少方中辛烈药物的偏性和毒性。

中药制剂复杂成分间的相互作用、相互影响，药物成分与机体内环境的相互作用和机体自身的反应状态，构成了复方整体疗效的非线性复杂体系。如何阐释复方成分间及成分与机体间的相互作用？其中哪些成分起主导作用，哪些成分起辅助作用，一些微量成分或次要成分是否有促进其他成分溶解、吸收或催化主要成分相互影响的作用？皆有待于深入探索。中药复方制剂的研究应尽可能保持其整体性和系统性，建立和规范生物效应评价体系，同时运用现代提取、分离技术多层次研究其有效物质基础。中药复方制剂的成分监测应逐渐由1~2种指标成分向多种指标成分过渡，由指标成分向效应成分发展。

总之，中药制剂具有成分复杂，干扰因素多，含量变异大，杂质较多，测定困难等特点。但随着检测手段和技术水平的不断提高，各种先进仪器的广泛应用，中药制剂的质量控制水平必将以较快的速度发展。

三、中药制剂分析的现状与展望

制定和完善中药制剂的质量标准是中药制剂质量控制工作的前提；增加和改善有关检测条件和手段，是搞好中药制剂质量控制的根本保证。为此，必须针对中药制剂的特点，应用现代科学研究成果，制定中药制剂的质量标准，提高检测技术水平，逐步与国际接轨。

目前，各种色谱分离和测定方法，如薄层色谱法（TLC）、薄层色谱扫描法（TLCS）、气相色谱法（GC）、高效液相色谱法（HPLC）等，已成为中药制剂分析的有效手段。随着光谱技术的发展，紫外-可见分光光度法（UV）、红外分光光度法（IR）、质谱法（MS）、核磁共振光谱法（NMR）、质谱与色谱联用技术等越来越广泛地用于中药制剂的检测分析。它们不但能对中药制剂进行鉴别、检查和含量测定，全面分析中药制剂的质量；还能对制备过程中有效成分、毒性成分的变化，中药制剂的体外释放度、生物利用度等进行监测，因而具有广阔的发展前景。

中药指纹图谱是将法医学"指纹"的概念用于中药质量的控制中，经对某种或某产地中

药材或中药制剂适当处理后，采用一定的分析手段，得到能够标示该中药材或中药制剂特征的色谱或光谱的图谱，称为中药化学指纹图谱，简称中药指纹图谱。中药指纹图谱有两个特点：一是通过指纹图谱的特征性，能有效鉴别产品的真伪或产地；二是通过指纹图谱主要特征峰的面积或比例的确定，能有效控制产品的质量，确保产品质量的相对稳定。目前，指纹图谱已成为国际公认的控制中药制剂原料、半成品和最终产品真实性和稳定性的有效手段。

国际上采用指纹图谱对植物药进行质量控制，效果显著，如德国采用指纹图谱技术控制银杏制剂的质量，其产品有很强的国际市场竞争力；美国 FDA 规定对植物药的质量控制必须制定指纹图谱的检测标准；我国也加大了中药指纹图谱的研究和应用力度，目前已采用中药指纹图谱控制中药注射剂的质量，今后将逐步推广到其他中药制剂中，并纳入药品标准，以有效控制中药制剂的质量，提高中药的国际市场竞争力。

超临界色谱分析技术是在高压下以 CO_2 超临界流体为流动相，必要时可加入甲醇、乙醇、乙腈等极性改进剂以改进流动相的极性，提高洗脱能力。超临界流体作为流动相具有流体和气体双重性质，其粘度系数小、扩散系数大，在色谱分离过程中质量传递速度快，分析速度及效率有较大的提高。随着超临界技术在中药制剂生产中的广泛应用，超临界色谱分析也会日益广泛地应用于中药制剂的质量控制中。

高效毛细管电泳分析法是以弹性石英毛细管为分离通道，以高压直流电场为驱动力，依据样品中各成分间因结构不同，极性、荷电情况及分子量有差异，在高压电场作用下，在特定的缓冲底液中各组分的分配行为不同而实现分离，继而进行定量分析的方法。电泳谱中各成分的泳动时间称迁移时间，成分不同，迁移时间亦不同，毛细管及各种缓冲液相当于液相色谱的色谱柱。该法的分离效能非常高，理论塔板数常达几十万，对中药制剂中各复杂成分的分析无疑又提供了一个有效的手段。

多元分析中的聚类分析、回归分析和判别分析已在很多科技领域中广泛应用，将聚类分析与判别分析有机的结合起来，鉴别中药制剂质量，效果显著，如梨贝合剂、安宫牛黄丸的聚类判别分析等。鉴于中药制剂成分复杂，药材来源不同，采收季节有别，炮制及制备工艺各异，因而，采用多元分析法，可使中药制剂分析向定量化、科学化的方向迈进，使其在方法学上更加符合中药制剂的传统理论。

近年来，根据中医用药理论和药物的综合效应，采用与临床效果平行的生物测定方法控制中药制剂的质量，已逐渐得到重视。中药制剂，无论给药途径如何，只有最终被机体吸收，才能发挥药效。实践证明，制剂中主要化学成分的含量并不是决定临床疗效的唯一指标，化学等价并非生物等价。因此，还应进行体内药物的分析，如血药浓度、尿中药物的浓度和排泄量、药物代谢以及中药制剂在体内可能被实际利用的程度等方面，直接或间接地判断疗效。这也是进一步合理用药，使中药制剂趋于现代化的标志之一。

总之，中药制剂质量标准的建立，应是多项指标的总和，如理化指标、生物指标和疗效指标等。在处方原料质量得到了严格控制，且生产工艺稳定的情况下，考虑各成分之间可能具有的相关性，不断的应用现代科学研究成果，提高检测技术水平，是中药制剂分析的发展方向。

第二节　中药制剂的质量控制

一、中药制剂的质量特性

中药制剂是根据药品标准或其他规定的处方，将处方原料药物按照规定的工艺加工制成的，具有一定规格，可直接用于防治疾病的药品，包括单方、复方制剂和以有效部位或单体化合物投料的各种制剂。中药制剂可分为中成药和医疗机构配制的制剂两类。中成药系指须经国家药品监督管理局（SDA）审批，由药品生产企业批量生产，可以在市场销售的中药制剂。其中处方药（R）需凭执业医师或执业助理医师处方才可以调配、购买和使用；非处方药（OTC）可不经医师处方，由患者自行购买和使用。医疗机构配制的制剂系指需经省、自治区、直辖市人民政府药品监督管理部门审批，由依法取得《医疗机构制剂许可证》和制剂批准文号的医疗机构制剂室生产，只能凭医师处方在本医疗机构使用，而不得在市场销售的中药制剂。

中药制剂的质量，直接影响患者的健康与生命安危。为此，国家制定了一系列措施，全面保证、严格控制中药制剂的质量。

中药制剂的质量是指其能满足规定需求的特征和特性的总和。中药制剂的质量特性主要表现为有效性、安全性、稳定性、均一性和经济性五个方面：①有效性：是指中药制剂在规定的用法、用量条件下，对规定的适应证具有预防、诊断和治疗的性能；②安全性：是指中药制剂在规定的用法、用量条件下用于适应证时，对用药者生命安全的影响程度；③稳定性：是指中药制剂在规定的条件下，保持其有效性和安全性的能力；④均一性：是指每个单位产品都符合有效性与安全性的要求；⑤经济性：是指中药制剂在生产、流通中形成的价格水平。

与中药制剂的质量概念相联系的，还有中药制剂研制、开发、生产、销售和使用等过程中形成的工作质量和服务质量。工作质量和服务质量综合地反映药品生产、经营企业和医疗机构的管理、技术和服务等对达到中药制剂质量标准的保证程度。在目前有些中药制剂内在质量的测定，药理、药效等分析手段仍处于探索阶段的情况下，严格研制、生产、经营等过程的工作质量和服务质量，是保证中药制剂质量的有效手段。

二、影响中药制剂质量的因素

影响中药制剂质量的因素很多，主要表现在以下几方面。

（一）原料药材

真实、优质、稳定、可控的原料药材是保证中药制剂质量的基础。原料药材的质量又受品种、产地、栽培（或饲养）管理、采收、加工、包装、运输和贮藏等多种因素的影响。

1. 品种不同，药用部位不同，中药材的质量会有较大差异：如淫羊藿正品五种原植物，淫羊藿苷含量差异较大，以柔毛淫羊藿为最高，箭叶淫羊藿为最低，两者含量相差 1 倍以上；不同的药用部位，淫羊藿苷的含量也有较大差异，叶为 3.02%，根为 1.28%，而茎仅为

0.28%。由此可见，对原料药材，应准确鉴定其物种，记录其中文名及学名，保证来源准确。同时应加强中药材良种选育，保护种质资源，以确保原料药材质量。

2.同一品种，产地不同，有效成分的含量会有较大差异：不同的药材产地，具有不同的土壤、温度、湿度、光照等自然生态条件，而不同的生态条件，往往会对药材有效成分的质和量产生影响。中医历来重视道地药材，道地药材是指传统中药材中具有特定的种质、产区、生产技术和加工方法所生产的中药材，如广东石牌的广藿香，山东莱阳的北沙参，河南的地黄、牛膝、山药、菊花（习称四大怀药），吉林抚松的人参等。以广藿香为例，广东石牌产的广藿香，气香纯，含挥发油虽较少（茎含0.1%~0.15%，叶含0.3%~0.4%），但抗真菌有效成分广藿香酮的含量却较高；而海南产的广藿香，气较辛浊，挥发油含量虽高（茎含0.5%~0.7%，叶含3%~6%），广藿香酮的含量却甚微。野生变家种、异地引种的中药材，其有效成分也会有较大差异。盲目引种栽培，也会导致中药材质量下降。

3.同一品种，采收时间或加工方法不同，有效成分的含量也会有较大差异：如草麻黄中的生物碱，春天含量很低，8~9月含量最高；薄荷在生长初期，挥发油中几乎不含薄荷脑，但至开花末期薄荷脑含量则急剧增加。此外，加工方法不当也导致中药材质量下降，如黄芩常因加工方法不当、干燥不及时或受潮等，使有效成分黄芩苷水解，质量下降。为确保中药材质量，应确定适宜的采收时间和方法，尽可能除去非药用部分及异物，需干燥的应采取适宜的方法和技术迅速干燥，并控制温度和湿度，使中药材不受污染，有效成分不被破坏。

4.包装、运输及贮藏对中药材质量的影响：包装、运输及贮藏方法不当，会引起药材质量的改变，如受潮、霉变、虫蛀、鼠咬、变色、走油、挥发等。为保证中药材质量，在包装、运输及贮藏过程中，应严格执行国家有关规定，确保包装、运输及贮藏过程中药材的质量。

要生产优质的中药制剂，必须有质量稳定的原料供应。国际市场对中药及其制剂的农药残留量、重金属、黄曲霉毒素等有害物质都有严格的限量规定。为使中药走向世界，积极参与国际竞争，国家对外贸易部2001年7月1日发布实施的《药用植物及制剂进出口绿色行业标准》，是中药材符合绿色要求，直接面向国际市场的标准；国家药品监督管理局2002年6月1日发布实施的《中药材生产质量管理规范》（简称GAP）旨在规范中药材生产、产地加工、贮藏、运输等全过程中影响质量的关键步骤，以确保药材品质的优良和稳定；国家科技部《中药材规范化种植研究项目实施指导原则及验收标准》，是针对《中药材规范化种植研究项目》验收而制定的标准，旨在建立一整套科学规范的中药材生产标准操作规程（SOP），确保生产出品质优良、含量稳定的中药材。

（二）炮制方法

中药材经不同的方法炮制后，其性味归经、理化性质、药理作用等方面都会发生一定的变化。为保证中药制剂的质量，对原料药材应依法炮制，确保中药饮片的质量。例如，延胡索镇痛有效成分为多种生物碱，尤以延胡索乙素的作用最强，但游离生物碱难溶于水，经醋制后，延胡索中的生物碱与醋酸结合成易溶于水的醋酸盐，提高了水煎液中生物碱的煎出量，故元胡止痛片等制剂中的延胡索，应醋制后投料。

中药饮片是将中药材经加工、炮制或提取精制等手段取得的制成品。中药饮片质量是确保中药制剂质量的重要环节。近年来，在传统饮片的基础上，中药现代饮片发展迅速。中药现代饮片（亦称中药配方颗粒或中药提取物）主要是指以中药材为原料，按中药现代制剂的处方要求，将药材经加工、炮制、提取精制或化学、生物合成，制备出物态稳定、含有一种（类）或几种（类）功能主治明确的化合物，并具有稳定可控的质量标准的制剂原料。如药典收载的三黄片是以生大黄饮片300g、盐酸小檗碱5g和黄芩浸膏21g（相当于黄芩苷15g）为原料生产的；清开灵注射液、地奥心血康胶囊、康莱特静脉乳、复方丹参滴丸等处方原料均进行了提取精制，有的进行了半合成，从而具有质量稳定的制剂原料，提高了中药制剂质量。

（三）制备工艺

设计合理的制备工艺，采用新技术、新设备，尽可能多地保留有效成分或有效部位，最大限度地提高疗效，是保证中药制剂质量的关键环节。如为提高液体制剂的澄明度，常采用水提醇沉或活性炭脱色等方法除去杂质，易造成有效成分的大量流失，且成品稳定性差、成本高、生产周期长、生产工时多、劳动强度大。采用吸附澄清技术部分代替水提醇沉工艺，可提高有效成分的含量，选择性地除去无效成分，保证了中药制剂质量的稳定性。

近年来，随着科学的发展，超临界流体萃取技术、膜分离技术、大孔树脂吸附技术、冷冻干燥技术、包衣技术、固体分散技术等新技术日益广泛地用于中药制剂的制备过程，对确保中药制剂的质量、疗效和稳定性具有重要意义。如采用全自动超临界 CO_2 萃取设备代替传统的汽油提取青蒿素，产品质量稳定，产品收率提高1.9倍，生产成本大幅度下降，节省大量汽油，并可避免易燃易爆的危险，减少了工业污染；又如，丹参酮的提取长期采取以乙醇加热回流为主的提取方法，然后浓缩成浸膏。其中丹参酮ⅡA是药典规定用于质量控制的有效成分。由于这种方法提取效率低，加之长时间加热浓缩，使有效成分破坏严重。在制成的浸膏中，丹参酮ⅡA的含量往往仅在0.15%～1%左右，制成成品后丹参酮ⅡA的含量更是微乎其微，难以达到药典规定的标准。采用全自动超临界 CO_2 萃取设备提取丹参酮，可大幅度提高丹参酮ⅡA的收率，在浓缩浸膏中的含量平均可达20%以上，而且明显缩短了生产周期，节约了能源。由此可见，新技术、新工艺的应用将推动我国中药产业向高水平、国际化方向发展。

（四）辅料、包装与贮藏

1. 辅料：辅料是指生产中药制剂时所使用的赋形剂和附加剂，如蜂蜜、蜂蜡、麻油、淀粉、糊精、蔗糖等。辅料的选用及其质量直接影响中药制剂的质量。因此，应根据药物的性质与剂型的要求，认真选用符合药用要求，质量合格的辅料，力求发挥最佳疗效。

2. 包装：中药制剂的包装分内包装和外包装两种。内包装是指盛装中药制剂的瓶、塞、纸盒、塑料袋、安瓿、铝箔等容器以及贴在这些容器外面的标签等；外包装是指内包装以外的包装，又可分为中包装和大包装，如木箱、纸箱、木桶、铁桶等包皮以及衬垫物、防潮纸等。包装是中药制剂外在质量的要求，内在质量的保障。中药制剂的包装应符合一系列质量要求，以确保中药制剂的质量。

3. 贮藏：引起中药制剂质量变化的因素很多，包括空气、温度、湿度、光线、微生物等。如空气中的氧气可使制剂中某些成分氧化，空气中的二氧化碳可使某些制剂pH值改变；温度过高，可使某些成分氧化、分解、挥发等，温度过低，可使某些制剂凝固、冻结、分层、析出结晶、容器破裂等；湿度太大，易发生潮解、溶化、水解、糖质分解、发霉变质等，湿度太小，易致胶剂干裂发脆、蜜丸失润变硬等；长时间日光照射能直接引起或加快制剂发生氧化、还原、分解、聚合等光化反应；微生物、昆虫及虫卵可随空气进入包装不严密的药剂内，它们的生长繁殖易使含淀粉、糖类、蛋白质、脂肪等成分的中药制剂腐败、发酵或虫蛀等。因此，采取适当的贮藏养护措施，是保证中药制剂质量的重要环节。

三、中药制剂的质量控制

（一）中药制剂质量监督管理

中药制剂质量监督管理是指国家药品监督管理部门，依据法定的药品标准、法规、制度和政策，对中药制剂在研制、生产、经营及使用过程中的质量，以及影响中药制剂质量的工作质量和服务质量进行的监督管理。它是药品质量监督管理的重要组成部分。

国家为加强药品的监督管理，设立了药品监督管理机构；药品生产、经营企业和医疗机构也设立了药品质量检验机构，开展自检自控活动；同时还设立了群众性的药品质量监督员、检查员，开展监督工作。这种专业监督与群众性监督相结合的管理制度，正在发挥并将继续发挥积极的作用。

药品质量监督管理的主要内容有：①制定和执行药品标准；②制定国家基本药物；③实行新药审批制度，生产药品审批制度，进口药品检验、批准制度，负责药品检验；④建立和执行药品不良反应监测报告制度；⑤药品品种的整顿和淘汰；⑥对药品生产、经营企业、医疗机构和中药材市场的药品进行检查、抽检，及时处理药品质量问题；⑦指导药品生产企业和药品经营企业的药品质量检验机构和人员的业务工作；⑧调查处理药品质量、中毒事故，取缔假药、劣药，处理不合格药品，执行行政处罚，对需要追究刑事责任的向司法部门提出控告。

（二）中药制剂质量监督检验

中药制剂质量监督检验是中药制剂质量监督管理的重要依据。药品监督管理部门的药品检验机构，依法实施中药制剂的质量检验工作。为保证药品检验工作的科学性、公正性和规范性，加强药品检验业务技术管理，提高工作质量和效率，从检品收检、检品抽检和检品检验，药品检验原始记录、检验卡和检验报告书的书写，检验差错、事故的分类及处理，检品留样等方面均进行制度管理。

1. 检品收检：检品收检统一由业务技术科（室）办理。检品必须是经主管部门批准生产或试生产的药品，委托检验必须持有单位介绍信，复核、仲裁、评优和新药审批检品应附技术资料及原检验报告书，检品应包装完整，标签、批号清楚，中药材应注明来源。

2. 检品抽检：为了做好药品质量的监督检验工作，考察药品质量动态，查处伪劣药品，药品检验机构应依法对所辖区范围生产、供应和使用的药品进行定期或不定期的抽检。抽检重点为新投产、质量不稳定、易变质失效、使用量大、应用面广、临床不良反应较多的品种及上级部门指定的品种。抽检人员必须亲自到现场随机抽取样品，出示证件，填写药品抽检记录及凭证（见附录一）。

3. 检品检验：检验科室接收检品后，应首先核对检品标签与检验卡；按药品标准、新产品合同或所附资料进行检验；检验结束后填写检验卡，室主任审核签字后交业务技术科（室），检验人员不得将检验结果泄露和外传；检验卡经业务技术科（室）审核后，经主管业务所长核签、打印药品检验报告书，核对无误后盖章发出；不合格检品的检验报告书应抄送主管部门及有关单位。

4. 药品检验原始记录：一律用蓝黑墨水或碳素笔书写，应数据真实、资料完整，检验依据需写明药品标准的名称、版次、页数；由室主任指定人员核对、签名，不得涂改，不得私自泄露；实验记录应编号，按规定归档保存（见附录二）。

5. 药品检验报告书：检验报告书是对药品质量作出的技术鉴定，是具有法律效力的技术文件，应长期保存。报告书中检验项目一般分为性状、鉴别、检查、含量测定四大项，每项下再分注小项目。每个检验项目应列出名称、检验数据、标准规定、检验结论、检验科室及检验者等内容（见附录三）。

6. 检验差错、事故的分类及处理：药检工作人员，不按规章制度办事，责任心不强，影响检验结果的正确性或造成不良后果，根据错误性质和后果的轻重程度，分为差错或事故。对差错及事故的处理都有具体的规定。

7. 检品留样：剩余检品由检验人员填写留样条，注明数量和留样日期，签封后随检验卡交业务技术科（室），留样检品应登记造册，按规定条件贮存，超过留样期及时处理。留样检品保存一年，进口检品及药厂申报审批质量标准的留样保存两年，中药材保存半年，进口药材保存一年。留样期满的样品，由保管人列出清单，经业务技术科长审查，主管业务所长批准后，两人以上处理，并登记处理方法、日期，处理人签字存档。

（三）全面质量管理

全面质量管理（简称 TQC）是指企业为全面地保证和控制中药制剂的质量，综合运用一整套质量管理体系所进行的系统管理活动。具体地说，就是组织企业全体员工和有关部门运用现代科学和管理技术成果，控制影响产品质量的全过程和各因素，经济地研制、生产和提供用户满意产品的系统管理活动。全面质量管理，是一种现代科学的管理方法，是实现中药现代化、国际化的基础。

全面质量管理的基本特点是：由过去的事后检验、把关为主转变为预防、改进为主，由管结果变为管因素，查清并控制影响质量的各种因素，抓住主要矛盾，发动全员、全部门参加，依靠科学管理的理论、程序和方法，使生产和经营的全过程都处于受控状态，使企业做到以最高的质量、最优的生产、最低的消耗、最佳的服务，获得最佳社会效益和经济效益。

全面质量管理的基本指导思想是：产品质量是设计、加工、制造出来的，而不是靠检验或规范就能达到的；要想既有助于提高产品质量，又有助于降低质量成本，企业就必须建立质量保证体系，实施全面质量管理。

中药制剂的质量控制是一项多学科联合、跨领域协作的综合性系统工程。它既要求中药材生产企业严格执行《中药材生产质量管理规范》，规范中药材生产的各环节乃至全过程，控制影响原料药材质量的各种因素，以保证处方原料药材质量；又要求药品生产企业严格执行《药品生产质量管理规范》（GMP），努力控制中药制剂生产过程的质量；还要求药品经营企业严格执行《药品经营质量管理规范》（GSP），保证中药制剂购、销、贮、运等经营过程的质量。此外，在中药制剂的研制过程中，从事新药药物化学、药效学、毒理学以及新药稳定性研究的实验室，应符合国家药品监督管理局《药品非临床研究质量管理规范》（GLP）的相应要求，实验动物应符合国家药品监督管理局的有关要求，以保证各项实验的科学性和实验结果的可靠性；从事新药临床研究，须符合国家药品监督管理局《药品临床试验管理规范》（GCP）的有关规定，以确保新药研制过程的质量。

第三节　中药制剂的质量标准

一、药品标准

（一）药品标准的含义与特性

药品标准是国家对药品质量和检验方法所作的技术规定，是药品生产、经营、使用、检验和监督管理部门必须共同遵循的法定依据。药品标准具有下列特性：

1. 权威性：新修订的《药品管理法》规定：药品必须符合国家药品标准。药品标准收载的药品及制剂，均应按标准规定的方法进行检验。如需采用其他方法，应将该方法与规定的方法进行比较试验，根据试验结果掌握使用，但在仲裁时，仍以现行国家药品标准规定的方法为准。

2. 科学性：药品标准是对具体对象研究的结果。药品标准的制定，应在考察药品生产全过程、广泛收集资料的基础上，进行科学试验，以保证检验方法的专属性和灵敏性，检验结果的准确性和可靠性。

3. 进展性：药品标准是对客观事物认识的阶段性小结。随着生产技术水平的提高和测试手段的改进，药品标准也应不断修订和完善。

（二）制定、修订药品标准的原则

1. 坚持质量第一，充分体现"安全有效，技术先进，经济合理"的原则，使标准能起到提高药品质量、保证择优发展和促进对外贸易的作用。

2. 要从生产、流通、使用等各环节考察影响药品质量的因素，有针对性地规定检测项目，切实加强对药品内在质量的控制。

3. 检验方法的选择，应根据"准确、灵敏、简便、快速"的原则，既要强调方法的适用性，又要注意吸收国内外科研成果和先进经验；既要考虑当前国内实际条件，又要反映新技术的应用和发展，进一步完善和提高检测水平。

4. 标准中各种限度的规定，应密切结合实际，保证药品在生产、贮藏、销售和使用过程中的质量。

5. 制定标准时，应充分考虑药品的药理作用、临床应用和给药途径等。

（三）我国的药品质量标准体系

我国药品标准是以国家药品标准为主体的质量标准体系。国务院药品监督管理部门颁布的《中华人民共和国药典》（简称《中国药典》）和药品标准为国家药品标准，国务院药品监督管理部门组织药典委员会，负责国家药品标准的制定和修订；国务院药品监督管理部门的药品检验机构负责全国药品的检验和国家药品标准品、对照品的标定。

药品生产企业为保证产品质量，往往以自订的企业内控标准为依据，内控标准应高于国家药品标准，使药品在出厂后一段时间内仍能符合药品标准。医疗机构配制的制剂，应按省、自治区、直辖市人民政府药品监督管理部门批准的质量标准进行检验；进出口药品应由口岸药检所按有关质量标准或合同规定进行检验。

二、国家药典

《中国药典》是根据我国医药工业发展水平和临床使用情况，遴选临床疗效确切、防病治病必须、毒副作用小、使用安全、质量稳定的药物及其制剂，规定其质量规格、检验项目和方法，作为国家监督管理药品质量的法定技术标准。中华人民共和国成立至今，我国先后出版了 1953 年版、1963 年版、1977 年版、1985 年版、1990 年版、1995 年版和 2000 年版共七版药典。现行药典为《中国药典》2000 年版，简介如下。

（一）载药情况

载药 2691 种，分一、二两部。一部收载中药材 534 种，中药成方制剂 458 种，共计 992 种；二部收载化学药品、抗生素、生化药品、放射性药品、生物制品等 1699 种。

（二）特点

1. 收载品种更丰富，品项设置更合理：一部新增品种 76 种，修订 248 种；二部新增 328 种，修订 314 种。对某些中药材一名多物采取了分别收载，如 1995 年版药典五味子项下收载了北五味子和南五味子两个品种，二者为同科同属不同种植物，药材性状不同，所含化学成分亦有所不同，其特征成分分别为五味子醇甲和五味子酯甲，加之功能主治各有侧重，故将其作为独立的两个品种分别收载，即五味子和南五味子，从而使品项设置更趋合理。

2. 制剂品种增多，剂型有所创新：一部新增中药制剂 63 种。其来源主要为国家药品监督管理部门批准的新药，其次为从中成药部颁标准中优选出的品种和中药保护品种。这些品种多数为片剂、颗粒剂、口服液及注射剂等，体现了中药制剂在剂型方面的发展。"注射用双黄连（冻干粉针）"成为第一个收入药典的中药注射用粉针剂品种。

3. 检测项目标准化，质量评价科学化：为保证中药饮片有较高的质量，对部分中药饮片增订了检测项目。即在炮制方法项下增加饮片性状、纯度检查以及浸出物、含量测定等项目。例如朱砂炮制项下的朱砂粉（水飞朱砂）增订了性状、可溶性汞盐检查及含量测定等项目，实验证明水飞后的朱砂不含可溶性汞盐，而 HgS 的含量从炮制前的 96％提高到 98％，从而再次说明朱砂经水飞后入药是较为合理而安全的。

为进一步提高检测的科学性，在质控标准上逐步实现由定性到定量、由单一指标到综合指标评价的过渡。如穿心莲检测成分包括穿心莲内酯、脱水穿心莲内酯和醇浸出物；注射用双黄连分别测定金银花中绿原酸和黄芩中黄芩苷的含量。对某些含有两种以上已知成分的中药材，规定含量限度为多成分之和，如厚朴中厚朴酚与和厚朴酚的总量不应低于 2.0%；大黄中大黄素和大黄酚的总量不应低于 0.50%，大大提高了标准的可控性。

4. 分析方法不断更新，检测手段逐步完善：应用高效液相色谱法、薄层扫描法、气相色谱法等现代科学仪器作为检测方法的品种大为增加。有 602 个品种收载了薄层鉴别，占收载总数的 60%。许多中药制剂还设立了多项薄层鉴别，以鉴别更多的药味。其中高效液相色谱法增加 94 个，总数已达 105 种，占含量测定品种总数（308 种）的 34%，较 1995 年版收载数（11 种）增加了近 9 倍，显示了应用现代科学技术检测中药的很大进步。

5. 农药残留量、重金属和微生物检测有突破：对农药残留量、微生物及重金属检测三项标准均有所提高，检测方法具体化。新增订有机氯类农药残留量测定法，并首次规定甘草、黄芪等品种含有机氯农药残留量六六六（总 BHC）不得超过千万分之二，滴滴涕（总 DDT）不得超过千万分之二，五氯硝基苯不得超过千万分之一。黄连上清丸含重金属不得超过百万分之二十五，含砷量不得超过百万分之二。此外在微生物限度检测法项下增订各类制剂微生物限度标准，在各类制剂通则项下相应增订微生物限度检查项。

总之，《中国药典》2000 年版的颁布实施，为药品监督管理和检验工作提供了更可靠的依据，对提高中药制剂质量，保证人民用药安全有效将起到积极的作用。

（三）基本结构和内容

药典的基本结构包括凡例、正文、附录和索引四部分。

1. 凡例：凡例是制定和执行药典必须了解和遵循的规则。药典的凡例是解释和使用中国药典正确进行质量检定的基本指导原则，并把与正文、附录及质量检定有关的共性问题，加以规定，以避免在全书中重复说明。凡例中的有关规定具有法定的约束力。

2. 正文：正文部分为所收载的药品或制剂的质量标准。中药及其成方制剂质量标准的内容一般应包括以下诸项：中文名称，汉语拼音名与拉丁名；来源；处方；制法；性状；鉴别；检查；浸出物；含量测定；性味与归经；功能与主治；用法与用量；注意；规格；贮藏等。

3. 附录：附录部分记载了制剂通则、生物制品通则、一般杂质检查方法、一般鉴别试验、有关物理常数测定法、试剂配制法以及色谱法、光谱法等内容。

4. 索引：附有中文、汉语拼音、拉丁名及拉丁学名索引，以便使用者检索。

（四）计量单位、符号与专业术语

1. 法定计量单位名称和符号的含义

（1）长度：米（m）　分米（dm）　厘米（cm）　毫米（mm）　微米（μm）　纳米（nm）

（2）体积：升（L）　毫升（ml）　微升（μl）

（3）质（重）量：千克（kg）　克（g）　毫克（mg）　微克（μg）　纳克（ng）

（4）压力：帕（Pa）　千帕（kPa）　兆帕（MPa）

（5）动力粘度：帕秒（Pa·s）

（6）运动粘度：平方毫米每秒（mm^2/s）

（7）波数：厘米的倒数（cm^{-1}）

（8）密度：千克每立方米（kg/m^3） 克每立方厘米（g/cm^3）

（9）放射性活度：吉贝可（GNq） 兆贝可（MBq） 千贝可（KBq） 贝可（Bq）

2．专业术语

（1）溶解度：是指药品在溶剂中的溶解能力。药品的近似溶解度常以下列名词表示：①极易溶解：系指溶质 1g（ml）能在溶剂不到 1ml 中溶解；②易溶：系指溶质 1g（ml）能在溶剂 1～不到 10ml 中溶解；③溶解：系指溶质 1g（ml）能在溶剂 10～不到 30ml 中溶解；④略溶：系指溶质 1g（ml）能在溶剂 30～不到 100ml 中溶解；⑤微溶：系指溶质 1g（ml）能在溶剂 100～不到 1000ml 中溶解；⑥极微溶解：系指溶质 1g（ml）能在溶剂 1000～不到 10000ml 中溶解；⑦几乎不溶或不溶：系指溶质 1g（ml）在溶剂 10000ml 中不能完全溶解。

试验方法：除另有规定外，称取研成细粉的供试品或量取液体供试品，置于 25℃±2℃ 一定容量的溶剂中，每隔 5min 强力振摇 30s；观察 30min 内的溶解情况，以肉眼不能察见溶质颗粒或液滴为完全溶解。

（2）温度：以摄氏度（℃）表示：①水浴温度：系指 98℃～100℃；②热水：系指 70℃～80℃；③微温或温水：系指 40℃～50℃；④室温：系指 10℃～30℃；⑤冷水：系指 2℃～10℃；⑥冰浴：系指 2℃以下；⑦放冷：系指放冷至室温。

（3）百分比（%）：系指重量的比例。溶液的百分比，除另有规定外，系指溶液 100ml 中含有溶质的克数；乙醇的百分比，系指在 20℃时容量的比例。此外，根据需要可采用下列符号：①%（g/g）表示溶液 100g 中含有溶质若干克；②%（ml/ml）表示溶液 100ml 中含有溶质若干毫升；③%（ml/g）表示溶液 100g 中含有溶质若干毫升；④%（g/ml）表示溶液 100ml 中含有溶质若干克。

（4）溶液的滴：系指在 20℃时，以 1.0ml 水为 20 滴进行换算。

（5）溶液后记示的"（1→10）"等符号：系指固体溶质 1.0g 或液体溶质 1.0ml 加溶剂使成 10ml 的溶液；未指明用何种溶剂时，均系指水溶液；两种或两种以上液体的混合物，品名间用半字线"－"隔开，其后括号内所示的"："符号，系指各液体混合时的容量比例。如氯仿－甲醛－水（63∶35∶10），系指氯仿 63 份、甲醛 35 份与水 10 份的混合液。

（6）粉末分等：①最粗粉：指能全部通过一号筛，但混有能通过三号筛不超过 20% 的粉末；②粗粉：指能全部通过二号筛，但混有能通过四号筛不超过 40% 的粉末；③中粉：指能全部通过四号筛，但混有能通过五号筛不超过 60% 的粉末；④细粉：指能全部通过五号筛，并含能通过六号筛不少于 95% 的粉末；⑤最细粉：指能全部通过六号筛，并含能通过七号筛不少于 95% 的粉末；⑥极细粉：指能全部通过八号筛，并含能通过九号筛不少于 95% 的粉末。

（7）滴定液和试液的浓度：以 mol/L（摩尔/升）表示。其浓度需精密标定的滴定液用"××滴定液（××mol/L）"表示，不需精密标定时用"××mol/L××溶液"表示，以示区别。

（8）贮藏：贮藏项下的规定，系对药品贮存与保管的基本要求，一般以下列名词表示：①遮光：系指用不透光的容器包装，例如棕色容器或黑色包装材料包裹的无色透明、半透明容器；②密闭：系指将容器密闭，以防止尘土及异物进入；③密封：系指将容器密封以防止风化、吸潮、挥发或异物进入；④熔封或严封：系指将容器熔封或用适宜的材料严封，以防止空气与水分的侵入并防止污染；⑤阴凉处：系指不超过 20℃；⑥凉暗处：系指避光并不超过 20℃；⑦冷处：系指 2℃～10℃。

（五）标准品、对照品与试药的区别及其选用原则

1. 标准品：系指用于生物检定、抗生素或生化药品中含量或效价测定的标准物质，按效价单位（或 μg）计，以国际标准品进行标定。

2. 对照品：系指在用于检测时，除另有规定外，均按干燥品（或无水物）进行计算后使用的标准物质。

3. 试药：系指不同等级的符合国家标准或国家有关规定标准的化学试剂。

4. 选用原则：标准品与对照品（不包括色谱用的内标物质）均由国家药品监督管理部门指定的单位制备、标定和供应。建立标准品与对照品或变更其原有活性成分和含量，应与原标准品、对照品或国际标准品进行对比，并经过协作标定和一定的工作程序进行技术审定。标准品与对照品均应附有使用说明书、质量要求、使用期限和装量等。

在检测时，除效价测定采用标准品、以及某些检查或含量测定应采用对照品外，其他可用化学试剂取代的，应尽量避免使用标准品或对照品。

（六）取样量的准确度、试验精密度及限度数值要求

1. 取样量的准确度、试验精密度

（1）"称取"或"量取"的精密度：试验中的供试品与试液等"称取"或"量取"的量，均以阿拉伯数码表示，其精确度可根据数值的有效数位来确定。如称取"0.1g"，系指称取量可为 0.06～0.14g；称取"2g"，系指称取量可为 1.5～2.5g；称取"2.0g"，系指称取量可为 1.95～2.05g；称取"2.00g"，系指称取量可为 1.995～2.005g。

精密称定系指称取重量应准确至所取重量的千分之一；"称定"系指称取重量应准确至所取重量的百分之一；"精密量取"系指量取体积的准确度应符合国家标准中对该体积移液管的精密度要求；"量取"系指可用量筒或按照量取体积的有效数位选用量具；取用量为"约"若干时，系指取用量不得超过规定量的 ± 10%。

（2）恒重：系指供试品连续两次干燥或炽灼后的重量差异在 0.3mg 以下的重量。干燥至恒重的第二次及以后各次称重均应在规定条件下继续干燥 1h 后进行；炽灼至恒重的第二次称重应在继续炽灼 30min 后进行。

（3）按干燥品计算：除另有规定外，应取未经干燥（或未去水、或未去溶剂）的供试品进行试验，并将计算中的取用量按检查项下测得的干燥失重（或水分、或溶剂）扣除。

（4）空白试验：系指在不加供试品或以等量溶剂替代供试液的情况下，按同法操作所得的结果；含量测定中的"并将滴定的结果用空白试验校正"，系指按供试品所耗滴定液的毫升数与空白试验中所耗滴定液毫升数之差进行计算。

2. 限度数值要求

（1）纯度和限度数值：标准中规定的各种纯度和限度数值以及制剂的重（装）量差异，系包括上限和下限两个数值本身及中间数值。规定的这些数值不论是百分数还是绝对数字，

其最后一位数字都是有效位。

（2）原料药的含量百分数：除另有规定外，均按重量计。如规定上限为100%以上时，系指用本药典规定的分析方法测定时可能达到的数值，它为药典规定的限度或允许偏差，并非真实含有量；如未规定上限时，系指不超过101.0%。

（3）制剂的含量百分数：制剂的含量限度范围，系根据主药含量的多少、测定方法、生产过程和贮存期间可能产生的偏差或变化而制定的，生产中应按标示量100%投料，如已知某一成分在生产或贮存期间含量会降低，生产时可适当增加投料量，以保证在有效期或使用期内的含量能符合规定。

第四节　中药制剂分析工作的基本程序

中药制剂分析是中药制剂质量控制的重要依据，其基本程序一般包括取样、供试品溶液的制备、鉴别、检查、含量测定和结果判断六部分。

一、取样

取样是指从整批中药制剂中抽取一部分具有代表性的样品的过程。取样虽简单却很重要，取样要有代表性、科学性和真实性，原则是均匀、合理。

（一）取样的方法

一般应从每个包装的四角及中间五处取样；袋装药品可从袋中间垂直插入；桶装药品可在桶中央取样，深度可达 1/3 ~ 2/3 处。取得的样品应及时密封，同时注明品名、批号、数量、保质期、包装情况、取样日期及取样人，妥善保管，以便备查，防止差错。

（二）取样的数量

取样量应至少可供3次全检的用量，贵重药可酌情取样。

1. 粉状中药制剂（如散剂、颗粒剂、药粉等）：一般取样100g。可在包装的上、中、下三层及间隔相等的部位取样若干，将所取样品充分混匀后，按"四分法"从中取出所需供试量。

2. 片剂：取样量一般为200片。未成片前已制成颗粒可取100g。

3. 丸剂：大蜜丸一般取10丸，水蜜丸、水丸取所需量的10 ~ 20倍，粉碎，混匀，再按"四分法"从中取出所需供试量。

4. 胶囊剂：一般不得少于20个胶囊，倾出其内容物，并仔细将附着在胶囊上的药物刮下，合并，混匀，称定空胶囊的重量。由原来的总重量减去空胶囊的重量，即为胶囊内药物的重量。一般胶囊内药物的取样重量为100g。

5. 液体中药制剂（如口服液、酊剂、酒剂、糖浆剂等）：一般取样量为200ml。对底部有沉淀的液体制剂应在振摇混匀后再取样。

6. 注射剂：一般取样两次，第一次在配液滤过后、灌注前取样，取样量为200ml；第二次在消毒灭菌后取样，一般取样量为 200 支。

其他剂型的中药制剂可根据具体情况，随机均匀抽样。

二、供试品溶液的制备

在对不同剂型的中药制剂进行分析时，除应考虑分析方法的专属性和灵敏性外，还须注意辅料对测定的影响以及制剂中各成分间的相互干扰，即首先应对供试品进行预处理，排除辅料的干扰，再根据待测成分的性质和剂型的特点，选用适宜的溶剂和方法，将待测成分提出，制成供试品溶液。

（一）供试品的预处理

1. 丸剂

（1）蜜丸及小蜜丸：因含大量蜂蜜，不易研细或粉碎，有机溶剂也难以进入供试品内部，可将其切成小块，加水洗涤除去蜂蜜，或加分散剂，如硅藻土、硅胶、石英砂等，研磨混匀后提取。供试品与分散剂的用量比为 1:0.5 ~ 2 （g/g）。

（2）水丸、水蜜丸、浓缩丸及糊丸：其粘合剂为水、药汁、乙醇、醋或米糊（或面糊）等，可直接粉碎或研细，再选择适宜的溶剂提取。

（3）蜡丸：其粘合剂为蜂蜡，可将蜡丸切碎，加水煮沸使蜡溶化，与药粉分离，置水浴中冷却，使蜡析出，除去蜡层，再进行提取。

（4）滴丸：以水溶性基质，如 PEG（2000，4000）、甘油等制备的滴丸，可直接采用有机溶剂提取待测成分；以水不溶性基质，如硬脂酸、植物油等制备的滴丸，可将供试品加热熔化，冷却使基质析出，除去基质，再进行提取。

2. 片剂：片剂中常用的赋形剂有淀粉、糊精、糖粉、乳糖、硫酸钙及硬脂酸镁等。当待测成分的含量较大，测定方法又不受赋形剂的影响时，可直接测定；当赋形剂对待测成分的测定有干扰时，应根据赋形剂的性质和特点，设法将其除去。

（1）糖衣中的色素干扰测定时，应剥去或洗去。

（2）滑石粉、硫酸钙、淀粉等水不溶性赋形剂干扰测定时，可制成水溶液，如测定水溶性成分，可滤过将其除去；如测定脂溶性成分，可用有机溶剂将待测成分提取出来，再依法测定。

（3）糊精、乳糖、糖粉等水溶性赋形剂干扰测定时，可用有机溶剂提取有效成分，再依法测定。

（4）硬脂酸镁干扰测定时，可用有机溶剂直接提取待测成分，也可加入掩蔽剂（如草酸或酒石酸），以排除干扰。

3. 栓剂：栓剂中的基质，影响中药制剂的鉴别及含量测定，需预先将其除去。方法为：将栓剂与硅藻土研匀，用适宜的溶剂回流提取待测成分（水溶性基质用有机溶剂，脂溶性基质用水或乙醇 – 水）。脂溶性基质还可以将栓剂切成小块，加适量水，水浴加热使其熔化，搅拌数分钟，取出，放冷使基质凝固，滤过以除去基质。

4. 糖浆剂：糖浆剂因含有较多的蔗糖，溶液较为粘稠，故供试品需分离净化后方可进行分析。可根据待测成分的性质，选择适宜的溶剂进行提取，使待测成分与其他成分分离；也可将糖浆调至不同的 pH 值，以利于酸碱成分的提取。

5. 合剂与口服液：所含防腐剂、矫味剂及稳定剂对测定无干扰时，可直接用供试品进行测定；有干扰时，可采用液－液萃取法、柱色谱法等排除干扰。

6. 酒剂与酊剂：可将乙醇挥去或蒸干，再以适宜的溶剂提取。

7. 膏药：根据膏药基质易溶于氯仿的性质，先用氯仿处理供试品，将基质除去，再提取待测成分。

8. 软膏剂：软膏剂中的基质有时会将待测成分包住，影响测定。可采用下列方法进行预处理：

（1）滤除基质法：取软膏适量，加入适量的溶剂，加热，使软膏液化，再放冷，待基质重新凝固后，滤除基质，反复数次，合并滤液后测定。

（2）提取分离法：在适宜的酸性或碱性介质中，先用不相混溶的有机溶剂将基质提取后除去，再进行测定。

（3）灼烧法：如软膏中待测成分为无机化合物，经灼烧，基质分解除尽，然后对灼烧后的无机物进行测定。

9. 其他制剂

（1）注射剂：注射剂纯度较高，可直接进行测定或经分离纯化后再测定。

（2）胶囊剂：硬胶囊剂进行定量分析时，可将药物从胶囊中倾出，选择适宜的溶剂和方法直接提取；软胶囊剂可采用超声波直接提取，亦可剪破胶囊，倾出内容物，再用适宜的溶剂提取。

（3）颗粒剂及散剂：选择合适的溶剂直接提取。

应注意，同种成分在不同的剂型中，提取、分离和净化的方法可能完全不同，供试品溶液的制备方法亦不相同。例如，在对制剂中马钱子的毒性成分士的宁进行分析时，因剂型不同，提取方法也不同（见表 1-1）。

表 1-1　不同剂型马钱子中士的宁的提取方法

剂型	提取方法
酊剂	先蒸去乙醇和水，残渣碱化后用有机溶剂直接提取。
蜜丸	加硅藻土作稀释剂，研匀，干燥后碱化，再用有机溶剂提取。
散剂	用酸水液直接提取，或在碱性条件下用有机溶剂回流提取。
软膏	先在酸性条件下，加入有机溶剂除去基质，再按生物碱的性质提取。

（二）供试品的提取

常用的提取方法有冷浸法、连续回流提取法和超声波提取法等。

1. 冷浸法：将供试品置带塞容器中，精密加入一定量的适宜溶剂，摇匀后放置，浸泡提取。溶剂用量为供试品重量的 10～20 倍，浸泡时间为 12～48h，在浸泡期间应经常振摇。冷浸法又分为取部分量测定法和取总量测定法两种，前者是指供试品在浸泡一定时间后，滤过，精密量取一定体积的滤液，使其与一定重量的药品相当，进行成分分析的方法；后者是指供试品在浸泡一定时间后，滤过，滤渣充分洗涤至提取完全，合并滤液与洗液，浓缩得残留物，置量瓶中，用溶剂稀释至一定体积，进行成分总量测定的方法。冷浸法适用于测定遇热不稳定的化学成分，操作简便；缺点是所需时间长，溶剂用量大，提取效率低。

2. 连续回流提取法：将供试品置索氏提取器中，利用遇热易挥发的溶剂进行加热回流提取。本法的优点是提取效率高，所需溶剂少。但对遇热易破坏的成分，不宜采用；对含较多糖类成分的供试品，若溶剂选择不当，在提取过程中易结块，影响提取效率。

3. 超声波提取法：将供试品置适宜容器中，加入提取溶剂后，置超声波振荡器中提取。本法的优点是提取效率高，一般供试品 30min 即可完成提取。超声波是频率高于 20000Hz 的机械波，效率高，声强大，在媒质中传播时，具有强烈的振动与分离作用。在供试品中加入提取溶剂，经超声处理，分子的动能很快加大，有利于有效成分的迅速溶出，提高了提取效率。但因超声波易使大分子化合物发生降解，因此，提取时应避免采用强超声。

（三）提取液的净化与分离

供试品提取液大多含有复杂的化学成分，还需进一步净化分离，才能用于成分的测定。净化时应根据待测成分的理化性质，选择性的除去干扰组分和杂质，而不损失待测成分。常用的净化分离方法有以下几种：

1. 液－液萃取法：本法是利用混合物中各成分在两种互不相溶的溶剂中分配系数的不同而达到分离的方法。可采用适宜的溶剂直接除去杂质，如用石油醚除去色素、脂肪油等亲脂性杂质；也可利用待测成分的溶解性能，用溶剂萃取法除去水溶性杂质和脂溶性杂质，如某些生物碱的提取。

2. 沉淀法：本法是利用某些试剂与待测成分或杂质生成沉淀，保留溶液或分离沉淀以得到精制的方法。

（1）利用某些试剂与待测成分生成沉淀，然后滤取沉淀，弃去滤液，并反复洗涤沉淀，以除去沉淀中的过量试剂，如益母草口服液中水苏碱的含量测定，即利用雷氏铵盐在酸性介质中与生物碱生成难溶于水的沉淀，将此沉淀滤过而与其他杂质分离。

（2）利用某些试剂与杂质生成沉淀，滤过以除去杂质，如蛇胆糖浆口服液含有大量的糖，可用无水乙醇回流烘干的供试品，冷后滤过，反复几次即可将供试品中的糖除去。利用沉淀法时应注意留在母液或沉淀中的过量试剂对待测成分是否有干扰，若有干扰，应设法除去留存的过量试剂，以免影响测定结果。

3. 蒸馏法：利用待测成分具有挥发性的特点，可采用蒸馏法收集馏出液进行含量测定，如正骨水中挥发性成分的测定。

4. 色谱法：包括柱色谱、薄层色谱、纸色谱、离子交换色谱、聚酰胺色谱及凝胶色谱等，其中以柱色谱最为常用。柱长一般为 5~15cm，内径 0.5~1cm。操作步骤为：依据待测成分的性质，选择适宜的吸附剂，将待测成分吸附，使杂质留在溶液中，再用适宜的溶剂将待测成分洗脱下来。常用的吸附剂有氧化铝、氧化镁、硅胶、活性炭、大孔树脂、离子交换树脂及硅藻土等。目前有较多的商品预处理柱，如 Merck 厂生产的 Extrelut（硅藻土）、Waters公司的 Sep－Pak 柱、国产 PT 系列预处理柱等。这些预处理柱使用方便、操作简单、净化效率高。采用色谱法进行净化分离应注意回收率是否合乎要求，并应做空白试验以校正结果。

供试品经提取、净化，与杂质分离后，即可进行总成分（如总生物碱、总黄酮、总皂苷）的测定。但欲测定总成分中某单一成分的含量，还应进一步分离。

三、鉴别

中药制剂的鉴别是利用处方原料药材的显微特征和所含化学成分的结构特征、主要化学反应、光谱特征、色谱特征及某些理化常数来鉴别各种原料药材的真伪及是否存在的方法。

1. 鉴别对象的选择：除单方制剂外，中药复方制剂一般药味较多，成分复杂，目前逐一鉴别，困难较多。一般应选择主药（君药）、辅药（臣药）作为主要鉴别对象，其次应鉴别毒性药及贵重药。

2. 鉴别方法的选择：各种鉴别方法应相互配合，以期得出准确的结论。

（1）对含有原料药材粉末的中药制剂，可采用显微鉴别法。经过处方分析，找出各药材粉末的专属性显微特征，用以鉴定该药材的真伪及是否投料。

（2）根据处方原料药材所含化学成分的理化特征，选用专属性强、灵敏度高、方法简便、结果准确的理化鉴别方法鉴别其主要化学成分。并应制备空白群药的阴性对照液，进行平行试验。目前常用的理化鉴别方法有荧光法、显色法、沉淀法、微量升华法、色谱法等。薄层色谱法鉴别中药制剂，具有分离和鉴别的双重作用，只要一些特征斑点重现性好，就可作为鉴别依据，因此，《中国药典》2000年版突出了中药制剂的薄层色谱鉴别法。

四、检查

中药制剂的检查项目主要包括杂质检查和各制剂的常规检查两大类。

（一）杂质检查

1. 杂质的概念：中药制剂的杂质是指存在于制剂中的不具治疗作用、甚至对人体有害或影响制剂质量的物质。为确保中药制剂安全有效，必须对其杂质及其限量作必要的检查和规定。

2. 杂质的分类：中药制剂的杂质可分为一般杂质和特殊杂质两种类型。

（1）一般杂质：是指广泛分布于自然界，在原料的生产、收购、炮制以及制剂的生产或贮藏过程中带入或污染的杂质，如泥沙、非药用部分、水分、酸、碱、氯化物、硫酸盐、铁盐、重金属、砷盐、微生物、活螨、农药残留、有机溶剂残留等。其检查方法均在药典附录中加以规定，如总灰分测定、酸不溶性灰分测定、水分测定、重金属检查等。

（2）特殊杂质：是指仅在某些中药制剂中存在，而非其他制剂所共有的杂质。这种杂质在药典中列入个别制剂的检查项下，如大黄流浸膏的原料药材大黄常有同属的波叶大黄等多种植物的根茎（土大黄）掺杂，伪品含有特征性成分土大黄苷，故药典规定对大黄流浸膏应进行土大黄苷的检查。

3. 杂质的来源：中药制剂中存在的杂质，主要来源于处方原料、生产制备和贮运等过程。

（1）处方原料：中药制剂原料药材来源广泛，品种繁多，假劣药材时有发生，中药材本身的质量又受生长环境、采收季节、栽培方法、炮制及贮藏等多种因素的影响，带有杂质的原料药材在制备前不除尽，极有可能带入制剂成品中。中药材中的杂质主要包括：①来源与规定相同，但其性状或部位与规定不符的，如山茱萸中带有果核、果柄等杂质，柴胡中带有地上茎叶；②来源与规定不同的物质，如大黄中掺有土大黄，以紫茉莉伪充天麻等；③混入的无机杂质，如沙石、泥块、尘土等，可使总灰分或酸不溶性灰分增高；④污染性杂质，如重金属、砷盐、农药残留等。

（2）制备过程：中药制剂从投料到成品包装各制备环节均可能带入杂质。如制备过程中试剂或有机溶剂的残留，制备环境卫生条件差使微生物限度超标等。

（3）贮运过程：贮藏或运输不当，可造成产品破裂、虫蛀、鼠咬、霉变、氧化、分解、腐败等，污染制剂，引入杂质。如一些制剂在日光、温度、湿度、空气等外界条件的影响或微生物的作用下，产生聚合、分解、氧化、水解、发霉等变化，有的甚至产生有毒、有害物质。因此，中药制剂应按规定的条件贮藏，加强养护，以保证其质量的稳定性。

（二）各剂型的常规检查

药典附录制剂通则项下对丸剂、散剂、颗粒剂、片剂等剂型的定义，在生产与贮藏期间应符合的规定及常规检查项目都作了具体的规定。如丸剂应进行水分、重量差异、装量差异、溶散时限和微生物限度检查，并应符合规定等。

五、含量测定

一般采用化学分析或仪器分析方法测定制剂中有效成分的含量，以判定有效成分含量是否符合药品标准的规定。但由于中药制剂组成复杂，大多数中药制剂的有效成分还不十分清楚，因而有效成分的含量测定尚不能普遍应用。在实际工作中主要有下列几种方式进行含量测定：

1. 对有效成分明确的中药制剂应进行有效成分的含量测定，例如元胡止痛片具有明显而持久的镇痛作用，其镇痛有效成分为延胡索总碱，尤以延胡索乙素镇痛作用最强，因此，药典规定分别测定延胡索总碱和延胡索乙素的含量，以控制元胡止痛片的质量。

2. 对有效成分类别大致明确的中药制剂，可测定某类成分的总含量，以控制中药制剂的质量，如测定总生物碱、总黄酮、总皂苷的含量。

3. 对有效成分已知但尚无理想的测定方法的中药制剂，可通过测定能反映有效成分含量的其他成分来间接控制中药制剂的质量。如羚羊角胶囊，为羚羊角经加工制成的胶囊，药典规定采用测定总氮量控制该制剂的质量。

4. 对有效成分不明确或无确切定量测定方法的中药制剂，可采用下列方法：

（1）选择一种或几种认为可能的有效成分或主要成分进行含量测定。

（2）根据制剂中已知成分的溶解性能，选择适当的溶剂，如水、一定浓度的乙醇、乙醚等测定制剂的总固体量或浸出物含量。例如水溶性浸出物的测定、醇溶性浸出物的测定。

（3）选择在炮制、制备或贮藏等过程中易损失的成分进行含量或限量测定。如冰片易挥发损失，且在制剂中往往用量较少又不易与其他药物混匀，因此，对含冰片的中药制剂常进行冰片的含量测定；又如柴胡口服液在277nm波长处的吸收度大小可反映挥发油含量的高低，因原料不同，制备方法不同，吸收度也不同。因此药典规定：其蒸馏液在277nm处的吸收度，不得低于0.50，以控制该制剂的质量。

（4）采用生物测定方法检测有效成分不明确的中药制剂的质量。在药理学的基础上，利用中药制剂对生物某些方面独特的药理作用，比较供试品与其相应的标准品或对照品在一定条件下，对生物所起的作用及其强度，定出供试品的效价，并以此控制中药制剂的质量。

5. 含有毒性成分的中药制剂，应测定毒性成分的含量，以确保中药制剂的安全有效，如对马钱子、川乌、草乌、蟾酥中毒性成分的含量测定。

6. 含贵重药材的中药制剂，为防止在生产过程中不投料、少投料、以次充好现象的发生，应找出相应的成分，使其成为质量控制的标准之一。如对某些中药制剂中西洋参、人参、牛黄、麝香等成分的测定。

在中药制剂含量测定中所采用的方法除经典的重量法、滴定法外，还可采用电位法、比色法、紫外－可见分光光度法、气相色谱法、高效液相色谱法、薄层扫描法等。

中药制剂组成复杂，含量变异性较大，在确定含量测定对象时应首先进行处方分析，首选主药或辅药进行成分含量的测定，同时应注意待测成分能否代表单一药材。两味药材共有的成分，如黄连与黄柏均含小檗碱，枳实与枳壳均含辛弗林，则不应选作质量评价的指标。

在对中药制剂进行含量测定时，一般要求做两次平行实验，取其平均值作为分析结果。但其相对偏差用单步稀释法时不得高于0.2%，用多步稀释法时不得高于0.6%。

六、结果判断

判断某一中药制剂是否合格，必须按照药品标准对其进行全面检查，并全部符合规定。如全检后某项不符合规定，就应判为不合格品。药品质检人员在整个检验过程中应一丝不苟，实事求是，及时、准确地进行检验记录，并对记录数据进行计算，得出检验结论，填写检验报告书。检验结论必须明确"符合规定"或"不符合规定"。如对某中药制剂的全项检验结论如下：本品按《中国药典》2000年版（一部）××页××项下检验，结果符合规定（或不符合规定）。

第五节 误差和分析数据的处理

一、准确度和精确度

（一）准确度和误差

准确度表示分析结果与真实值接近的程度。测量值与真实值越接近，就越准确。准确度的大小用误差表示。误差指测定值与真实值之差。误差越大，准确度越低；反之，准确度越高。

1. 绝对误差和相对误差：测量值中的误差有绝对误差与相对误差两种表示方法。绝对误差是指测定值与真实值之差，而相对误差是指绝对误差在真实值中占的百分率。

绝对误差 = 测定值 - 真实值

相对误差 = 绝对误差/真实值

由于真实值是不容易知道的，而误差又较小，因此，当同一样品，随着重复测定次数的增加，所得到的平均值就接近真实值。故相对误差又以绝对误差与测定值之比表示。

相对误差≈绝对误差/测定值

2. 系统误差和偶然误差：根据误差的性质与产生的原因，可将误差区分为系统误差和偶然误差两类。

系统误差也叫可定误差，它是由某种确定的原因引起的，一般有固定的方向和大小，重复测定可重复出现。根据系统误差的来源，可区分为方法误差、仪器或试剂误差及操作误差三种。方法误差是由于分析方法本身的缺陷或不够完善而引起的误差，如滴定分析法由于滴定反应进行不完全、干扰离子的影响、滴定终点与化学计量点不符合等，都会产生方法误差；仪器或试剂误差是由于仪器不够精确或试剂不符合质量要求所引起的误差，如天平的砝码不准、容量仪器刻度不准、试剂不纯、蒸馏水中含有杂质等，都可产生这种误差；操作误差是由于分析者操作不符合要求所造成的误差，如测量时读数偏高或偏低引起的误差。

偶然误差也叫随机误差，它是由不确定的原因引起的，常常难以察觉，可能由于室温、气压、温度以及其他操作条件的微小波动所造成，其方向和大小都不固定。

除上述两类误差外，有时还可能由于分析工作者的粗心大意，或不遵守操作规程所产生的错误，如溶液溅失、加错试剂、读错刻度、记录和计算错误等。这些都是不应有的过失。因此在中药制剂分析工作中，当出现较大的误差时，应查明原因，如系由过失造成的错误，应将此测定结果弃去不用。

（二）精密度与偏差

精密度是指在相同的条件下，多次平行测定结果相互接近的程度。精密度用偏差表示。所谓偏差是指测定值与测定平均值之差。偏差越小，说明测定结果的精密度越高。偏差可分为绝对偏差和相对偏差。

偏差 = 测定值 − 平均值

相对偏差 = 偏差/平均值

（三）准确度与精密度的关系

准确度是表示系统误差大小的一个量，而精密度是表示偶然误差大小的一个量，两者是性质不同的两个量。测定结果不准确，就谈不上结果的精密度；而测定结果的精密度高，准确度不一定好，也就是说偶然误差小，系统误差不一定小。一般说精密度差，就不可能有好的准确度，因为精密度好是保证获得良好准确度的先决条件。在消除系统误差的前提下，精密度和准确度是一致的。对于一个理想的测定结果，既要求有好的精密度，也要求有好的准确度。

（四）提高分析准确度的方法

要想得到准确的分析结果，必须设法减免在分析过程中带来的各种误差。下面介绍减免分析误差的主要方法。

1. 选择恰当的分析方法：不同分析方法的灵敏度和准确度不同。重量分析法和滴定分析法的灵敏度虽然不高，但对于高含量组分的测定，能够获得较准确的结果，相对误差一般是千分之一二；可是它们对于微量组分的测定，常常做不出来，根本谈不上准确度。而仪器分析法对于微量组分的测定灵敏度较高，尽管其相对误差较大，但绝对误差不大，仍能符合准确度的要求。

2. 减少测量误差：为了保证分析结果的准确度，必须尽量减少各步的测量误差如称量误差、读数误差，但过于准确的测量也无必要。一般地，测量的准确度与分析方法的准确度相当即可。

3. 消除测量中的系统误差：

（1）校准仪器：仪器误差可通过校准仪器来减免，如对温度计、砝码、容量瓶等进行校准。

（2）做空白试验：以蒸馏水代替供试品溶液，用测供试品相同的方法和步骤进行分析，把所得结果作为空白值从供试品的分析结果中减去。这样可以减免仪器和试剂误差。

（3）做对照试验：把含量已知的标准试样或纯物质当作供试品，按所选用的测定方法与未知供试品平行测定。由分析结果与其已知含量的差值，便可得出分析误差；用此误差值对未知试样的测定结果加以校正。对照试验可用于减免方法、试剂和仪器误差。

（4）做回收试验：如果无标准试样做对照试验，或对供试品的组分不清楚时，可做回收试验。方法是向供试品中加入已知量的被测物质，用同法平行测定。

二、有效数字与计算规则

（一）有效数字

有效数字是指实际能测量到的数字。其位数包括所有的准确数字和最后一位的可疑数字，它反映了测量的准确度。

在判断数据的有效数字位数时，应注意以下几点：

1. 数据中的"0"要作具体分析。数字中间的"0"和数字后边的"0"都是有效数字，而数字前面的"0"则不是有效数字，它只起定位作用。

2. 在变换单位时，有效数字位数不变。

3. 不是测量得到的数字，如倍数、分数关系等，可看作无误差数字或无限多位的有效数字。

4. 对 pH、pM、lgK 等对数值，其有效数字位数只决定于尾数部分，如 pH = 11.02，因其原值为 $[H^+] = 9.6 \times 10^{-12}$，所以是两位有效数字，而不是四位。

5. 若数据的第一位数大于8，其有效数字位数可多算一位，如 9.48，虽然只有三位，但其绝对值接近 10.00，故可认为它是四位有效数字。

（二）数字的修约规则

在运算时，按一定的规则舍去多余的尾数，称为数字修约。修约的基本原则如下：

1. 尾数的舍取：运算中舍去多余数字时，以"四舍六入五留双"为原则，即四舍六上，五前单数进一，五前双数舍去，但药品检验，限定了有效数，尾数带来的误差极微，为了方便起见，仍可以按传统"四舍五入"的原则，保留有效数字，例如 15.036，保留四位有效数字，应为 15.04。

2. 只允许对原测量值一次修约到所需位数，不能分次修约。例如 4.1349 修约为三位，只能修约为 4.13，而不能先修约为 4.135，再修约为 4.14。

3. 在修约标准差值或其他表示准确度和精确度的数值时，修约的结果应使准确度和精确度的估计值变得更差一些。例如，$S = 0.213$，如取两位有效数字，则修约为 0.22。

（三）有效数字的运算规则

在数据处理中，需要运算一组精确度不同的数值，可按以下规则运算：

1. 加减法运算：一组精确度不同的数据，以小数点后面有效数字位数最少的一个数字为准，将其余各数进行取舍后再加减。例如 0.0121、25.64 及 1.05782 三个数字相加，应以 25.64 为准，取舍后应为：

$$0.01 + 25.64 + 1.06 = 26.71$$

2. 乘除法运算：一组有效数字不同的数据，以有效数字位数最少的一个数字为准，将其余各数进行取舍后再乘除。例如 0.0121、25.64 和 1.05782 三数相乘，其中有效数字位数最少的是 0.0121，有三位有效数，以它为准取舍后应为：

$$0.0121 \times 25.6 \times 1.06 = 0.328。$$

三、统计特征值

统计特征值包括平均值、方差、标准差、极差、相对标准差、平均偏差等。平均值是指全部测量值之和除以测量次数所得的商。偏差是指测定值与测定平均值之差。

例如有两组测定结果，平均值都是 99.63。第一组 98.48、99.21、98.36、100.23、101.87，平均 99.63；第二组 97.11、99.34、99.26、100.41、102.03，平均值 99.63。这两组数那一组的离散程度大呢？比较两组测定值的偏差，就知道那一组的离散程度大。但是偏差只能表示每个数据与平均值的关系，不很直观。如果用极差来表示，就很直观。

极差 = 最大值 − 最小值

上述第一组：最大值 101.87，最小值 98.36，极差 3.51；第二组：最大值 102.03，最小值 97.11，极差 4.92。

显然，第二组的离散程度比第一组大。但是极差还没有充分反映数据蕴藏的信息，不够精确，只表示最大和最小数值与平均值的关系，不能表达各数之间的离散程度。若将各数的偏差相加，正负相抵，总和为零；若将偏差平方相加，得到偏差平方和，以自由度来平均，得到方差。所谓自由度，是指一组 n 个测定结果，例如 5 个，它们的偏差之和为零，只要确定了前 4 个，第 5 个就不自由了，所以自由度为 $n - 1$。离散程度常用标准差来表示，它是方差的平方根。标准差越大，数据越分散。

相对标准差就是标准差与平均值之商，以 RSD 表示。

四、假设检验

在中药制剂分析中，经常遇到这样的情况：对标准试样进行分析，得到一组测量值的平均值与标准值不完全一致；用两种不同的分析方法对同一试样进行分析时，得到的两组数据的平均值不完全相符；或两个不同实验室对同一试样进行分析时，两组数据的平均结果存在一定的差异。这些分析结果的差异是由偶然误差引起的，还是系统误差引起的？这类问题在统计学中属于"假设检验"问题。如果分析结果之间存在明显的系统误差，则认为它们之间有"显著性差异"；否则就认为分析结果之间"没有显著性差异"。这就是说分析结果之间的差异纯属偶然误差引起的，是必然的。

显著性差异的检验方法有几种，在中药制剂分析中最重要、应用最广泛的是 t 检验法和 F 检验法。

（一）t 检验法

在实际工作中，通常涉及的测量值不多，标准差 σ 也不知道，在这种情况下，要检验两个样本均值是否有显著性差异，或检验样本均值与总体均值的差异是否显著，就只能用 t 检验法。

在使用 t 检验法时一般采用如下步骤：

1. 首先由测量值（样本值）算出统计量 $t_{计}$；

2. 由已知的自由度 f（f = n − 1，n 为测量值个数）及选定的显著性水平 α（如 $\alpha = 0.05$）。从 t 值表中查到临界值 $t_表$ 值。

3. 由算出的 $t_{计}$ 值与查表得到的 $t_表$ 值比较，当 $|t_{计}| > t_表$ 时，可认为平均值之间有显著性差异；当 $|t_{计}| \leq t_表$ 时，则认为平均值之间没有显著性差异。

在使用 t 检验时，所需要的 $t_表$ 值（临界值）可由一般数理统计书后附表查得。

（二）F 检验法

标准差或方差是衡量分析操作条件是否稳定的一个重要标志。方差的比较对指导实践很有意义，例如在某天分析检验工作中，发现分析检验的标准差与平时比有较大变化，超过了允许值范围，这说明实验中出现了异常情况，提醒试验者要加以注意，并查明原因，迅速处理。当总体方差 σ^2 未知时，要比较两个样本的平均值，用 t 检验法；标准差是反映测量结果精密度的一个特征值，而要比较两个样本的标准差（离散程度）就要使用 F 检验法。

在使用 F 检验时一般采用如下步骤：

1. 对给定的两组数据，首先求它们的样本方差，比较出大小，然后计算 F 值。

2. 由两组数据的个数，分别求出 $f_大$、$f_小$，然后选定显著性水平 α（一般定 $\alpha = 0.05$），查 F 分布表，求出 F 的临界值记为 $F_{大,小}$。

3. 作出判断：若计算的 F 值 > $F_{大,小}$（查表得到的值），则认为两组数据的标准差之间有显著性差异，若 F ≤ $F_{大,小}$，则认为两组数据的标准差之间没有显著性差异。

其中，$f_大$ 表示大方差数据的自由度，$f_小$ 表示小方差数据的自由度；$f_大$ 等于方差较大的一组数据中数据个数减 1，$f_小$ 等于方差较小的一组数据中数据个数减 1。

复习思考题

1. 解释下列名词术语：①中药制剂与中成药；②有效成分与辅助成分；③恒重；④空白试验；⑤全面质量管理；⑥中药指纹图谱。

2．说出下列缩写词所代表的含义：①GMP；②GAP；③TLCS；④GC；⑤HPLC；⑥UV。

3．与纯化学药相比，中药制剂分析有那些特点？

4．举例说明影响中药制剂质量的各因素。

5．中药制剂的质量特性表现在哪几方面？国家采取哪些措施全面控制中药制剂的质量？

6．查阅并比较《中国药典》1995 年版与 2000 年版，说出《中国药典》2000 年版有哪些特点？

7．举例说明中药制剂分析工作的基本程序。

8．说明误差和偏差、绝对误差和相对误差、系统误差和偶然误差的区别。

9．进行下列运算，给出适当位数的有效数字。

（1）$0.414 \div (31.3 \times 0.05307) = ?$

（2）$(1.276 \times 4.17) + 1.7 \times 10^{-4} - (0.0021764 \times 0.0121) = ?$

第二章　中药制剂的鉴别技术

　　中药制剂的鉴别，是指利用制剂中各原料药材的显微特征、所含成分的化学性质、色谱和光谱特性以及某些物理常数，鉴别制剂的真实性及各药材真伪的方法。目前，中药制剂的鉴别方法主要有显微鉴别和理化鉴别两大类。

第一节　中药制剂的显微鉴别

　　中药制剂的显微鉴别系指用显微镜对中药制剂中各粉末药材特有的组织、细胞及细胞内含物等微细特征进行鉴别的方法。适用于含有药材粉末的中药制剂，如丸剂、散剂、片剂、投有药材细粉的浸膏剂及颗粒剂等。主要检查制剂中是否有缺少或代用的药材，如曾利用显微鉴别技术检出中药制剂中有以党参代人参投料，桂皮代肉桂投料，杜仲叶代代杜仲皮投料，羚羊角不投料或以水牛角代替投料等现象。

　　显微鉴别具有快速、简便、准确的特点，对于鉴别中药制剂的真实性，有实际应用价值。但显微鉴别也有不足之处，如对投料的数量难以控制，某些厂家用提取后的药渣投料，用显微鉴别法就难以判断真伪，需与理化鉴别、含量测定等方法配合应用。

　　目前，应用扫描电镜及电子计算机检索中药显微特征来鉴别中药及其制剂，也取得了一定进展，这就使显微鉴别工作更快速、可靠，并减少了工作强度。

　　中药制剂在进行显微鉴别时，首先应进行处方分析，再根据分析结果，取样制片，在显微镜下观察其特征，最后确定其组成是否符合规定。

一、处方分析

　　中药制剂的显微鉴别不同于单味药材的粉末鉴别，其众多的药味组成、各种加工手段及制备过程中加入的辅料都会对处方原料药材的显微特征产生干扰，使某些显微特征发生改变，甚至消失。因此，在进行中药制剂的显微鉴别时，不能简单地直接选用单味药材的鉴别特征，而必须进行处方分析。

　　根据处方组成及制备工艺，对制剂中含有的原药材的显微特征逐一进行全面的观察和比较，排除类似的、易相互干扰或因加工而消失的特征，选取该药材在本制剂中易观察、专属性强的显微特征 1~2 个，作为能表明该药材存在的鉴别依据。若为两种或两种以上药材所共有的特征，则不应选为鉴别指标。如戊己丸中检出白芍及六味地黄丸中检出牡丹皮的依据均为草酸钙簇晶，而归芍地黄丸的组成中同时含有白芍及牡丹皮粉末，且两种药材所含草酸钙簇晶的形状、大小基本相似，此时，草酸钙簇晶就不宜作为检出两种药材的依据，若仍以草酸钙簇晶作为鉴别指标，则很难反映白芍或牡丹皮存在的真实性，即使缺味投料，也难以从显微鉴别中反映出来。

对处方组成中药味较多的中药制剂，一般不要求逐个进行鉴别。在鉴别药物的选择上，应依组方原则首选主药和辅药，因为主药是针对主病或主证起主要治疗作用的药物，辅药有协助或加强主药功效的作用。其次，处方中的贵重药和毒性药也需重点检查，因其短缺、价格昂贵或基于安全的考虑，在生产过程中，此类药物不投料、少投料或用其他药材替代投料的现象时有发生。对投料量少或缺少专属特征的药材可不作分析。如人参健脾丸，共由十一味药材组成，在进行显微鉴别时，药典规定主要检查人参（主药）、白术（辅药）、砂仁（贵重药）等五味药材即可。

若中药制剂的显微鉴别特征在国家药品标准中已有记载，则可省去该分析过程，直接依据规定进行显微鉴别。因为国家药品标准描述的制剂中各药材的显微特征，都是经处方分析后选取的专属性鉴别特征。

二、显微制片

显微制片是指在进行显微鉴别时，将供试品制成适合镜检的显微标本片。待鉴别的中药制剂，必须通过制片才能在显微镜下观察其特征。显微标本片制作质量的好坏，直接影响观察效果。制片过程中，常需根据不同的剂型与观察内容，用不同的试液对样品进行适当的处理后再封片观察。

（一）显微鉴别常用试液及其特点

1. 水或稀甘油：常用于标本片的暂时封藏，为物理性的透明剂，可以较快透入组织，形成良好的透光条件。适于观察细胞壁颜色，细胞内含有的淀粉粒、糊粉粒、油滴、树脂等。

2. 甘油醋酸试液（斯氏液）：多用于观察淀粉粒的形态，可使淀粉粒不膨胀变形，便于测量其大小。

3. 水合氯醛试液：为常用的、优良的透化剂，切片或粉末加水合氯醛试液并加热处理（透化），因可溶解淀粉粒、蛋白质、叶绿素、树脂、挥发油等，并能使已收缩的细胞膨胀，故有良好的清净、透明作用。适于观察组织构造、细胞形状、草酸钙结晶等。不加热装片（冷装）可观察菊糖、橙皮苷结晶等。

水合氯醛试液透化装片时，易析出水合氯醛结晶，影响观察，可于透化后加稀甘油1滴，以防止结晶析出。

4. 间苯三酚盐酸试液：可使木质化细胞壁显红色或紫红色，颜色的深浅视木化程度而异。

5. 氯化锌碘试液：适于鉴别纤维素细胞壁和木质化细胞壁，能使纤维素细胞壁显蓝色或紫色，木质化细胞壁显黄棕色。此外，还可使淀粉粒膨胀并变成蓝色。

6. 碘试液：可使淀粉粒显蓝色或紫色，蛋白质或糊粉粒显棕色或黄棕色。

7. α-萘酚试液：与浓硫酸合用，可使菊糖显紫红色，并逐渐溶解。

8. 硝酸汞试液（米隆氏试液）：可使糊粉粒显砖红色。

9. 苏丹Ⅲ试液：可使木栓化、角质化细胞壁显红色，挥发油、脂肪油、树脂等显红色或淡红色。

10. 50%硫酸：可使草酸钙结晶溶解，生成硫酸钙针晶；碳酸钙结晶溶解，生成硫酸钙针晶，同时产生二氧化碳气泡。

11. 稀盐酸：可使草酸钙结晶溶解，碳酸钙结晶溶解并产生二氧化碳气泡。

12. 氢氟酸：可使硅质块溶解。

13. 钌红试液：可使多数粘液质、树胶显红色或粉红色。

（二）粉末制片法

显微制片的方法很多，如徒手切片法、整体封片法、粉末制片法、离析法、涂片法、磨片法等。中药制剂的显微鉴别主要采用粉末制片法。

1. 操作方法

用解剖针挑取粉末少许，置载玻片中央偏右的位置，根据需观察内容的要求，滴加适宜的试液1～2滴，搅匀，待液体渗入粉末后，用左手食指与拇指夹持盖玻片的边缘，使其左侧与药液层左侧接触，再用右手持小镊子或解剖针托住盖玻片的右侧，轻轻下放，则液体逐渐扩延充满盖玻片下方。若液体未充满盖玻片，应从空隙相对的边缘滴加液体，以防产生气泡；若液体过多，用滤纸吸去溢出的液体，必要时在载玻片的左端贴上样品标签，即可在显微镜下观察。

需用水合氯醛试液透化时，滴加试液后，手执载玻片一端，保持水平置酒精灯火焰上方约1～2cm处加热，微沸后，离开火焰，再滴加水合氯醛试液，放在小火上继续加热，如此反复操作至粉末呈透明状为止，放冷后滴加稀甘油1～2滴，封片镜检。

中药制剂中需检查的药味较多或药材中含淀粉粒较多时，取粉末量可以多些，置试管或小烧杯中，加入水合氯醛试液，加热透化后，用吸管吸取适量混悬液，滴在载玻片上，加盖玻片，即可观察。

若粉末粒度较大，木化组织较多，细胞彼此不易分离时，可用组织解离法使组织解离，再进行观察。常用的解离方法有氢氧化钾法、硝铬酸法和氯酸钾法。供试品中薄壁组织占大部分，木化组织较少或分散存在，可用氢氧化钾法；供试品坚硬，木化组织较多或集成较大群束，可用硝铬酸法或氯酸钾法。

（1）氢氧化钾法：将供试品置试管中，加5%氢氧化钾溶液适量，浸泡或加热至用玻璃棒挤压能离散为止，倾去碱液，加水洗涤后，取少量置载玻片上，用解剖针撕开，以稀甘油装片观察。

（2）硝铬酸法：将供试品置小烧杯中，加硝铬酸试液适量，使之浸没供试品，浸泡或在水浴上微温，至用玻璃棒挤压能离散为止，倾去酸液，加水洗涤后，取少量置载玻片上，用解剖针撕开，以稀甘油装片观察。

（3）氯酸钾法：将供试品置试管中，加硝酸溶液（1→2）及氯酸钾少量，缓缓加热，待产生的气泡渐少时，再及时加入氯酸钾少量，以维持气泡稳定发生，至用玻璃棒挤压能离散为止，倾去酸液，加水洗涤后，取少量置载玻片上，用解剖针撕开，以稀甘油装片观察。

2. 注意事项

（1）在进行未知粉末装片时，一般先用水、稀甘油或甘油醋酸装片，观察记录后再用水合氯醛冷装或透化装片，最后可滴加其他理化试剂进行显微观察。

（2）装片用的液体如易挥发，装片后应立即观察。用水装片也较易蒸发而干涸，滴加少许甘油可延长保存时间。

（3）应注意防止粉末加液体搅拌或加盖玻片时产生气泡，干扰观察。用水或稀甘油装片时，先加少量乙醇使其润湿，可避免或减少气泡的形成，或反复将盖玻片沿一侧轻抬，亦可使多数气泡逸出；用水合氯醛试液透化处理时，加热温度不宜过高，以防水合氯醛试液沸腾，使组织中带入气泡；搅拌时产生的气泡可随时用解剖针将其移出；菌类中药粉末一般用蒸馏水装片，若用稀甘油装片，因其渗透性较差，粉末易成团并形成大量气泡。

（三）中药制剂的取样与制片

中药制剂的组成中，除有多种药材细粉外，还可能有部分药材的提取物，以及制备过程中添加的辅料，有的还具有包衣，故显微鉴别时，应按剂型不同，采用不同的取样及制片方法。取样要有代表性和适当的数量，应注意各部位的全面性，样品经适当处理后再按粉末制片法装片观察。

1. 散剂、胶囊剂：可直接取出粉末装片或透化装片。

2. 片剂：可取 2~3 片研细后，混匀，再取粉末适量装片或透化装片。

3. 丸剂：

（1）水丸：可取数丸置乳钵中研细，混匀，再取粉末适量装片；或取粉末适量置小容器内，加水合氯醛试液透化（加适量甘油，以防水合氯醛结晶析出），搅匀，用吸管吸取混悬液装片。

若系包衣水丸可将丸衣和丸心分别制片。

（2）蜜丸：可将丸药沿正中切开，从切面由外至内刮取少许供试品，置载玻片上，滴加适宜的试液，用玻棒搅匀，按粉末制片法装片。或将供试品切碎放入容器，加水搅拌洗涤，然后置离心管中离心沉淀，如此反复除尽蜂蜜后，取沉淀装片或透化后装片。必要时，也可刮取少许供试品用解离试剂处理，使粘结的组织解离，再进行观察。

4. 含升华性成分的制剂：可取其粉末进行微量升华，收集升华物进行显微观察。

三、显微观察

显微观察时要根据处方分析的结果或药品标准的规定，有目的、按步骤地观察药物的显微特征，一般需观察 5 个以上显微标本片，根据能否观察到某药材的专属性特征，判断制剂中该药材是否存在。若观察不到该药材特征，可再用其他方法如理化鉴别、含量测定等做进一步分析。

（一）显微观察要点

中药材来源十分广泛，包括植物、动物和矿物三大类。来源于相同药用部位的药材，其组织结构、细胞及内含物的特点常具有一定的规律性，在进行中药制剂的显微鉴别时，应根据处方，明确各药材的来源，有重点的进行观察。现按药用部位简单介绍各类药材显微观察要点。

1. 根类中药：可检出的特征主要有导管、石细胞、纤维、分泌组织、根被、木栓组织及淀粉粒、草酸钙结晶等细胞内含物。观察时应注意导管的类型、直径、木化程度及穿孔板的类型；纤维和石细胞的形状、壁增厚的程度、孔沟的有无和疏密，是否存在晶纤维和含晶石细胞；分泌组织有乳管、粘液细胞、分泌腔、分泌道等，应注意其形状、分泌物的颜色；根被细胞的排列情况及是否有增厚的条纹；木栓细胞表面观多为多角形，排列紧密，应注意壁的增厚情况，是否含有色素；淀粉粒的形状、大小、层纹及脐点是否明显；菊糖的有无和草酸钙结晶的类型等。

另外，还应注意一些特殊的薄壁细胞及块状物，如当归的韧皮薄壁细胞呈纺锤形，表面有微细斜向交错的纹理，地黄的薄壁细胞中含棕色的核状物均是中药制剂中检出该药味是否存在的依据。

2. 根茎类中药：蕨类植物根茎，可察见管胞、筛胞、鳞叶组织碎片、厚壁组织等特征。应注意观察管胞、筛胞的大小，纹孔类型及分布；鳞叶薄壁细胞、内皮层细胞的形状和排列方式，垂周壁平直还是弯曲，鳞叶边缘有无附属物等特征；下皮厚壁细胞一般为纤维状，具纹孔；分泌细胞较少，有的具间隙腺毛，如绵马贯众。

双子叶植物根茎，其粉末特征与根类中药粉末特征相似，不同点：淀粉粒有时较大；有鳞叶组织，鳞叶表皮细胞壁常呈波状弯曲，或不均匀增厚，如黄连。

单子叶植物根茎，应注意鳞叶组织碎片、保护组织碎片的细胞层数，壁的特征，细胞的大小、形状及排列方式，有无毛状物；内皮层细胞壁的增厚情况；草酸钙结晶以针晶较多，常存在于大型粘液细胞中；淀粉粒众多；分泌组织有粘液细胞、油细胞、树脂道等。鳞茎的淀粉粒极多，应注意淀粉粒的多脐点现象；鳞茎粉末中有时可见到气孔，应注意气孔在表皮的分布密度，气孔类型等。

3. 茎木类中药：茎木类中药的观察要点基本同根类中药。不同点：表皮细胞角质层一般较厚，应注意角质层的颜色、厚度、表面平滑与否及纹理的有无；纤维普遍存在，应注意纤维的形状、长短、直径、孔沟、壁厚度及木化程度，有的纤维外围薄壁细胞中有方晶或硅质块；石细胞常见，一般较大，形状多样；草酸钙结晶一般以簇晶、方晶较多见；淀粉粒少见。

4. 皮类中药：皮类中药粉末主要有筛管或筛胞、木栓细胞、韧皮纤维、石细胞、分泌组织、草酸钙结晶、淀粉粒等特征。观察时，应注意筛管或筛胞的大小，单筛板或复筛板，侧壁上有无筛域，筛域的形状、大小、数目及排列形式；木栓细胞的形状、大小、颜色及壁的增厚情况；韧皮纤维或石细胞的形状、壁厚，层纹、纹孔是否明显，有无内含物，有无分枝，还应注意有无晶纤维、嵌晶纤维、嵌晶石细胞等特征；分泌组织的类型、形状；草酸钙结晶多为方晶及簇晶，砂晶及针晶较少；淀粉粒的形状、大小，层纹、脐点是否明显等。

皮类中药的粉末中不应含有木质部的组织，如导管、管胞、木纤维等。

5. 叶类中药：应注意上下表皮细胞的形状，垂周壁的状况，角质层纹理；腺毛、非腺毛的颜色、形状、细胞数、壁厚度及表面有无壁疣或角质纹理；气孔的类型、分布密度、排列方式等。另外，厚壁组织、分泌组织及草酸钙结晶等也有鉴别意义。

6. 花类中药：以观察花萼、花冠的表皮细胞及其毛茸，雄蕊中的花粉粒、花粉囊内壁细胞，雌蕊的柱头表皮细胞为重点。其中花萼、花冠的特征与叶类似，应注意表皮上的气孔、毛茸情况，花冠上表皮细胞常呈乳头状或绒毛状突起；花粉粒形状多样，通常外壁有各种纹饰，应注意其形状、大小、萌发孔的类型及数目、花粉壁构造；花粉囊内壁细胞的壁常不均匀增厚，呈网状、螺旋状、环状或点状等，并大多木化。雌蕊的柱头表皮细胞常呈乳头状突起或分化成绒毛状。此外，各部分常有草酸钙结晶、分泌组织、色素细胞等，极少数可见厚壁细胞。

7. 果实种子类中药：果实类中药粉末中可检出果皮表皮碎片、中果皮薄壁细胞、石细胞、纤维、导管、结晶、分泌组织等。另外，还可检出种子的结构特征。应注意果皮表皮碎片的细胞形状、壁增厚情况，有无细胞内含物，有无角质层纹理，气孔的有无及其轴式，毛茸的有无及其类型等；中果皮薄壁细胞的形状、壁增厚情况及有无结晶、淀粉粒、色素等；石细胞和纤维的形状、大小、壁厚薄及有无纹孔、孔沟，层纹是否明显；草酸钙结晶以簇晶及方晶多见，有的含橙皮苷结晶；分泌组织的类型、形状、大小及分泌物颜色等。

种子类中药粉末中主要可检出种皮表皮碎片、胚、胚乳薄壁细胞及其内含物等。种皮的构造常因植物的种类而异，因此，鉴别意义较大，应注意种皮表皮碎片是否有表皮毛、角质纹理；石细胞较为多见；胚及胚乳薄壁细胞的形状，应特别注意是否含有糊粉粒以及糊粉粒的特征。另应注意有无栅状细胞、分泌组织、结晶、色素细胞、网状细胞等。

8. 菌类中药：菌类中药粉末主要由菌丝及孢子组成。在鉴别时应注意菌丝的形状、颜色、大小、是否有分隔；孢子的形态、大小、表面有无刺状或疣状突起，有无尾尖，其内是否含油滴状物等。另外，团块状物、草酸钙结晶也有一定的鉴别意义。菌类中药中不应有淀粉粒、导管等高等植物的显微特征。

9. 动物类中药：动物类中药细粉制成的中药制剂，常需在显微镜下观察其组织碎片的颜色、纹理，特别应注意其体壁、鳞片及毛的特征；分泌物的形状、颜色及结晶类型也具有鉴别价值。如大活络丹中检出麝香的依据为：不定形分泌物团块黄色或黄棕色，由多数颗粒状物聚集而成，埋有细小方形结晶，另有类圆形油滴；检出全蝎的依据为：体壁碎片黄棕色，有光泽，外表皮表面观具网格样纹理、细小圆孔口及类圆形毛窝，并密布细小颗粒。刚毛棕黄色，直径 8~20μm，壁具纵直纹理，髓腔细窄，基部稍宽。

10. 矿物类中药：多利用偏光显微镜观察其薄片和碎屑的形态、光学特性和必要的物理常数。在中药制剂中，主要观察其粉末的形状、透明度和颜色等。由于制剂中的矿物类中药通常含量较少，显微特征不明显，因此，较少进行检查。但也有个别药材在普通光学显微镜下有其专属性特征，可作为显微鉴别依据。如七厘散中以含有暗棕红色不规则细小颗粒，有光泽，边缘暗黑色，作为检出朱砂的依据。

（二）显微测量

显微测量是用显微量尺在显微镜下测量被观察物体的长度、厚度、面积、数目和位置的一种显微定量方法。在中药制剂的显微鉴别中，常用来测量细胞及细胞内含物等的大小，以此作为鉴别某药材是否存在的依据。如药典在一捻金的显微鉴别项下规定：草酸钙簇晶大，直径 60~140μm（大黄）；草酸钙簇晶直径 20~68μm，棱角锐尖（人参）。即需用草酸钙簇晶的大小来判断人参与大黄的存在与否。由此可见，显微测量也是中药制剂显微鉴别的重要手段。测量常用的量尺为目镜测微尺与载物台测微尺。

1. 目镜测微尺：又称目镜量尺、目微尺或目尺。它是放在目镜内的一种标尺，是一个直径 18~20mm 圆形玻璃片，中央有一标尺，长约 5mm（或 10mm），刻有精确等距离的平行线，常为 50（或 100）条（见图 2-1）。

目镜测微尺是用以直接测量物体用的。因其刻度所代表的长度依显微镜放大倍数不同而改变，故使用前必须用载物台测微尺来标化，以确定在使用该显微镜及其特定的物镜、目镜和镜筒长度时，目镜测微尺每小格所代表的实际长度。

2. 载物台测微尺：又称镜台测微尺、台微尺或台尺。它是一种特制的载玻片，中央粘有一圆形小玻片，其下封藏有一微型标尺，全长 1mm（或 2mm），上刻有精确等分为 100（或 200）小格的细线，每一小格长为 10μm。在标尺的外围有一黑环，以便能较容易找到标尺的位置（见图 2-2）。

载物台测微尺并不直接测量物体的长度，而是用以标化目镜测微尺。

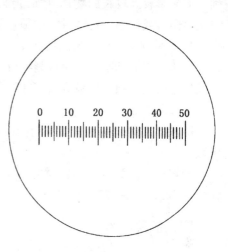

图 2-1　目镜测微尺

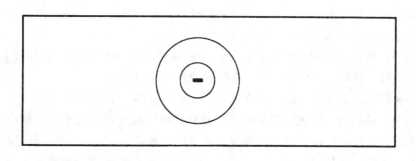

图 2-2　载物台测微尺

3. 目镜测微尺的标化：将载物台测微尺置于显微镜镜台上，按常规对光调焦，并移动测微尺物象于视野中央；从镜筒中取下目镜，旋下接目镜的目镜盖，将目镜测微尺放入目镜筒中部的光栏上（有刻度的一面向下），旋上目镜盖后置于镜筒上。这时，视野中可同时观察到载物台测微尺和目镜测微尺的刻度小格，移动载物台测微尺和旋转目镜，使两种量尺的刻度平行，左边的"0"刻度重合，寻找第二条重合刻度。记录两刻度的读数，并根据两个量尺左右两条重合线间小格数的比值，计算出目镜测微尺每小格在该物镜条件下所相当的长度（μm）。

例如：目镜为 10×，物镜为 40× 时，目镜测微尺 98 小格相当于载物台测微尺 33 小格，则所用显微镜在该放大倍数下，目镜测微尺每小格所相当的长度为 $10\mu m \times 33 \div 98 \approx 3.36\mu m$。如改用 10× 目镜，10× 物镜时，测得目镜测微尺 74 小格相当于载物台测微尺 100 小格，则目镜测微尺每小格所相当的长度为 $10\mu m \times 100 \div 74 \approx 13.5\mu m$。由此可得计算公式：

$$目镜测微尺每小格所相当的长度（\mu m） = \frac{10\mu m \times 两重合线间镜台测微尺格数}{两重合线间目镜测微尺格数}$$

为减少误差，可寻找多个重合刻度，记录多组数据，求其平均值。显微测量通常在高倍物镜下进行，因为在高倍物镜下，目镜测微尺的每小格相当的微米数较小，测量结果就较准确。但测量较大较长的物体（如纤维、导管、非腺毛）时，则在低倍物镜下测量较为方便。更换显微镜或目镜、物镜时，均须重新标化目镜测微尺每小格所相当的长度。

4. 测量方法：目镜测微尺标化后，将载物台测微尺取下，换上装有待测物的标本片。对光，调焦，移动标本片，使待测物置于目镜测微尺范围内，调清物象，数出待测物占目镜测微尺的小格数，乘以目镜测微尺在该条件下每小格相当的长度值，即得。

计算公式如下：

待测物长度（μm）＝目镜测微尺每小格所相当的长度（μm）×待测物占有目镜测微尺的格数

例如：目镜为 10×，物镜为 40× 时，测得淀粉粒直径占目镜测微尺 20 小格，则该淀粉粒直径为 3.36μm × 20 ＝ 67.2μm。

四、应用实例

（一）六君子丸的显微鉴别

六君子丸系由党参、白术、茯苓、半夏、陈皮、甘草六味中药组成，将以上六味药材粉碎成细粉，过筛，混匀，制成水丸，干燥，即得。

1. 处方分析：根据处方和制法可知，丸剂中六味药材粉末均存在，分别取党参、白术、茯苓、半夏、陈皮、甘草六味中药的粉末作临时装片。观察结果：

（1）党参：石细胞呈方形、长方形或多角形，壁不甚厚。节状乳管碎片甚多，直径 16 ~ 24μm，含淡黄色颗粒状物。网纹导管易察见，亦有具缘纹孔导管。用水合氯醛冷装片可见菊糖团块呈扇形，表面现放射状纹理。淀粉粒呈类球形，直径 3 ~ 25μm，脐点呈星状或裂隙状。

（2）白术：草酸钙针晶细小，长 10 ~ 32μm，不规则地聚集于薄壁细胞中。纤维黄色，大多成束，长梭形，直径约至 40μm，壁甚厚，木化，孔沟明显。石细胞淡黄色，类圆形、多角形、长方形或少数纺锤形，直径 37 ~ 64μm。薄壁细胞含菊糖，表面现放射状纹理。导管分子短小，为网纹及具缘纹孔，直径至 48μm。

（3）茯苓：不规则颗粒状团块和末端钝圆的分枝团块无色，遇水合氯醛液渐渐溶化。菌丝无色或淡棕色，细长，有分枝，直径 3 ~ 8μm，少数至 16μm。

（4）半夏：淀粉粒极多，单粒类圆形，半圆形或圆多角形，直径 2 ~ 20μm，脐点短缝状、人字形或星状；复粒由 2 ~ 6 个分粒组成。草酸钙针晶束存在于椭圆形粘液细胞中，或随处散在，针晶长 20 ~ 110μm。螺纹导管直径 10 ~ 24μm。

（5）陈皮：中果皮薄壁细胞众多，细胞形状不一，壁稍增厚，有的呈连珠状。果皮表皮细胞表面观多角形、类方形或长方形，垂周壁增厚，气孔类圆形，直径 18 ~ 26μm；侧面观外被角质层，靠外方的径向壁增厚。草酸钙方晶成片存在于中果皮薄壁细胞中，呈多面形、菱形或双锥形，直径 3 ~ 34μm，长 5 ~ 53μm，有的一个细胞内含有由两个多面体构成的平行双晶或 3 ~ 5 个方晶。橙皮苷结晶大多存在于薄壁细胞中，黄色或无色，呈圆形或无定形团块，有的可见放射状条纹。螺纹、孔纹和网纹导管及管胞较小。

（6）甘草：纤维成束或散离，直径 8 ~ 14μm，壁极厚，胞腔线形，周围薄壁细胞中含有草酸钙方晶，形成晶纤维。草酸钙方晶多见。具缘纹孔导管较大，稀有网纹导管。木栓细胞红棕色，多角形，微木化。

对以上观察结果进行比较分析，六君子丸中各药材粉末的专属性特征分别为：①党参：石细胞；②白术：细小的草酸钙针晶；③茯苓：菌丝及多糖团块；④半夏：较长的草酸钙针晶；⑤陈皮：草酸钙方晶；⑥甘草：晶纤维。

2．取样制片：取六君子丸数粒，用研钵研成粉末，按粉末制片法制片。

3．显微观察：将粉末标本片置显微镜下观察，应有以下显微特征（见图2-3）：

（1）石细胞呈方形、长方形或多角形，壁不甚厚（党参）。

（2）草酸钙针晶细小，长10～32μm，不规则地聚集于薄壁细胞中（白术）。

（3）不规则颗粒状团块和末端钝圆的分枝团块无色，遇水合氯醛液渐渐溶化。菌丝无色或淡棕色，细长，有分枝，直径3～8μm（茯苓）。

（4）草酸钙针晶束存在于椭圆形粘液细胞中，或随处散在，针晶长20～110μm（半夏）。

（5）草酸钙方晶成片存在于中果皮薄壁细胞中，呈多面形、菱形或双锥形，直径3～34μm，长5～53μm，有的一个细胞内含有由两个多面体构成的平行双晶或3～5个方晶（陈皮）。

（6）纤维成束或散离，直径8～14μm，壁极厚，胞腔线形，周围薄壁细胞中含有草酸钙方晶，形成晶纤维（甘草）。

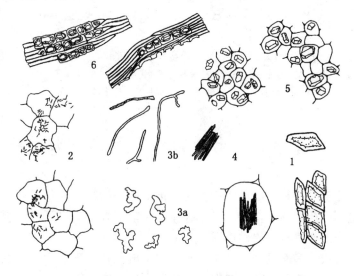

图2-3 六君子丸显微鉴别图

1．党参（石细胞） 2．白术（草酸钙针晶） 3．茯苓（a．多糖团块；b．菌丝）
4．半夏（草酸钙针晶束） 5．陈皮（草酸钙方晶） 6．甘草（晶纤维）

（二）一捻金的显微鉴别

1．处方：大黄100g 牵牛子（炒）200g 槟榔100g 人参100g 朱砂30g

2．制法：以上五味，朱砂水飞成极细粉；其余大黄等四味粉碎成细粉，与上述粉末配研，过筛，混匀，即得。

3．显微鉴别：取本品，置显微镜下观察（见图2-4）：

(1) 草酸钙簇晶大，直径 60～140μm（大黄）。

(2) 草酸钙簇晶直径 20～68μm，棱角锐尖（人参）。

(3) 种皮栅状细胞淡棕色或棕色，长 48～80μm（牵牛子）。

(4) 内胚乳碎片无色，壁较厚，有较多大的类圆形纹孔（槟榔）。

(5) 不规则细小颗粒暗棕红色，有光泽，边缘暗黑色（朱砂）。

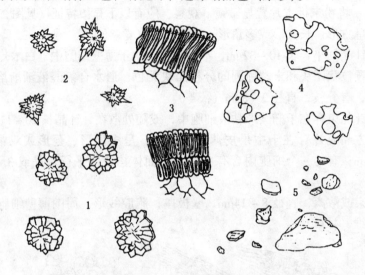

图 2-4　一捻金显微鉴别图

1. 大黄（草酸钙簇晶）　2. 人参（草酸钙簇晶）　3. 牵牛子
（种皮栅状细胞）　4. 槟榔（内胚乳碎片）　5. 朱砂（颗粒状物）

第二节　中药制剂的理化鉴别

中药制剂的理化鉴别是利用制剂中所含某些化学成分的物理或化学性质，通过化学或仪器分析的方法，鉴别中药制剂真伪的过程。这种定性鉴别方法不但可判定制剂中某类成分的有无，还可为进一步的含量测定提供依据。

中药制剂中所含成分多而复杂，各单味药的化学成分在加工过程中会发生变化，药材成分间也会相互发生化学反应。因此，在进行理化鉴别前，同显微鉴别一样，首先应进行处方分析，研究制剂中各成分间的相互影响和化学作用，选择合适的药味和理化鉴别方法。通常首选主药、辅药、贵重药和毒性药作为鉴别重点，再根据这些药物中所含的有效成分、毒性成分、主要成分或特征性成分的理化性质，拟定鉴别方案，可采用阴性对照和阳性对照的方式，对拟定的鉴别方法进行反复验证，以确定专属性强、重现性好、灵敏度高、方法简便的理化鉴别方法。常用的理化鉴别方法有化学反应鉴别法、微量升华鉴别法、荧光分析鉴别法、显微化学鉴别法、分光光度鉴别法、薄层色谱鉴别法和纸色谱鉴别法等。

一、化学反应鉴别法

化学反应鉴别法是利用药材中的化学成分能与某些试剂产生特殊的颜色变化或沉淀反应

等现象来检识中药制剂真实性的方法。可依据反应结果，初步判定其中所含的化学成分。反应一般在试管、点滴板或滤纸上进行。

在进行化学反应鉴别前，一般应先将检品制成适宜的供试液。特别是固体制剂常根据检测对象的不同，采用不同的溶剂进行提取。如用水常温下浸泡过夜，滤液可供检验氨基酸、蛋白质等；用不同浓度的乙醇回流提取，多数化学成分均可不同程度地提取出来，其滤液可供检验生物碱、黄酮、酚类、有机酸等。液体制剂可直接取样分析，也可提取或萃取后，制成供试液。

中药制剂的定性化学试验，是直接利用待测成分与试剂间产生的反应鉴别待检样品，因此，鉴别前的提取或萃取主要是为了除去干扰，提高鉴别反应的专属性和灵敏度。现将中药制剂中常见的化学成分及其鉴别反应，简述如下。

（一）生物碱

生物碱是一类存在于生物体内的含氮有机化合物，有似碱的性质。多具有特殊而显著的生理活性，是中药中一类重要的化学成分，如黄连、黄柏中的小檗碱具有抗菌消炎作用；麻黄中的麻黄碱具有平喘作用；天仙子中的莨菪碱具有解痉作用等。生物碱在高等植物中分布较广，中药制剂鉴别中常用的含生物碱的药材有黄连、马钱子、川乌、黄柏、麻黄、槟榔、川贝母、浙贝母、苦参、延胡索、洋金花等。

1. 常用的鉴别反应

（1）沉淀反应：大多数生物碱能与生物碱沉淀试剂发生反应，生成沉淀，根据沉淀的颜色、形态不同，可以判断生物碱是否存在，甚至可以确定生物碱的类型。生物碱的沉淀反应通常在酸性水溶液中进行，但需注意，鞣质、氨基酸和蛋白质在此条件下也能与生物碱沉淀试剂产生沉淀，对鉴别有干扰，应先除去。通常可将供试品的酸性水溶液碱化后，用氯仿萃取出游离的生物碱，与蛋白质等水溶性杂质分离，然后，再用酸性水溶液从氯仿中萃取出生物碱，加入生物碱沉淀试剂进行鉴别。常用的生物碱沉淀试剂及其反应结果如下：

碘化汞钾试剂：在生物碱的酸性水溶液或稀醇溶液中，生成类白色或黄色沉淀。若加过量试剂，沉淀复溶解。

碘化铋钾试剂：在生物碱的酸性水溶液或稀醇溶液中，多生成黄色、橘红色或红棕色沉淀。

碘－碘化钾试剂：在生物碱的酸性水溶液或稀醇溶液中，生成棕色至褐色沉淀。

硅钨酸试剂：在生物碱的酸性水溶液或稀醇溶液中，生成灰白色或淡黄色沉淀。

磷钼酸试剂：在生物碱的酸性水溶液或稀醇溶液中，生成白色至黄褐色沉淀，再加氨水则变为蓝色。

此外，苦味酸、磷钨酸、氯化铂、氯化金、雷氏铵盐、三硝基间苯二酚、苦酮酸等试剂均能与生物碱生成各种颜色的沉淀。

（2）显色反应：生物碱多能与一些以浓无机酸为主的试剂反应，产生不同的颜色，可用以检识和区别某些生物碱。生物碱愈纯，颜色愈明显。常用的生物碱显色试剂及其反应结果如下：

矾酸铵－浓硫酸液：在生物碱的水溶液中，加入矾酸铵－浓硫酸溶液，不同的生物碱产生不同的颜色，如莨菪碱显红色，吗啡显棕色，士的宁显蓝紫色。

钼酸铵－浓硫酸液：能与多种生物碱反应，产生不同的颜色，如吗啡显紫色，渐转变为棕绿色；利血平显黄色，后转为蓝色；小檗碱显棕绿色等。

对二甲氨基苯甲醛试剂：在生物碱水溶液中，生成各种颜色，如吲哚类生物碱显蓝色。

此外，浓硫酸或浓硫酸中加少量甲醛等均可作生物碱的显色试剂。

个别生物碱还因其特殊的组成或结构，而与不同的试剂反应，生成特有的颜色，如：

麻黄碱：不易与大多数生物碱沉淀试剂反应生成沉淀，但在供试品的乙醇溶液中，加入二硫化碳、硫酸铜试液和氢氧化钠试液各 1 滴，即产生棕色或黄色沉淀；另在供试品的水溶液中，加入硫酸铜试液及氢氧化钠试液，显蓝紫色。若加入乙醚振摇，放置分层，乙醚层为紫红色，水层变蓝色。

士的宁（番木鳖碱）：供试液加浓硫酸 1ml，再加一小块重铬酸钾晶体，初显蓝紫色，缓缓变为紫堇色、紫红色，最后转变为橙黄色，加水迅速变为黄色。另士的宁与硝酸作用显淡黄色，于 100℃加热蒸干，残渣遇氨气即转变为紫红色。

马钱子碱和浓硝酸接触则显深红色，继加入氯化亚锡溶液，即由红色转变为紫色。

小檗碱：小檗碱的酸性水溶液能与生物碱沉淀试剂生成沉淀。此外，在小檗碱盐酸盐水溶液中，加入氢氧化钠使呈强碱性，然后滴加丙酮数滴，即生成黄色结晶性的小檗碱丙酮加成物，有一定的熔点，可作鉴别；另在小檗碱酸性水溶液中加含氯石灰（或通入氯气），溶液即显樱红色。

2. 应用实例

例1. 马钱子散

处方组成：马钱子、地龙。

鉴别：取本品 1g，加浓氨试液数滴及氯仿 10ml，浸泡数小时，滤过，取滤液 1ml，蒸干，残渣加稀盐酸 1ml 使溶解，加碘化铋钾试液 1～2 滴，即生成黄棕色沉淀（检马钱子）。

例2. 石淋通片

处方组成：广金钱草。

鉴别：取本品粉末 1g，加 1%盐酸的 70%乙醇溶液 10ml，温热 10min，滤过。滤液蒸去乙醇，加水 5ml 使溶解，滤过。取滤液各 1ml，分置两支试管中。一管加碘化铋钾试液 2 滴，生成橘红色沉淀；另一管加三硝基苯酚试液 2 滴，生成黄色沉淀。

例3. 养阴清肺膏

处方组成：地黄、麦冬、玄参、川贝母、白芍、牡丹皮、薄荷、甘草。

鉴别：取本品 10ml，加水 20ml 及碳酸钠试液 5ml，搅匀，置分液漏斗中，用乙醚分 2 次振摇提取，每次 10ml，合并乙醚液，再用 2%盐酸溶液 6ml 振摇提取，取盐酸液，分置三支试管中。一管中加碘化铋钾试液 1 滴，生成红棕色沉淀；一管中加碘化汞钾试液 1 滴，即发生黄色浑浊；另一管中加硅钨酸试液 1 滴，即产生白色浑浊（检川贝母）。

（二）蒽醌类成分

蒽醌及其衍生物种类较多，常呈游离形式或与糖结合成苷的形式存在于植物体内，为中药中常见的有效成分，如中药大黄、番泻叶中的大黄酸苷、番泻叶苷具有泻下作用；大黄中的大黄酸、大黄素等具有抗菌作用并有一定的抗癌活性。中药制剂鉴别中常用的含蒽醌类成分的药材有大黄、茜草、何首乌、决明子、芦荟、番泻叶、虎杖等。

1. 常用的鉴别反应

(1) 碱液试验：供试品的提取物或升华物，加碱液（如氢氧化钠、碳酸钠或氢氧化铵）显橙色、红色至蓝色。试验时，可取供试品的硫酸水溶液，加乙醚振摇，分取醚层，加入氢氧化钠水溶液，振摇，水层显红色。

(2) 醋酸镁反应：供试品的提取物或升华物，加醋酸镁试液显黄橙色、橙红色、紫色或蓝紫色。试验时可将供试液滴于滤纸上，干燥后喷 0.5% 醋酸镁甲醇溶液，于 90℃ 加热 5min 即可显色。其颜色还可推断羟基的位置，如大黄酚、大黄素甲醚、芦荟大黄素、大黄酸等均显橙红色或粉红色；羟基茜草素显红紫色，茜草素则显蓝紫色。

(3) 微量升华：某些蒽醌类成分具有升华的性质，取少量供试品粉末进行微量升华，可见多种升华结晶，此结晶遇碱液溶解并显红色。

2. 应用实例

例 1. 大黄流浸膏

处方组成：大黄。

鉴别：取本品 1ml，加 1% 氢氧化钠溶液 10ml，煮沸，放冷，滤过。取滤液 2ml，加稀盐酸数滴使呈酸性，加乙醚 10ml，振摇，乙醚层显黄色，分取乙醚液，加氨试液 5ml，振摇，乙醚层仍显黄色，氨液层显持久的樱红色。

例 2. 新清宁片

处方组成：熟大黄。

鉴别：取本品，除去糖衣，研细，取粉末少量，进行微量升华，可见菱状针晶或羽状结晶，滴加氢氧化钠试液，结晶溶解，溶液显紫红色。

（三）黄酮类成分

黄酮类成分广泛存在于自然界中，在植物体内多与糖结合成苷，少数以游离形式存在。黄酮类成分的生理作用多种多样，如黄芩中的黄芩苷、菊花中的木犀草素具有抗菌消炎作用；槐花中的芦丁、槲皮素有降血压、降血脂等作用。中药制剂鉴别中常用的含黄酮类成分的药材有黄芩、菊花、金银花、陈皮、槐米、葛根、银杏、儿茶等。

1. 常用的鉴别反应

(1) 盐酸 – 镁粉反应：为检查制剂中是否含有黄酮类成分最常用的鉴别反应。可在供试品的甲醇或乙醇提取液中，加入少许镁粉，振摇，再加盐酸数滴，黄酮类成分多数显橙色至红紫色，少数显绿色或蓝色。

(2) 四氢硼钠反应：取供试品的甲醇溶液，加四氢硼钠及 1% 盐酸液，二氢黄酮类成分呈红色至紫红色。

(3) 金属盐类的络合反应：利用黄酮类成分可与铝盐、铅盐、镁盐等试剂反应生成有色络合物的性质，可用于黄酮类成分的定性鉴别。

如与三氯化铝或醋酸铝反应呈黄色，紫外光下，颜色更为明显；与醋酸铅或碱式醋酸铅反应，可生成黄色至红色沉淀；与醋酸镁反应，可在挥散溶剂的滤纸上，喷以 1% 的醋酸镁甲醇溶液，烘干后，观察点样处斑点的颜色，同时在紫外光下观察，依分子中羟基位置不同，斑点处会显黄色、橙黄色、褐色或天蓝色。

此外，黄酮类成分与锆盐－枸橼酸的甲醇溶液、氨性氯化锶的甲醇溶液、三氯化铁等试剂均有显色反应，可用于定性鉴别。

(4) 碱性试剂显色反应：在可见光及紫外光下，通过纸斑反应，观察供试液用碱性试剂处理后的颜色变化，对于鉴别黄酮类成分有一定意义。可将供试品的乙醇溶液，点加在滤纸上，干燥后，喷以碳酸钠水溶液或暴露于氨蒸气中，然后观察斑点在可见光或紫外光下的颜色。多数显亮黄色、黄绿色，少数显黄棕色、橙色、橙红色或蓝色。可根据显色的不同判断黄酮类成分的类型。

(5) 五氯化锑反应：在供试品的无水四氯化碳溶液中，加入五氯化锑的四氯化碳溶液，多呈黄色至橙色，少数生成红色或紫红色沉淀。

另外，黄酮类成分还可与钠汞齐、硝酸银的氨溶液等试剂产生显色反应。

2. 应用实例

例 1. 石淋通片

处方组成：广金钱草。

鉴别：取本品粉末 1g，加乙醇 10ml，温热 10min，滤过。取滤液 2ml，加镁粉少量与盐酸数滴，显红棕色。

例 2. 大山楂丸

处方组成：山楂、六神曲、麦芽。

鉴别：取本品 9g，切碎，加乙醇 40ml，置水浴上加热回流 10min，滤过，滤液蒸干，残渣加水 10ml，加热使溶解，加正丁醇 15ml 振摇提取，分取正丁醇提取液，蒸干，残渣加甲醇 5ml 使溶解，滤过。取滤液 1ml，加少量镁粉与盐酸 2～3 滴，加热 4～5min 后，即显橙红色（检山楂）。

(四) 皂苷

皂苷是一类比较复杂的苷类化合物，它的水溶液振摇后产生持久性肥皂样泡沫，且多数具有溶血特性。皂苷广泛存在于植物药中，中药中的皂苷多数是由多分子糖或糖醛酸与皂苷元组成。皂苷按其苷元结构分甾体皂苷与三萜皂苷两大类。目前，许多皂苷已证明为药理活性成分，如人参、黄芪中的皂苷有滋补强壮作用；柴胡中的柴胡皂苷有降胆固醇作用；甘草中含有的甘草甜素能增强肝脏的解毒能力等。中药制剂鉴别中常用的含皂苷类成分的药材有人参、柴胡、甘草、牛膝、桔梗、三七等。

1. 常用的鉴别反应

(1) 泡沫试验：取样品粉末，加水 10ml，煮沸 10min，滤过，滤液强烈振摇，产生持久性泡沫。

利用泡沫反应还可区分甾体皂苷与三萜皂苷。试验时，取二支试管，分别加入 0.1mol/L 盐酸及 0.1mol/L 氢氧化钠液 5ml，再各加 3 滴供试品水提液，振摇 1min，如两管形成泡沫持久相同，则供试品中含三萜皂苷；如碱液管的泡沫较酸液管持久时间长几倍，则供试品中含有甾体皂苷。

（2）醋酐－浓硫酸反应：供试品的氯仿提取液，滴加醋酐－浓硫酸试液，显红色，渐变紫色至蓝色，最终可变污绿色。一般甾体皂苷变化迅速，最终显绿色，三萜皂苷只能变为红色、紫色或蓝色。

（3）三氯醋酸反应：将供试液滴在滤纸上，滴加三氯醋酸试剂，加热至 60℃ 或 100℃，显红色渐变为紫色。加热至 60℃ 显色为甾体皂苷，加热至 100℃ 显色为三萜皂苷。

（4）氯仿－浓硫酸反应：在供试品的氯仿液中，加入浓硫酸后，氯仿层显红色或蓝色，硫酸层有绿色荧光出现。

（5）三氯化锑或五氯化锑反应：供试液加三氯化锑或五氯化锑的氯仿溶液，三萜皂苷显紫蓝色，甾体皂苷多呈黄色。

另外，香草醛－硫酸、香草醛－高氯酸、对二甲氨基苯甲醛等试剂也常作为皂苷的显色试剂。

2. 应用实例

例1. 通关散

处方组成：猪牙皂、鹅不食草、细辛。

鉴别：取本品 0.5g，加水适量，煮沸，滤过，滤液放冷，振摇，产生持久性蜂窝状泡沫（检猪牙皂）。

例2. 甘草浸膏

处方组成：甘草。

鉴别：

（1）取本品细粉约 1~2mg，置白瓷板上，加硫酸溶液（4→5）数滴，即显黄色，渐变为橙黄色至橙红色。

（2）取本品 1g，加水 10ml 搅拌使溶解，分为两等份。取 1 份置试管中，强力振摇，产生持久性的泡沫；在另 1 份中加稀硫酸，即生成大量沉淀，再加过量的氨试液，沉淀复溶解。

例3. 舒胸片

处方组成：三七、红花、川芎。

鉴别：取本品 3 片，除去糖衣，研细，加甲醇 5ml，置温水浴中温浸 5min，滤过，取滤液 1ml，置水浴上蒸干，残渣加醋酐 1ml 与硫酸 1~2 滴，即显红紫色，放置后，渐变为棕褐色（检三七）。

（五）挥发油

挥发油是存在于植物体中的一类具有挥发性，可随水蒸气蒸馏出来的油状液体的总称。主要由脂肪族、芳香族和萜类化合物以及它们的含氧衍生物组成。挥发油是中药中常见的有效成分，如细辛的挥发油具有镇咳、镇痛和利尿作用；紫苏、薄荷、砂仁中的挥发油具有驱风、止咳和健胃作用等。中药制剂鉴别中常用的含挥发油的药材有薄荷、冰片、白术、木香、小茴香、川芎、柴胡、当归、砂仁、白芷、菊花、肉桂、厚朴等。

由于挥发油的成分组成比较复杂，用一般化学反应法进行鉴别时，干扰因素较多，因此，多采用薄层色谱及气相色谱法进行挥发油的鉴定。但也有一些中药制剂采用显色反应鉴别挥发油，常用的显色剂有香草醛硫酸试液、高锰酸钾试液、异羟肟酸铁试液等。

例 1. 玉屏风口服液

处方组成：黄芪、防风、白术。

鉴别：取本品 10ml，置分液漏斗中，加乙醚 15ml，振摇 10min，分取醚层，滤过，挥干乙醚后，加 10％香草醛硫酸溶液，显紫红色（检白术）。

例 2. 柴胡口服液

处方组成：柴胡。

鉴别：取本品 10ml，置 250ml 烧瓶中，加水 50ml，加热蒸馏，收集馏出液 10ml，取馏出液 2ml，加品红亚硫酸试液 2 滴，摇匀，放置 5min，显玫瑰红色。

（六）汞盐

1. 常用的鉴别反应

（1）取供试品溶液，加氢氧化钠试液，即生成黄色沉淀。

（2）取供试品的中性溶液，加碘化钾试液，即生成猩红色沉淀，能在过量的碘化钾试液中溶解；再以氢氧化钠试液碱化，加铵盐即生成红棕色沉淀。

（3）取不含过量硝酸的供试品溶液，涂于光亮的铜箔表面，擦拭后即生成一层光亮似银的沉积物。

2. 应用实例

例 1. 万氏牛黄清心丸

处方组成：牛黄、朱砂、黄连、黄芩、栀子、郁金。

鉴别：取本品 3g，加水适量，研匀，反复洗去悬浮物，可得少量朱红色沉淀，取出，加入盐酸 1ml 及光洁铜片少量，加热煮沸，铜片由黄色变为银白色（检朱砂）。

例 2. 小儿惊风散

处方组成：全蝎、僵蚕、雄黄、朱砂、甘草。

鉴别：取本品 1g，加盐酸 - 硝酸（3:1）5ml，于水浴上加热使溶解，蒸干，加水 10ml 使溶解后，滤过。取滤液 2ml，加氯化亚锡试液数滴，即产生白色沉淀并迅速变为灰黑色。另取滤液 2ml，加碘化钾试液数滴，即产生猩红色沉淀，加入过量的碘化钾试液，沉淀复溶解（检朱砂）。

例 3. 九一散

处方组成：石膏、红粉。

鉴别：取本品 0.5g，加稀硝酸 10ml，振摇，滤过。取滤液 1ml，加碘化钾试液 1 滴，即产生猩红色沉淀，再加入过量的碘化钾试液，沉淀复溶解（检红粉）。

（七）钙盐

1. 常用的鉴别反应

（1）取铂丝，用盐酸湿润后，蘸取供试品，在无色火焰中燃烧，火焰即显砖红色。

（2）取供试品溶液（1→20），加甲基红指示液 2 滴，用氨试液中和，再滴加盐酸至恰呈酸性，加草酸铵试液，即生成白色沉淀；分离，沉淀不溶于醋酸，但可溶于盐酸。

2.应用实例

例1.龙牡壮骨颗粒

处方组成：党参、黄芪、麦冬、龟板、白术、山药、龙骨、牡蛎等。

鉴别：取本品3g，研细，加水15ml，加少量活性炭脱色，滤过，滤液调节pH使恰呈酸性，加草酸铵试液，即生成白色沉淀；分离，沉淀不溶于醋酸，但可溶于盐酸（检龙骨、牡蛎等）。

例2.黛蛤散

处方组成：青黛、蛤壳。

鉴别：取本品，加水10ml及稀盐酸10ml，搅匀，滤过，取滤液1ml，加甲基红指示液2滴，用氨试液中和，再滴加盐酸至恰呈酸性，加草酸铵试液1～2滴，即生成白色沉淀；分离，沉淀不溶于醋酸，但可溶于盐酸（检蛤壳）。

（八）钠盐

1.常用的鉴别反应

（1）取铂丝，用盐酸湿润后，蘸取供试品，在无色火焰中燃烧，火焰即显鲜黄色。

（2）取供试品的中性溶液，加醋酸氧铀锌试液，即生成黄色沉淀。

2.应用实例

例：防风通圣丸

处方组成：防风、荆芥穗、薄荷、麻黄、大黄、芒硝、栀子、滑石等。

鉴别：取本品约4g，研细，置坩埚中，炽灼至完全炭化，放冷，残渣加水5ml，搅拌，滤过。取滤液2ml，加氨试液至溶液呈中性后，加醋酸氧铀锌试液1ml，即生成黄色沉淀（检芒硝）。

（九）铁盐

1.常用的鉴别反应

（1）取供试品溶液，加亚铁氰化钾试液，生成深蓝色沉淀；分离，沉淀在稀盐酸中不溶，但加氢氧化钠试液，即生成棕色沉淀。

（2）供试品溶液，加硫氰酸铵试液，即显血红色。

2.应用实例

例1.七味铁屑丸

处方组成：铁屑、寒水石、土木香、木香、甘青青蓝、红花、五灵脂膏。

鉴别：取本品粉末0.5g，加水10ml，微温，滤过。取滤液2ml，加稀盐酸使成微酸性，加亚铁氰化钾试液5滴，放置，溶液显蓝绿色，再加氢氧化钠试液3滴，则蓝绿色消失（检铁屑）。

例2.耳聋左慈丸

处方组成：磁石、熟地黄、山茱萸、牡丹皮、山药、茯苓、泽泻、竹叶柴胡。

鉴别：取本品0.1g，加稀盐酸5ml，充分搅匀，加热煮沸2～3min，滤过，滤液显铁盐的鉴别反应（检磁石）。

（十）硫酸盐

1. 常用的鉴别反应

（1）取供试品溶液，加氯化钡试液，即生成白色沉淀；分离，沉淀在盐酸或硝酸中均不溶解。

（2）取供试品溶液，加醋酸铅试液，即生成白色沉淀；分离，沉淀在醋酸铵试液或氢氧化钠试液中溶解。

（3）取供试品溶液，加盐酸，不生成白色沉淀（与硫代硫酸盐区别）。

2. 应用实例

例1. 冰硼散

处方组成：冰片、硼砂、朱砂、玄明粉。

鉴别：取本品 0.5g，加水 3ml，振摇，加盐酸使成酸性后，滤过，取滤液加氯化钡试液 1~2 滴，即生成白色沉淀，分离后，沉淀在盐酸中不溶解（检玄明粉）。

例2. 安胃片

处方组成：延胡索、白矾、海螵蛸。

鉴别：取本品 2 片，研细，置小烧杯中，加水 10ml，充分搅拌，滤过，取滤液 2ml，加氯化钡试液 2 滴，即生成白色沉淀，在盐酸或硝酸中均不溶解（检白矾）。

（十一）中药制剂中其他成分的鉴别实例

1. 氨基酸

珍视明滴眼液的鉴别：取本品少量，点于滤纸片上，加茚三酮试液 1 滴，烘烤片刻，显紫红色（检珍珠层粉）。

2. 鞣质

老鹳草软膏的鉴别：取本品 5g，加乙醇 10ml，置水浴上搅拌使溶化，放冷，滤过，除去凝固的凡士林，取滤液 1ml，加三氯化铁试液 1~2 滴，即显深蓝色，放置后变蓝黑色（检老鹳草）。

3. 胆酸

灵宝护心丹的鉴别：取本品 50 丸，研细，加无水乙醇 6ml，继续研磨后，滤过，取滤液 1ml，加冰醋酸 5 滴、1%糠醛溶液 1ml 与硫酸 1ml，底层显淡红色，转为紫色，摇匀后变为灰蓝色（检牛黄）。

4. 砷盐

小儿惊风散的鉴别：取本品 0.2g，置坩埚中，加热至产生白烟，取玻片覆盖后，玻片上有白色冷凝物，将此玻片置烧杯中，加水 10ml，加热使溶解，取溶液 5ml，加饱和硫化氢试液数滴，即显黄色，加稀盐酸，产生黄色絮状沉淀，当加入碳酸铵试液后，沉淀复溶解（检雄黄）。

二、微量升华鉴别法

微量升华鉴别法是利用中药制剂中所含的某些化学成分，在一定温度下能升华的性质，获得升华物，根据升华物的理化性质进行鉴别的方法。微量升华试验，操作简便迅速，对含有升华性成分的中药制剂是一种实用的鉴别方法。

（一）操作方法

进行微量升华鉴别时，可取大小适宜的金属片，置具有直径 2cm 圆孔的石棉板上，金属片上放一高约 0.8cm，直径 1.5cm 的金属圈，对准石棉板的圆孔，圈内放置供试品粉末适量，铺成一均匀薄层，圈上覆盖载玻片，在石棉板圆孔下用酒精灯缓缓加热，至粉末开始变焦，载玻片上有升华物凝集时，去火待冷，将载玻片取下，反转后，即可进行鉴别试验。

在实际工作中，也可改用简化方法收集升华物，即在一载玻片上放适量供试品粉末，铺成一薄层，在载玻片两端各放一段支撑物（如火柴杆），其上方再盖一载玻片，用酒精灯加热升华。

获得升华物后，可在升华物上滴加化学试剂，观察产生的颜色变化；在显微镜下观察升华物的结晶形状、颜色及化学反应；在紫外光灯下观察升华物的荧光或滴加化学试剂后荧光的变化；也可以直接在供试品上方悬挂浸有试液的滤纸条，加热供试品，滤纸条遇到升华物后，即产生颜色变化等。

（二）应用实例

例1. 牛黄解毒片

处方组成：牛黄、雄黄、石膏、大黄、黄芩、桔梗、冰片、甘草。

鉴别：取本品 1 片，研细，进行微量升华，所得的白色升华物，加新配制的 1% 香草醛硫酸溶液 1~2 滴，液滴边缘渐显玫瑰红色（检冰片）。

例2. 大黄流浸膏

处方组成：大黄。

鉴别：取本品 1ml，置瓷坩埚中，在水浴上蒸干后，坩埚上覆以载玻片，置石棉网上直火徐徐加热，至载玻片上呈现升华物后，取下载玻片，放冷，置显微镜下观察，有菱形针状、羽状和不规则晶体，滴加氢氧化钠试液，结晶溶解，溶液显紫红色。

三、荧光分析鉴别法

荧光分析鉴别法是利用中药制剂中所含的某些化学成分，在紫外光或可见光下能产生一定颜色的荧光，或经试剂处理后能产生荧光的性质进行鉴别的方法。

（一）操作方法

直接取供试液点在滤纸、试纸上或放入烧杯中，置可见光或紫外光灯下观察荧光，如秦皮水浸液在可见光下显蓝色荧光；黄连饮片断面在紫外光灯下显金黄色荧光；浙贝母粉末在紫外光灯下显亮淡绿色荧光等。

某些药材或中药制剂浸出液本身不产生荧光，但加酸、碱或经其他化学方法处理后，能产生荧光，如芦荟溶液与硼砂共热，即产生黄绿色荧光；羌活酸性乙醚提取液无荧光，碱性乙醚提取液有荧光；枳壳乙醇提取液滴于滤纸上无荧光，喷 0.5% 醋酸镁甲醇溶液，烘干后显淡蓝色荧光。含锌、硼、铅等元素的矿物药与某些有机试剂作用后，也能产生荧光。

试验时，一般将供试品置于紫外光灯下约 10cm 处观察所产生的荧光。观察荧光的紫外光波长一般为 365nm，如用 254～265nm 波长观察荧光，应加以说明。

（二）应用实例

例 1. 青叶胆片

处方组成：青叶胆。

鉴别：取本品 4 片，除去糖衣，研细，加甲醇 20ml，加热回流 30min，滤过。取滤液 1 滴，点于滤纸上，烘干，加三氯化铝试液 1 滴，待干后，置紫外光灯（365nm）下观察，显绿黄色荧光。

例 2. 安胃片

处方组成：延胡索、白矾、海螵蛸。

鉴别：取本品 5 片，研细，置烧瓶中，加乙醇 20ml，在水浴上加热回流 10～15 min，放冷，滤过。滤液点于滤纸上，晾干，置紫外光灯（365nm）下观察，显黄绿色荧光（检延胡索）。

例 3. 板蓝根颗粒

处方组成：板蓝根。

鉴别：取本品 0.5g（含糖型）或 0.3g（无糖型），加水 5ml 使溶解，静置，取上清液点于滤纸上，晾干，置紫外光灯（365nm）下观察，斑点显蓝紫色荧光。

四、显微化学鉴别法

显微化学鉴别法是利用显微镜观察中药制剂中某些化学成分在滴加某些试剂后产生结晶、气泡或颜色变化的鉴别方法。此法简单、灵敏，能观察到肉眼看不到的理化反应现象。

（一）操作方法

1. 将供试品粉末置于载玻片上，滴加某些化学试剂，盖上盖玻片，在显微镜下观察产生的沉淀、结晶或特殊的颜色等，如黄连粉末加乙醇及 30% 硝酸，镜检有黄色针簇状结晶生成；肉桂粉末加氯仿稍浸渍，速加 2% 盐酸苯肼，镜检有黄色针状或杆状结晶。

细胞壁及细胞内含物与某些试液的颜色反应亦属显微化学鉴别反应，如将含菊糖的药材粉末，置载玻片上，加 10%α－萘酚试液 1 滴，再加浓硫酸 2～3 滴，迅速盖片观察，菊糖被染成紫红色，并迅速崩解，溶液亦呈紫红色；含粘液细胞的药材粉末，加墨汁试液 1～2 滴，盖片观察，粘液呈无色透明状，而其他细胞及细胞内含物均显黑色。亦可加钌红试液，粘液被染成红色。

2. 将供试品粉末加适当溶剂浸提成分，用吸管吸取浸出液，滴于载玻片上，再滴加相关试液，加盖玻片，在显微镜下观察其特征。例如，槟榔酸性水提液，遇碘化铋钾试液，镜检，可见石榴红色球形或方形结晶；丁香粉末氯仿浸出液，加 3% 氢氧化钠的氯化钠饱和液，镜检，即有簇状细针形丁香酚钠结晶产生。

（二）应用实例

例 1. 安宫牛黄丸

处方组成：牛黄、水牛角浓缩粉、麝香、珍珠、朱砂、雄黄、冰片、黄连等。

鉴别：取本品，置显微镜下观察：有不规则细小碎块半透明，具彩虹样光泽。碎块表面有的可见浅弧状纹理，遇稀盐酸迅速产生气泡（检珍珠）。

例2.七厘散

处方组成：血竭、乳香、没药、红花、儿茶、冰片、麝香、朱砂。

鉴别：取本品，置显微镜下观察：不规则团块由无色油滴和小颗粒聚集而成，加苏丹Ⅲ试液，油滴呈红色。不规则碎块浅黄色，碎块洞穴中含有微黄色油滴，加苏丹Ⅲ试液，油滴呈红色（检乳香与没药）。

例3.痧药

处方组成：丁香、苍术、天麻、麻黄、大黄、甘草、冰片、麝香等。

鉴别：取本品，置显微镜下观察，有糊化多糖类物的组织碎片，加碘试液呈棕色或淡棕紫色（检天麻）。

五、分光光度鉴别法

分光光度法是利用接近于单色光的入射光照射供试品，通过测定供试品成分在规定溶剂中的吸收峰、谷的波长和一定浓度溶液的吸收度，对药品进行定性鉴别和定量分析的方法。目前用于中药制剂的鉴别，主要是紫外-可见分光光度法。

紫外光区可分为近紫外（200~400nm）和远紫外（4~200nm）两个区段。在中药材及中药制剂化学成分的分析中，近紫外光区最为常用，主要利用吸收光谱中的最大吸收波长、最小吸收波长、肩峰、吸收系数、吸收度的比值等进行鉴别。特别是最大吸收波长及吸收系数是鉴定物质的常用物理常数。具体的定性鉴别方法有以下三种。

（一）对比吸收光谱特征数据

最常用的光谱特征数据是吸收峰所在的波长（λ_{max}）。若有几个吸收峰，并存在谷和肩峰，应同时作为鉴别的依据，这样更能显示光谱特征的全面性。

例：木香槟榔丸

处方组成：木香、槟榔、枳壳、陈皮、青皮、黄柏、大黄、香附、三棱、莪术、黄连等。

鉴别：取本品粉末4g，置蒸馏瓶中，加水10ml，使样品湿润后，水蒸气蒸馏，收集馏液约100ml，照紫外分光光度法测定，在253nm的波长处有最大吸收。

（二）对比吸收光谱的一致性

同种化合物的吸收光谱应完全一致。在鉴别时，供试品和标准品以相同浓度配制在相同溶剂中，分别测定吸收光谱，比较光谱图是否一致。如果没有标准品，也可以与现成的标准光谱图比较。

例：某中药粉末约0.4g，从显微特征观察，推测可能是草乌粉末。经分别取等量对照品草乌粉末与待检粉末，以热乙醇浸渍，滤过，配制成2mg/ml的乙醇溶液，进行紫外光谱测定，结果显示检品与标准品的最大吸收峰均为230nm、275nm，且光谱形状完全一致，从而证实检品为草乌粉末。

（三）对比吸收度比值的一致性

有的物质吸收峰较多，通常以在几个吸收峰处吸收度或吸收系数的比值作为鉴定依据。如果被鉴定的物质，吸收波长相同，峰处吸收度或吸收系数的比值在规定范围内，则可考虑与标准品的分子结构基本相同。

由于中药制剂所含成分比单味药材更为复杂，极易造成各种成分吸收图谱的叠加和干扰，因此在测定前，必须根据待测成分的化学性质、剂型特点和干扰情况，用适宜的溶剂和方法对供试品进行提取分离，如冷浸法、回流法、水蒸气蒸馏法、萃取法和柱色谱法等，以得到净化的供试液，然后通过测定吸收光谱进行鉴别。

近年来研究认为，某些中药或中药制剂经适当处理后所得紫外吸收光谱是由各组分的特征吸收叠加而成的。若将其视为一个特定的整体，在一定的条件下，如选定的溶剂、提取和净化的方法、用溶剂梯次提取的程序等相同，只要各药味及其成分的质和量基本一致，则其紫外吸收光谱也应与对照物（如对照药材或标准制剂）或对照光谱一致，具有重现性，可用于定性鉴别，或作为内控指标。

六、薄层色谱鉴别法

薄层色谱鉴别法是将吸附剂或支持剂均匀涂铺于光洁的玻璃板、塑料板或铝基片表面形成均匀薄层，然后将供试品和对照品点在同一薄层板上，选用适宜的展开剂展开，经显色或用其他方法检出色谱斑点后，对供试品与对照品的色谱图进行对比并做出判断的方法。薄层色谱鉴别法具有简便、快速、准确、直观性强等特点，因而广泛应用于中药材和中药制剂的鉴别及杂质检查。

由于中药制剂所含成分复杂，要想得到斑点清晰圆整、分离度和重现性良好的薄层色谱图，就必须对制剂进行科学的提取分离，同时又要选择合理的薄层色谱条件。只有这样，才能得到准确的分析结果。

（一）供试品溶液的制备

薄层色谱虽然有分离和分析的双重功能，但分离能力有限。当样品中所含成分复杂或待测成分含量相对较少时，展开后色谱上的斑点常会重叠而难以辨认。因此，必须对制剂进行适当地提取、分离和纯化，以便除去干扰物质，提高待测成分浓度，得到清晰的色谱图。

供试品提取的方法很多，除常规的冷浸、渗漉、加热回流、索氏提取外，还可使用超声波震荡器、升华装置或挥发油提取器等。对提取液的进一步分离纯化，可使用萃取法、蒸馏法、升华法、离子交换法和柱色谱法等。

例如：国公酒的处方药味较多，所含成分复杂，不作预处理，单靠薄层色谱，很难获得满意的结果。药典对国公酒中佛手、陈皮、牛膝、枳实的薄层鉴别，采用不同极性的溶剂分步逐级提取，从供试品中分步制备各药材鉴别用的供试液。即供试品先蒸去乙醇，加水后用乙醚提取，提取液用作鉴别佛手；水层继续以醋酸乙酯提取，提取液用作鉴别橙皮苷；余下的水层再以正丁醇提取，用作鉴别齐墩果酸；最后，水层再经732型氢型阳离子交换树脂处理后，用作鉴别辛弗林。

（二）薄层板的制备

1. 玻板：制板用的玻璃板应表面光滑、平整光洁，不得有油污，洗后不挂水珠。玻璃板大小，可根据实际需要而定，一般有 10cm×10cm、10cm×15cm、10cm×20cm 或 20cm×20cm 等规格。

2. 吸附剂或载体：最常用的有硅胶 G、硅胶 GF_{254}、硅胶 H、硅胶 HF_{254}，其次有硅藻土、硅藻土 G、氧化铝、氧化铝 G 等。一般要求其颗粒直径为 $10 \sim 40 \mu m$。薄层涂布，除另有规定外，一般可分无粘合剂和含粘合剂两种。前者系将吸附剂或载体直接涂布于玻璃板上；后者系在吸附剂或载体中加入一定量的粘合剂，一般常用 10%～15% 煅石膏（在 140℃烘 4h），混匀后加水适量使用，也可用 0.2%～0.5% 的羧甲基纤维素钠水溶液适量调成糊状，均匀涂布于玻璃板上。亦可加入荧光剂或缓冲液等。

3. 制备方法：除另有规定外，一般采用湿法铺制，即用吸附剂 1 份和水 3 份在研钵中向同一方向研磨混合，去除表面的气泡后，倒入涂布器中，在玻板上平稳地移动涂布器进行涂布（厚度为 0.25～0.5mm），将涂好薄层的玻板，于室温下，置水平台上晾干，再于 110℃烘 30min，冷却后立即使用或置干燥箱中备用。所制薄层板在反射光及透射光下检视，表面应均匀、平整，无麻点，无气泡，无破损及污染。

（三）对照品的选择

采用薄层色谱法鉴别中药制剂时，需使用对照品进行斑点位置的比较。作薄层鉴别用的对照品有化学成分的单体和对照药材两种。供薄层鉴别用的对照品，应按国家标准进行来源确证和纯度考查，任何其他单位和个人提纯的化学物质单体，只能作为参考物，而不能作为鉴别的依据。

在进行薄层鉴别时，大多选用一至数种对照品，按供试品溶液的制备方法，制成对照品溶液，取用量可参照供试品处方量。将供试品溶液和对照品溶液，在同一块薄层板上分别点样，在相同的条件下展开并显色后，比较供试品与对照品的色谱图。

1. 对照药材：一般情况下，选用一种对照品已能满足中药制剂薄层鉴别的需要，但有时需将化学成分单体和对照药材联合使用才能确定制剂中投料的真实性。如黄连、黄柏中都含有小檗碱，鉴别含黄连的制剂时，如果只用小檗碱作对照物，就不能确定投料的药材一定是黄连；如果在设小檗碱对照品的同时，增设黄连对照药材，按规定的条件展开，由于黄连、黄柏的色谱不尽相同，比较供试品、对照品和对照药材三者的色谱，则可检定投料的真实情况。又如含人参药粉的制剂，用煎煮后的人参投料，或加有人参茎叶中提取得到的皂苷，此时用显微鉴别或仅设化学对照的薄层鉴别就难以识别。若同时联用人参对照药材作对照物，即可提高鉴别的准确性。但需注意，对药典中收载的多品种来源的药材，如大黄、甘草等，由于不同品种植物的薄层色谱间可能有差异，因此在鉴别时使用的对照药材与制剂投料的药材应为同一品种，以免造成误判。

2. 阳性或阴性对照溶液：薄层色谱法用作中药制剂鉴别的另一类对照品是阳性或阴性对照溶液。阳性对照溶液的制备是取制剂处方中欲鉴定的某单味原药材，按制剂的制法处理后，再用与制备供试品溶液相同的比例、方法和条件制成溶液，作为阳性对照溶液。阴性对照溶液的制备是将制剂处方中减去欲鉴定药味后的其他所有药材，按制剂方法处理后，再用制备供试品溶液相同的比例、方法和条件制成溶液，作为阴性对照溶液。通过比较供试品溶液、阳性对照溶液和阴性对照溶液三者在选定的同一种或几种色谱条件下所获得的色谱图，找到该制剂中欲鉴定药味的特征斑点，可以确定供试品中欲鉴定的药味是否存在，还可以了解选用的色谱条件下是否存在干扰。当制剂中所含成分不完全清楚、特征成分未知、相互可能存在干扰且无对照物的情形下，采用阴性或阳性对照溶液具有较大的实用价值。

（四）展开剂的选择

由于中药材或中药制剂中所含成分种类较多，而在一块薄层板上所能容纳的、且能被完全分开的斑点数目毕竟有限，因此必须合理地选择展开剂。选择展开剂应首先考虑吸附剂、被分离物质的性质和展开剂的极性三者之间的关系，选用能突出特征性斑点且便于分析比较的展开剂。在选择时，应首先选用药品标准中收载的展开剂，或已有的且比较成熟的展开剂。在实际工作中往往遇到单用一种展开剂分离效果达不到要求的情形，这时可选用由两种或两种以上的溶剂按一定比例组成的复合溶剂系统进行展开。在摸索新的复合溶剂系统时，一般先试用单一的极性较低溶剂，再更换极性较大的溶剂，然后把这两种或两种以上溶剂混合，并不断改变其组成比例，直至达到满意的分离效果。复合溶剂系统中每种溶剂在展开剂中所起的作用各不相同，其中占比例较大的溶剂起溶解物质和基本分离作用，其极性一般相对较小；占比例较小的溶剂，其极性较大，有较强的洗脱力，但不能提高分辨率；适量中等极性的溶剂，有利于不相溶解的溶剂混合，并可降低展开剂的粘度，提高展开速度；展开剂中加入少量酸或碱可抑制某些斑点的拖尾，有利于弱酸、弱碱性物质的分离。在研究新的展开剂时，应至少试用两种不相关的溶剂系统，使待测成分用这两种溶剂系统展开后都能被检出，而且与对照品表现一致，这样的结果才有参考价值。否则因药材或制剂中所含成分结构相近，在某一溶剂系统中展开后，可能出现斑点重叠，从而导致错误的结论。

有时，单用一种溶剂系统分离效果不理想，可采用两种不同溶剂系统进行二次展开。如舒肝丸和香附丸等丸剂中陈皮的鉴别，即把供试品溶液和对照品溶液先分别点于同一用1%氢氧化钠溶液制备的硅胶 G 薄层板上，以醋酸乙酯－甲醇－水（100∶17∶13）为展开剂，展开，展距约3cm，取出，晾干；再以甲苯－醋酸乙酯－甲酸－水（20∶10∶1∶1）的上层溶液为展开剂，展开，展距8cm，取出晾干后显色观察。

用作展开剂的各种溶剂，其各项理化指标均应符合国家药品标准的有关规定。必要时，应在使用前进行重蒸馏或用其他方法纯化处理。

（五）操作步骤

1. 点样

（1）样品溶液：溶解供试品和对照品的溶剂，对点样非常重要。一般多用挥发性有机溶剂，最好用与展开剂极性相似的溶剂。尽量避免以水为溶剂，因为水溶液点样时，水不易挥发，易使斑点扩散。

（2）点样量器：点样量器多采用微升毛细管或微量注射器。点样不同溶液必须重新更换点样量器。

（3）点样量：点样量的多少与薄层的性能及显色剂的灵敏度有关。一般分析用的薄层，点样量为几至几十微克。点样量的多少对分离效果有很大影响。点样量太少，展开后斑点模糊，甚至看不到斑点。点样量太多，展开后往往出现斑点过大或拖尾等现象，甚至不能实现完全分离。

（4）点样方法：点样时必须小心操作。用点样量器吸取一定量的供试液，轻轻点触在薄层的起始线，起始线约距薄层底边 1.0~1.5cm，点间距离可视斑点扩散情况，以不影响检出为宜（可用铅笔事先作好记号，注意勿损伤薄层表面）。如果溶液较稀，可分次点完，每点一次，应待溶剂挥干后再点，连续点样，易使原点扩散。点样后所形成的原点面积越小越好，一般原点直径以不超过 2~3mm 为宜。

2. 展开

（1）展开装置：薄层色谱所用的展开槽多为长方形展开槽、直立形的单槽层析缸或双槽层析缸。

（2）展开方式：①上行展开：将点好样的薄层板放入盛有展开剂的直立形层析槽中，斜靠于层析槽的一边壁上，展开剂沿薄层下端借毛细管作用缓慢上升。待展开距离达 10~15cm 时，取出薄层板，在前沿作上记号，待溶剂挥干后显色。这种展开方式适合于含粘合剂的硬板的展开，是目前薄层色谱法中最常用的一种展开方式。②多次展开：取经展开一次后的薄层板挥干溶剂，再用同一种展开剂或者改用一种新的展开剂按同样的方法进行第二次、第三次展开，以达到增加分离度的目的。③双向展开：经第一次展开后，取出，挥去溶剂，将薄层板转 90°角，再改用另一种展开剂展开。双向展开所用的薄层板规格一般为 20cm×20cm。这种方法常用于成分较多，性质比较接近的难分离物质的分离。

（3）展开操作应注意的几个问题：

①展开槽必须密闭良好：为使展开槽内展开剂蒸气饱和并维持不变，应检查玻璃槽口与盖的边缘磨砂处是否严实。否则，应涂抹甘油淀粉糊（展开剂为脂溶性时）或凡士林（展开剂为水溶性时），使其密闭。

②注意防止边缘效应：产生边缘效应现象的主要原因是由于展开槽内溶剂蒸气未达饱和，造成展开剂的蒸发速度在薄层板两边与中间部分不等。展开剂中极性较弱和沸点较低的溶剂在边缘挥发得快些，致使边缘部分的展开剂中极性溶剂比例增大，故 R_f 值相对变大。因此，在展开前，通常将点好样的薄层板置于盛有展开剂的展开槽内饱和约 15min（此时薄层板不浸入展开剂内）。待展开槽内的空间以及内面的薄层板被展开剂蒸气完全饱和后，再将薄层板浸入展开剂中展开。

③注意展开过程中的恒温恒湿：温度的变化会影响物质在两相间的溶解度和溶剂的挥发性，致使展开剂的组成改变，从而影响物质的 R_f 值和分离效果。空气中湿度的变化也会影响分离效果。这是因为水与吸附剂（尤其是经活化后的硅胶）之间存在着很强的亲合力，而薄层板吸附水分后，即使极微量的水分也会降低吸附剂的活性而影响分离效果。

3. 斑点定位：展开后，若为有色化合物，可在自然光下直接观察；若为无色化合物，则可用紫外光灯观察荧光斑点或用专属性显色剂喷雾显色；若使用的是硅胶 GF_{254} 薄层板，可在紫外光灯（254nm）下观察暗斑进行鉴别。

（六）薄层色谱的扫描定性鉴别

展开后的薄层色谱，也可在适宜条件下，使用薄层扫描仪绘成薄层扫描图谱供定性鉴别用。即以各斑点在薄层板上的位置为横坐标，以斑点对光的吸收强度或发射荧光的强度为纵坐标，将各色斑转换成峰形曲线图谱。经对照比较所得供试品、对照品、阳性对照或阴性对照等各溶液所得扫描图谱中各峰的有无、相对位置和峰高，可以得到可供鉴别的信息和依据。

此外，目前已利用薄层扫描仪－计算机联用技术绘制供试品提取液的三维光谱－薄层色谱图，用于中药制剂的鉴别。

（七）中药制剂中各类成分的薄层色谱条件

1. 生物碱：含生物碱的中药制剂，首先应考虑用适当的溶剂提取生物碱，提取液经浓缩后直接或经过必要的净化后，点在薄层板上，展开后喷洒生物碱显色剂，或根据生物碱的特性，选择特异的颜色反应或荧光，并与纯品对照、标准药材对照或阴性对照后确定。为了得到满意的分离、检识效果，应根据生物碱的极性大小，选择合适的吸附剂和展开剂。当用硅胶作为吸附剂时，应设法克服硅胶酸性的影响。一般可用加碱的方法，如铺板时，加入一定量的氢氧化钠等碱性物质；使用碱性溶剂系统，如展开剂中含有二乙胺或氨水等；也可在展开前将层析槽用浓氨溶液或氨水浸湿的滤纸条预平衡一定时间。

展开剂多以苯或氯仿为基本组成，再根据被分离组分的亲脂性强弱，配以适量的环己烷、醋酸乙酯、甲醇等加以调整。如川贝母中生物碱，可点样于硅胶 G 加 2% 氢氧化钠液的薄层板上，以氯仿－醋酸乙酯－甲醇－水（40∶40∶15∶10）在 10℃ 以下放置后的下层溶液为展开剂；黄连、黄柏中的生物碱，可以苯－醋酸乙酯－甲醇－异丙醇－浓氨试液（12∶6∶3∶3∶1）为展开剂，并在层析槽中加入等体积的浓氨试液预平衡 15min 后展开。

生物碱展开后的检识，除生物碱本身有颜色或荧光可供观察外，也可喷以生物碱显色试剂如改良碘化铋钾等。

2. 黄酮类成分：一般采用吸附薄层，常用的吸附剂有硅胶与聚酰胺，也可用纤维素、硅酸镁、氧化镁等。实践证明，硅胶色谱分离弱极性化合物较好，聚酰胺色谱分离含游离酚羟基的黄酮及其苷颇为理想。展开后的检识可采用在紫外光下观察荧光和喷显色剂相配合的方法。

硅胶薄层色谱常用的溶剂系统有：甲苯－甲酸乙酯－甲酸（5∶4∶1）或苯－甲醇（95∶5），分离黄酮苷元；苯－甲醇－醋酸（35∶5∶5），分离黄酮苷；氯仿－甲醇（8∶2），分离黄酮苷元及其苷；甲苯－甲酸乙酯－甲酸（5∶4∶1），分离双黄酮类成分。溶剂系统中各组分的配比可根据薄层色谱的需要加以调整。

聚酰胺薄层色谱常用的展开剂中大多含醇、酸、水。常用的溶剂系统有：甲醇－水（8∶2），分离黄酮苷元及其苷；乙醇－水－乙酰丙酮（2∶4∶1），水－乙醇－丁酮－乙酰丙酮（13∶3∶3∶1），苯－丁酮－甲醇（6∶2∶2），分离黄酮苷元；水－乙醇－丁酮－乙酰丙酮（13∶3∶3∶3），甲酸－甲醇－醋酸乙酯（1∶1∶8），醋酸－水（1∶2），分离黄酮苷。

3. 蒽醌类成分：吸附剂多用硅胶，展开剂为多种溶剂的混合系统，多含水或甲醇。不含水或甲醇的展开剂则适于鉴别蒽醌类的苷元。醋酸乙酯－甲醇－水（100∶16.5∶13.5 或相近的配比）是用途最广的展开剂，适于分离蒽醌苷元和蒽醌苷；正丙醇－醋酸乙酯－水（4:4:3）和异丙醇－醋酸乙酯－水（9:9:4）适于分离番泻苷和二蒽酮苷。

显色方法主要有喷碱性试剂或醋酸镁甲醇液、氨气熏及在紫外灯下观察荧光，亦可在可见光下直接观察色斑。

4.皂苷：吸附剂常用硅胶、氧化铝以及特殊需要的硅藻土。因皂苷的极性较大，一般用分配薄层效果较好。亲水性强的皂苷通常要求硅胶的吸附活性应弱些，展开剂的极性要大些，才能得到较好的分离效果。常用的溶剂系统有：氯仿－甲醇－水（13:7:2，下层）、水饱和的正丁醇－醋酸乙酯－水（4:1:5）、醋酸乙酯－吡啶－水（3:1:3）、氯仿－甲醇（7:3）、正丁醇－醋酸－水（4:1:5，上层）、氯仿－乙醇（95:5）、氯仿－丙酮（3:1）等。

皂苷元的极性较小，用吸附薄层或分配薄层均可，如以硅胶为吸附剂，展开剂的亲脂性应较强，才能适应皂苷元的强亲脂性。所用的溶剂系统常以苯、氯仿、环己烷、异丙醚等为主要组分，再加以少量其他极性溶剂。常用的溶剂系统有环己烷－醋酸乙酯（1:1）、苯－醋酸乙酯（1:1）、氯仿－醋酸乙酯（1:1）、氯仿－丙酮（19:1）、苯－丙酮（1:1）、氯仿－乙醚（1:1）、苯－乙醇（17:3）等。

皂苷常用的显色剂有三氯醋酸、氯磺酸－醋酸、浓硫酸或50%及20%硫酸、三氯化锑、磷钼酸、浓硫酸－醋酸酐等。应根据情况加以选用，并注意避免其他成分的干扰。

5.挥发油：挥发油的组成较为复杂，其中的各类成分极性差别较大，大体的顺序是：酸＞醇，酚＞醛，酮＞酯＞醚＞萜烃。

吸附剂最常用的是硅胶G，其次是氧化铝。展开剂最常用的是正己烷和石油醚，适于极性较小的单萜烃和倍半萜烃的分离；若使用极性略大的展开剂如石油醚－醋酸乙酯（95:5；90:10或85:15），则极性较大的含氧衍生物可被分离，而单萜烃、倍半萜烃等可能被推至溶剂前沿。因此，应根据被鉴别成分的极性适当调整，或用两种溶剂系统单向二次展开。其他溶剂如苯、氯仿、四氯化碳和乙醚等也可单独或混合使用。

显色剂有茴香醛－浓硫酸试剂、2%高锰酸钾水溶液、对二甲氨基苯甲醛试剂、异羟肟酸铁试剂、2，4－二硝基苯肼试剂和三氯化铁试剂等，可根据所含成分的类别加以选择。

6.其他类成分

（1）胆酸类成分：名贵中药材牛黄、熊胆均含有胆酸类成分。在进行薄层色谱鉴别时，牛黄可以胆酸、去氧胆酸为对照品；熊胆可以熊去氧胆酸、胆酸、去氧胆酸、鹅去氧胆酸为对照品，并同时使用猪去氧胆酸与熊去氧胆酸作对照比较（R_f值接近）。由于熊胆中所含胆酸类多与牛磺酸、甘氨酸以结合形式存在，因此，样品应先经碱性水解，使熊去氧胆酸等游离。

鉴别胆酸类成分多用硅胶G薄层板。展开剂可用异辛烷－醋酸乙酯－冰醋酸（15:7:5），并在相对较低的湿度下展开。喷硫酸乙醇溶液后在紫外光灯下检视。如牛黄降压丸、牛黄清心丸等制剂中牛黄的鉴别，万应锭中熊胆的鉴别。

（2）芍药苷：鉴别芍药苷多用硅胶G薄层板，以氯仿－醋酸乙酯－甲醇－甲酸（40:5:10:0.2）为展开剂，喷以5%香草醛硫酸溶液显蓝紫色。如八珍益母丸、十全大补丸、乌鸡白凤丸等制剂中白芍、赤芍的鉴别。

（3）牡丹酚：多用硅胶G薄层板，以环己烷－醋酸乙酯（3:1）为展开剂，喷以酸性的三氯化铁乙醇溶液显色。如六味地黄丸、知柏地黄丸、桂附地黄丸等制剂中牡丹皮的鉴别。

（4）厚朴酚与和厚朴酚：属木脂素类，是厚朴的主要有效成分。多用以 1% 氢氧化钠制备的硅胶 GF_{254} 薄层板，展开前将薄层板置相对湿度大于 80% 的环境中放置 15min，迅速以苯－醋酸乙酯（9:1.5）为展开剂展开，在紫外光灯下检视，或用 5% 香草醛硫酸试液显色。如开胸顺气丸、柴胡舒肝丸等制剂中厚朴的鉴别。

（5）绿原酸：是常用中药金银花所含的主要成分。多用 CMCNa－硅胶 G 薄层板，以醋酸丁酯－甲酸－水（7:2.5:2.5）的上层溶液为展开剂，在紫外光灯（365nm）下检视。如抗感颗粒、清热解毒口服液等的鉴别。

（八）应用实例

例：蛤蚧定喘丸中黄酮类成分的鉴别

处方组成：蛤蚧、麻黄、黄芩、百合、苦杏仁等。

鉴别：取本品 3g，切碎，加硅藻土 1.5g，研匀，加 50% 甲醇 15ml，超声处理 20min，滤过，滤液蒸干，残留物加甲醇 5ml 使溶解，作为供试品溶液。另取黄芩苷对照品，加甲醇制成每 1ml 含 1mg 的溶液，作为对照品溶液。照薄层色谱法试验，吸取上述两种溶液各 4μl，分别点于同一硅胶 GF_{254} 薄层板上，以醋酸乙酯－丁酮－醋酸－水（10:7:5:3）的上层溶液为展开剂，展开，取出，晾干，置紫外光灯（254nm）下检视。供试品色谱中，在与对照品色谱相应的位置上，显相同颜色的斑点；喷以 5% 盐酸酸性三氯化铁乙醇溶液，相应的斑点显灰褐色。

七、纸色谱鉴别法

纸色谱法系以滤纸为载体，以滤纸上所含水分或其他溶剂为固定相，用适宜的展开剂进行展开的分配色谱。纸色谱的定性方法与薄层色谱相同，即点样并展开后，用 R_f 值表示其各组成成分的相对位置。但由于影响 R_f 值的因素较多，因而一般采用在相同实验条件下与对照物质对比以确定其异同。在中药制剂鉴别时，供试品在色谱中所显示斑点的颜色（或荧光）与位置，应与对照品在色谱中所显示的斑点相同。

（一）色谱滤纸的选择

1. 对色谱滤纸的要求

（1）纸质纯、杂质含量少，无明显的荧光斑点。

（2）滤纸应质地均匀，平整无折痕，边缘整齐，有一定的机械强度。

2. 对滤纸型号的选择

对滤纸型号的选择应结合分离对象、分离目的和展开剂的性质综合考虑。用于定性鉴别，宜选用薄型滤纸，用于定量分析或制备，宜选用厚型滤纸；供试液中各组分 R_f 值相差较大时，宜选用快速或中速滤纸，R_f 值相差较小时，宜选用慢速滤纸；展开剂粘度大，如正丁醇，移动较慢，可选用薄型快速滤纸，如果展开剂是以氯仿、石油醚为主的溶剂系统，则应选用中、慢速滤纸。

常用的滤纸有新华色谱滤纸、Whatman1 号。取用滤纸时应避免污染，操作时应戴手套或手指下垫上小块滤纸，并保持台面的整洁。将滤纸沿纤维长丝方向裁成一定宽度的长条，备用。

3. 色谱纸的处理

某些化学成分，如生物碱，它的游离碱形式或成盐形式在水和有机溶剂中的分配系数相差很大，因此，必须用 pH 缓冲液处理，使 pH 恒定才能得到较好的分离效果。恒定 pH 的方法，一种是在展开溶剂中加入一定比例的酸碱；另一种是将滤纸用一定 pH 缓冲液处理，然后在中性溶剂中展开。缓冲液可采用柠檬酸 – 磷酸氢二钠系统（也可用其他适宜的 pH 缓冲液系统），一般可将色谱纸于缓冲液中浸湿（或者均匀喷洒），再用普通滤纸吸去表面多余的液体，即可使用。

某些中等极性的成分用甲酰胺、二甲基甲酰胺、丙二醇等作固定相分离效果较好，其处理方法是：先将甲酰胺配制成 30％甲酰胺丙酮溶液，然后将点样后的色谱纸在上述溶液中均匀浸湿，待丙酮挥散后，再用普通滤纸吸去表面多余的甲酰胺，即可应用。也可先用甲酰胺丙酮溶液处理色谱纸，然后点加样品。

（二）点样方法

可用微量注射器或定量毛细管，分次点样，待干燥后再续加。样点应为圆形，直径 2～4mm，各样点直径一致，点间距 2.0～2.5cm。有时也可按需要将样点点为条状，以改善分离度。

（三）展开剂的选择

展开剂的亲脂亲水性应与供试液中的待测成分相适应。常用的展开剂是水饱和的正丁醇、正戊醇、酚等。有时为防止弱酸、弱碱的离解，可加入少量醋酸、吡啶等。有时为使展开剂的极性增大，以改善分离效果，可加入少量甲醇或乙醇等。必须注意的是，展开剂应预先用水饱和，否则，展开过程中，会吸收固定相中的水分，使分配过程难以进行。

一般要求被分离物质的 R_f 值应分布在 0.05～0.85 之间，相差 0.05 以上；用于鉴别的各斑点应圆正、扩散小。

（四）展开方式

应根据色谱纸的形状、大小，选用合适的密封容器。通常用圆形或长方形玻璃缸，具磨口玻璃盖。展开前，先用展开剂蒸气饱和容器内部，或用预先浸有展开剂的滤纸条贴在容器的内壁上，下端浸入展开剂中，使容器内能很快为展开剂蒸气所饱和。然后，将点好样的色谱纸一端浸入展开剂中进行展开。

展开可用上行法或下行法，上行法耗用时间长，但展开后斑点集中，分离效果好；下行法速度快，易分离物质可用此法。除单向展开外，也可双向（转 90°），用原展开剂或另一种展开剂进行展开，还可多次展开或连续展开。

（五）斑点检出方法

纸色谱的斑点检出方法与薄层色谱法类似。即展开后，取出，标注溶剂前沿，晾干，在紫外光灯下观察荧光或用适当的显色剂喷雾显色，并用铅笔标注斑点位置。但应注意纸色谱不能使用腐蚀性显色剂，也不能在高温下显色。

目前在中药制剂的定性鉴别中，纸色谱法的应用已不如薄层色谱法广泛，主要用于鉴别制剂中的部分生物碱、黄酮和氨基酸等成分。

（六）应用实例

例：化癥回生片

处方组成：益母草、红花、花椒、当归、水蛭、苏木等。

鉴别：取本品 20 片，研细，加 80% 乙醇 50ml，加热回流 1h，滤过，滤液蒸干，残渣加 1% 盐酸溶液 5ml 使溶解，滤过，滤液滴加碳酸钠试液调节 pH 至 8.0，滤过，滤液蒸干，残渣加乙醇 1ml 使溶解，作为供试品溶液。另取益母草对照药材 1g，同法制成对照药材溶液。照纸色谱法试验，吸取上述两种溶液各 20μl，分别点于同一色谱滤纸上使成条状，以正丁醇－醋酸－水（4:1:1）的上层溶液为展开剂，展开，取出，晾干，喷以稀碘化铋钾试液，晾干。供试品色谱中，在与对照药材色谱相应的位置上，应显相同颜色的条斑。

复习思考题

1. 什么是中药制剂的鉴别，主要包括哪些方法？

2. 如何确定中药制剂中需鉴别的显微特征？举例说明。

3. 如何测量显微镜下被观察物体的大小？

4. 举例说明中药制剂中各类成分常用的沉淀反应和颜色反应。

5. 什么是显微化学鉴别法？什么是微量升华鉴别法？

6. 如何利用紫外吸收光谱进行中药制剂的鉴别？试举例说明。

7. 写出中药制剂薄层鉴别的操作步骤。若保证薄层鉴别结果的准确可靠，需要从哪些方面考虑？

8. 安宫牛黄丸在《中国药典》2000 年版（一部）中，规定使用哪些方法进行定性鉴别？分别鉴别哪些药材或成分？

第三章　中药制剂的检查技术

第一节　中药制剂的常规质量要求

《中国药典》2000 年版收载的中药制剂剂型，按其物态和制备方法不同，可分为液体、固体、半固体和气体中药制剂四大类。

一、液体中药制剂

液体中药制剂包括合剂、口服液、酒剂、酊剂、滴鼻剂、滴眼剂和注射剂等。这类制剂在制备时，都需将原料药材用适宜的溶剂和方法将有效成分提取出来，制成一定浓度的溶液。以水为溶剂的液体制剂不易保存，为延长保存期限，常加入适量的防腐剂或采用无菌操作技术制备。酒剂和酊剂所用溶剂为不同浓度的乙醇，为使药酒服用适口，常加入适量的糖或蜂蜜矫味。液体中药制剂一般应进行下列质量检查。

（一）外观性状

合剂、口服液型药剂应澄清，不得有酸败、异臭、产生气体或其他变质现象，在贮存期间可有少量轻摇易散的沉淀。

酒剂和酊剂含有较高浓度的乙醇，不易发酵和酸败。酒剂在贮存期间可有少量轻摇易散的沉淀；酊剂久置产生沉淀时，在乙醇和有效成分含量符合标准规定的情况下，可滤过除去沉淀。

溶液型滴鼻剂应澄清，不得有沉淀和异物；混悬型滴鼻剂中的颗粒应细腻、分散均匀，放置后其沉淀物不得结块，振摇后应在数分钟内不分层；乳浊型滴鼻剂应分布均匀。

（二）相对密度

某些液体制剂的相对密度与溶液中含有可溶性物质的总量有关，其相对密度在一定程度上可反映其质量，因此一般应进行相对密度检查，如玉屏风口服液的相对密度不应低于 1.16，生脉饮的相对密度不应低于 1.08。

（三）pH 值

某些液体制剂的 pH 值影响制剂的稳定性，关系到微生物的生长繁殖和防腐剂的抑菌能力。因此，合剂、口服液、露剂、滴鼻剂和滴眼剂一般应进行 pH 值检查，如生脉饮的 pH 值应为 4.5～7.0，滴鼻剂的 pH 值一般应为 5.5～7.5。

（四）装量差异和最低装量

口服液型药剂应进行装量差异检查，以保证服药剂量的准确性。检查方法为：取供试品5支，将内容物分别倒入经校正的干燥量筒内，在室温下检视，每支装量与标示装量相比较，少于标示装量的不得多于1支，并不得少于标示装量的95%。

合剂、酒剂、酊剂、滴鼻剂、滴眼剂均应进行最低装量检查，并应符合标准规定。

（五）乙醇量

乙醇含量的高低直接影响制剂中有效成分的含量，所含杂质的类型、数量，以及制剂的稳定性。因此，酒剂和酊剂应进行乙醇量的检查，如舒筋活络酒的含乙醇量应为50%～57%，甘草流浸膏的含乙醇量应为20%～25%。

此外，为保证制剂的质量，防止甲醇中毒，酒剂、酊剂应进行甲醇量检查，并规定：每1L供试品中含甲醇量不得超过0.4g。

（六）微生物限度

各种液体中药制剂均应依法进行微生物限度检查，并应符合标准规定。

（七）总固体

酒剂和流浸膏剂一般应进行总固体检查。如冯了性风湿跌打药酒中总固体的测定：精密量取本品25ml，置称定重量的蒸发皿中，蒸干，在105℃干燥至恒重，遗留残渣不得少于1.2%；又如大黄流浸膏中总固体的测定：取本品约1g，置称定重量的蒸发皿中，精密称定，置水浴上蒸干后，在105℃干燥3h，移置干燥器中，冷却30min，迅速称定重量，遗留残渣不得少于30.0%。

（八）其他

中药注射剂直接注入人体内，显效快，毒副作用也快，对其质量要求更严格。药典规定对注射剂除应进行无菌、澄明度、装量（或装量差异）等项目的检查外，还应控制蛋白质、鞣质、树脂等；静脉注射液还应检查热原或细菌内毒素、不溶性微粒、草酸盐、钾离子等，均应符合标准规定。

二、半固体中药制剂

半固体中药制剂包括浸膏剂、流浸膏剂、糖浆剂、煎膏剂等。这类制剂在制备时，均采用适宜的溶剂提取药材所含的成分，再经浓缩制成流浸膏或浸膏。在浓缩后的提取液中加入适量的糖或炼蜜，则成为稠厚、半流体状的糖浆剂或煎膏剂。多数半固体中药制剂不含药材组织碎片，但所含杂质较多，有的还含有添加剂、稀释剂或防腐剂。半固体中药制剂一般应进行下列质量检查。

（一）外观性状

糖浆剂应澄清，在贮存期间不得有酸败、异臭、产生气体或其他变质现象，含有药材提取物的糖浆，允许有少量轻摇易散的沉淀；煎膏剂应无焦臭、异味，无糖的结晶析出；流浸膏剂久置产生沉淀时，在乙醇和有效成分含量符合标准规定的情况下，可滤过除去沉淀。

（二）相对密度（含糖量）

糖浆剂和煎膏剂的含糖量影响药剂的稳定性和质量。含糖量过高，在贮存中易析出糖的结晶，含糖量过低则易发酵或生霉。因此，控制糖的含量是保证制剂质量的重要手段。药典规定，除另有规定外，糖浆剂含蔗糖量应不低于 60%（g/ml）；煎膏中加炼蜜或糖（转化糖）的量，一般不超过清膏量的 3 倍。为控制糖浆剂和煎膏剂的含糖量，一般应进行相对密度测定，如养阴清肺膏的相对密度应不低于 1.10，儿康宁糖浆的相对密度应不低于 1.24。凡加有药材细粉的煎膏剂，不再检查相对密度，应符合各煎膏剂项下的规定。

在实际工作中，测定含糖量的方法还有折光计法和费林容量法。前者系测定糖浆的折光率，从折光计相应的糖度刻度上读取含糖量的数值；后者是通过测定转化糖的形式，测定供试品中总糖的含量。但因制剂中其他物质常会影响测定结果，故专属性较差。

（三）pH 值

流浸膏剂、糖浆剂的 pH 值与药剂的稳定性及防腐剂的抑菌效率有关，是重要的质控指标之一。如甘草流浸膏的 pH 值应为 7.5~8.5，儿康宁糖浆的 pH 值应为 4.5~5.0。

（四）含乙醇量

除另有规定外，流浸膏每 1ml 相当于原药材 1g，浸膏每 1g 相当于原药材 2~5g，流浸膏中的含醇量影响提取过程中有效成分的溶出和成品质量的稳定，故流浸膏剂应进行含乙醇量的测定。如大黄流浸膏含乙醇量应为 40%~50%，颠茄流浸膏含乙醇量应为 52%~66%。

（五）装量差异和最低装量

单剂量灌装的糖浆剂应进行装量差异检查；煎膏剂、多剂量灌装的糖浆剂、流浸膏剂和浸膏剂应进行最低装量检查，均应符合标准规定。

（六）微生物限度检查

各种半固体中药制剂均应依法进行微生物限度检查，并应符合标准规定。

（七）不溶物检查

煎膏剂应进行不溶物检查。加药材细粉的煎膏剂，应在未加入药粉前检查，符合规定后，方可加入药粉。加入药粉后不再检查不溶物。

三、固体中药制剂

固体中药制剂包括丸剂、片剂、散剂、颗粒剂、栓剂、锭剂等。有的含有粘合剂、矫味剂等辅料；这类制剂含水量少，有的含有大量的植物组织，各种化学成分大多保留在药材组织中。也有的经提取浓缩精制而成，无植物组织碎片，如浸膏片、颗粒剂等。固体中药制剂一般应进行下列质量检查。

（一）外观性状

1. 丸剂：应圆整均匀、色泽一致。大蜜丸和小蜜丸应细腻滋润、软硬适中；蜡丸表面应光滑无裂纹，丸内不得有蜡点和颗粒；滴丸应平整光滑，大小均匀，无异常臭味。

2. 散剂：应干燥、疏松、混合均匀、色泽一致。一般散剂应为细粉，儿科及外用散剂应为最细粉。含有毒性药或贵重药的散剂，应采用配研法混匀，并过筛。

3. 颗粒剂：应干燥、颗粒均匀、色泽一致，无吸潮、软化、结块及潮解等现象。

4. 片剂：外观应完整光洁、色泽均匀，应有适宜的硬度，以免在包装或贮运过程中发生破碎。

5. 锭剂：应平整光滑、色泽一致，无皱缩、飞边、裂隙、变形及空心。

6. 胶囊剂：应整洁、无异臭，不得有粘结、变形或破裂现象。

7. 栓剂：应完整光滑、无刺激性；药物与基质应混合均匀；塞入腔道后，能融化、软化或溶化，与分泌液混合，逐渐释放出药物，产生局部或全身作用；应有适宜的硬度，以免在包装或贮存时变形。

（二）水分

水分含量是控制固体中药制剂质量的重要指标。水分含量过大，不但影响服用剂量的准确性，还易导致制剂变色、软化、粘结、变形、潮解、霉变，影响制剂质量；水分含量过小，易导致松片、丸剂太硬等。因此，药典规定丸剂、散剂、颗粒剂、胶囊剂、茶剂等固体中药制剂，应依法进行水分测定。除另有规定外，应符合下列规定：

1. 丸剂：大蜜丸、小蜜丸、浓缩蜜丸中所含水分不得过 15.0%；水蜜丸、浓缩水蜜丸不得过 12.0%；水丸、糊丸和浓缩水丸不得过 9.0%；微丸按其所属丸剂类型的规定判定；蜡丸不检查水分。

2. 散剂：不得过 9.0%。

3. 颗粒剂：不得过 5.0%。

4. 硬胶囊剂：不得过 9.0%。

5. 茶剂：不含糖茶块及袋装茶，不得过 12.0%；含糖茶块，不得过 3.0%。

（三）重（装）量差异及最低装量

为保证固体中药制剂用药剂量准确，丸剂、片剂、滴丸剂、栓剂等剂型应进行重量差异检查（见表3-1）；丸剂、散剂、单剂量分装的颗粒剂、胶囊剂等应进行装量差异检查（见表3-2）；多剂量分装的颗粒剂、散剂和茶剂应进行最低装量检查。均应符合标准规定。

表 3-1 固体制剂重量差异限度一览表

剂型	标示总量＊（g）	平均重量（g）	重量差异限度（%）
丸剂	0.05 或 0.05 以下	0.05 或 0.05 以下	± 12
	0.05 以上至 0.1	0.05 以上至 0.1	± 11
	0.1 以上至 0.3	0.1 以上至 0.3	± 10

剂型	标示总量＊（g）	平均重量（g）	重量差异限度（%）
	0.3 以上至 1.5		±9
	1.5 以上至 3	0.3 以上至 1	±8
	3 以上至 6	1 以上至 2	±7
	6 以上至 9	2 以上	±6
	9 以上		±5
片剂		0.3 以下	±7.5
		0.3 或 0.3 以上	±5
滴丸剂		0.03 或 0.03 以下	±15
		0.03 以上至 0.3	±10
		0.3 以上	±7.5
栓剂		1 或 1 以下	±10
		1 以上至 3	±7.5
		3 以上	±5

＊标示总量指一次服用最高丸数×每丸标示量

表 3 - 2　固体中药制剂装量差异限度一览表

剂型	标示装量（或平均装量）(g)	装量差异限度（%）
丸剂	0.5 或 0.5 以下	±12
	0.5 以上至 1	±11
	1 以上至 2	±10
	2 以上至 3	±8
	3 以上至 6	±6
	6 以上至 9	±5
	9 以上	±4
散剂	0.1 或 0.1 以下	±15
	0.1 以上至 0.5	±10
	0.5 以上至 1.5	±8
	1.5 以上至 6	±7
	6 以上	±5
颗粒剂	1.0 或 1.0 以下	±10
	1.0 以上至 1.5	±8
	1.5 以上至 6	±7
	6 以上	±5
胶囊剂		±10

（四）溶散时限

为保证固体中药制剂口服给药后，能在规定时间内崩解或溶散，最大限度地被吸收而达到治疗目的，丸剂、片剂、滴丸剂、胶囊剂等应进行崩解（或溶散）时限检查，并应符合标准规定。

（五）微生物限度检查

固体中药制剂各剂型均应依法进行微生物限度检查，并应符合标准规定。

（六）其他

散剂应进行均匀度检查；颗粒剂应进行粒度和溶化性检查；胶剂应进行总灰分、重金属、砷盐等项目的检查；栓剂应进行融变时限检查等，均应符合标准规定。

四、气体中药制剂

气体中药制剂主要包括气雾剂和喷雾剂。这类制剂制备时，处方原料药材应按规定的方法提取、纯化和浓缩，制成规定量的药液。气体中药制剂中常加有抗氧剂、表面活性剂或其他附加剂。整个制备过程均应防止微生物的污染。对气体中药制剂的质量要求，除容器应耐压、耐撞击，能喷出均匀雾粒，无刺激性，以及药典品种正文规定的检查项目外，定量阀门气雾剂还应作每瓶总揿次、每揿喷量、每揿主药含量、有效部位药物沉积量及微生物限度检查；非定量阀门气雾剂还应作喷射速率、喷射总量及微生物限度检查；吸入用混悬型气雾剂和喷雾剂应作粒度和微生物限度检查；喷雾剂应作喷射试验、装量和微生物限度检查。均应符合标准规定。

第二节　中药制剂的常规质量检查

一、水分测定法

水分测定法包括烘干法、甲苯法、减压干燥法及气相色谱法等，适用于丸剂、片剂、颗粒剂、胶囊剂、茶剂等固体中药制剂。测定用的供试品，一般先破碎成直径不超过 3mm 的颗粒或碎片。直径和长度在 3mm 以下的花类、果实及种子类药材，可不破碎。用减压干燥法测定水分时，供试品应过二号筛。

（一）烘干法

本法适用于不含或少含挥发性成分的中药制剂。优点是操作简单，样品可回收利用。但如含挥发性成分，则测定结果偏高。

1. 原理：不含或少含挥发性成分的中药制剂，在 100℃ ~ 105℃ 的温度下连续干燥，其中含有的水分会全部挥发。根据减失的重量，可计算出制剂中水分的含量。

2. 测定方法：取供试品 2 ~ 5g，平铺于干燥至恒重的扁形称瓶中，厚度不超过 5mm，疏松供试品不超过 10mm，精密称定，打开瓶盖在 100℃ ~ 105℃ 干燥 5h，将瓶盖盖好，移置干燥器中，冷却 30min，精密称定重量，再在上述温度干燥 1h，冷却，称重，至连续两次称重的差异不超过 5mg 为止。

3. 结果计算：按下式计算水分含量（%）

$$水分含量（\%）= \frac{m_1 - m_2}{m_s} \times 100\%$$

式中：m_1 为测定前供试品和称瓶的重量（g）；m_2 为干燥后供试品和称瓶的重量（g）；m_s

为供试品重量（g）。

（二）甲苯法

本法适用于含挥发性成分的中药制剂。优点是消除了挥发性成分的干扰，提高了测定结果的准确性。缺点是样品消耗量大，不适于贵重药品的水分测定。

1. 原理：将药物与甲苯混合蒸馏，其中的水分会全部馏出，而挥发性成分气化后溶于非极性溶剂甲苯中，水和挥发性成分完全分离，可直接测出供试品的含水量。

2. 仪器装置：如图 3 - 1。a 为 500ml 的短颈圆底烧瓶；b 为水分测定管；c 为直形冷凝管，外管长 40cm。使用前，全部仪器应清洁，并置烘箱中烘干。

3. 测定方法：取供试品适量（约相当于含水量 1 ~ 4ml），精密称定，置 a 瓶中，加甲苯约 200ml，必要时加玻璃珠数粒，将仪器各部分连接，自冷凝管顶端加入甲苯，至充满 b 管的狭细部分。将 a 瓶置电热套中或用其他适宜方法缓缓加热，待甲苯开始沸腾时，调节温度，使每秒钟馏出 2 滴。待水分完全馏出，即测定管刻度部分的水量不再增加时，将冷凝管内部先用甲苯冲洗，再用饱蘸甲苯的长刷或其他适宜的方法，将管壁上附着的甲苯推下，继续蒸馏 5min，放冷至室温，拆卸装置，如有水粘附在 b 管的管壁上，可用蘸甲苯的铜丝推下，放置，使水分与甲苯完全分离（可加亚甲蓝粉末少量，使水染成蓝色，以利于观察）。检读水量，并计算供试品中的含水量（%）。

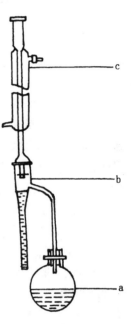

图 3 - 1　甲苯法测水
分装置
a. 圆底烧瓶　b. 水分测定管
c. 直形冷凝管

4. 结果计算：按下式计算水分含量

$$水分含量（\%）= \frac{m_{水}}{m_s} \times 100\%$$

式中：$m_{水}$ 为测得的水的重量（g）；m_s 为供试品重量（g）。

5. 注意事项：①测定时甲苯可先加水少量，充分振摇后放置，将水层分离弃去，经蒸馏后使用；②甲苯有挥发性，易吸入人体产生毒性，故应在通风橱中操作。

（三）减压干燥法

本法适用于测定含挥发性成分的贵重药品，具有样品消耗量少且可回收的特点。

1. 原理：以五氧化二磷为干燥剂，供试品在减压状态下，水分气化后被五氧化二磷吸收，而挥发性成分不被吸收或吸收很少，根据减失的重量计算水分含量（%）。

2. 仪器装置：取直径 12cm 左右的培养皿，加入新鲜五氧化二磷干燥剂适量，铺成 0.5 ~ 1cm 的厚度，放入直径 30cm 的减压干燥器中。

3. 测定方法：取供试品 2 ~ 4g，混合均匀，分取约 0.5 ~ 1g，置与供试品在同样条件下干燥并称重的称瓶中，精密称定，打开瓶盖，放入减压干燥器中，减压至 2.67kPa（20mmHg）以下持续 30min，室温放置 24h。在减压干燥器出口连接新鲜无水氯化钙干燥管，打开活塞，待内外压一致，关闭活塞，打开干燥器，盖上瓶盖，取出称瓶，迅速精密称定重量，计算供试品中的水分含量（%）。

（四）气相色谱法

适用于散剂、颗粒剂、丸剂、片剂等剂型的微量水分测定，具有灵敏、快速、准确等优点，且不受样品组分和环境温度的影响。

1. 色谱条件与系统适用性试验：用直径为 0.25 ~ 0.18mm 的二乙烯苯 – 乙基乙烯苯型高分子多孔小球为载体，柱温 140℃ ~ 150℃，热导检测器检测。注入无水乙醇，照气相色谱法测定，应符合下列要求：

（1）用水峰计算的理论塔板数应大于 3000；用乙醇峰计算的理论塔板数应大于 200。

（2）水和乙醇两峰的分离度应大于 2。

（3）将无水乙醇注样 5 次，水峰面积的相对标准偏差不得大于 2.0%。

2. 标准溶液的制备：取纯化水约 0.2g，置 25ml 量瓶中，精密称定，加无水乙醇至刻度，摇匀，即得。

3. 供试品溶液的制备：取供试品适量（含水量约 0.2g），粉碎或研细，精密称定。置具塞锥形瓶中，精密加入无水乙醇 50ml，混匀，超声处理 20min，放置 12h，再超声处理 20min，离心，取上清液，即得。

4. 测定方法：取无水乙醇、标准溶液及供试品溶液各 5μl，注入气相色谱仪，计算，即得。

5. 注意事项：

（1）标准溶液与供试品溶液的配制需用同一批号试剂。

（2）含水量的计算采用外标法。用无水乙醇作为溶剂，因其含水量约 3%，计算时应扣除，扣除方法如下：

标准溶液中水峰面积 = 标准溶液中总水峰面积 – K × 标准溶液中乙醇峰面积

供试品溶液中水峰面积 = 供试品溶液中总水峰面积 – K × 供试品溶液中乙醇峰面积

$$K = \frac{无水乙醇中水峰面积}{无水乙醇中乙醇峰面积}$$

二、干燥失重测定法

药品的干燥失重，系指药品在规定条件下干燥后所减失重量（包括水分、结晶水和挥发性物质）的百分率，其测定方法主要有烘箱干燥法、恒温减压干燥法及干燥器干燥法，后者又分常压和减压两种类型。

（一）测定方法

取供试品，混合均匀（如为较大的结晶，应先迅速捣碎使成 2mm 以下的小粒），取约 1g 或各药品项下规定的重量，置与供试品同样条件下干燥至恒重的扁形称瓶中，精密称定。除另有规定外，照各药品项下规定的条件干燥至恒重。从减失的重量和取样量计算供试品的干燥失重。

（二）注意事项

1. 供试品干燥时，应平铺于扁形称瓶中，厚度不宜超过 5mm，如为疏松物质，厚度不可超过 10mm。放入烘箱或干燥器进行干燥时，应将瓶盖取下，置称瓶旁，或将瓶盖半开进行干燥；取出时，须将称瓶盖好。置烘箱内干燥的供试品，应在干燥后取出置干燥器中放冷至室温，然后称定重量。

2. 供试品如未达到规定的干燥温度即融化时，应先将供试品在较低的温度下干燥至大部分水分除去后，再按规定条件干燥。

3. 当用减压干燥器或恒温减压干燥器干燥时，除另有规定外，压力应在 2.67kPa（20mmHg）以下。干燥器中常用的干燥剂为五氧化二磷、硅胶或无水氯化钙，恒温减压干燥器中常用的干燥剂为五氧化二磷。干燥剂应保持在有效状态。

三、崩解（溶散）时限检查法

本法适用于检查固体制剂如丸剂、片剂、滴丸剂、胶囊剂等在规定条件下的崩解（或溶散）情况。凡规定检查溶出度或释放度的制剂，不再进行崩解时限检查；其他口服固体制剂如大蜜丸、散剂、锭剂、胶剂等可以有不同的服用方法，因此也不作崩解（或溶散）时限检查。

（一）原理

将药品放入特定的仪器内，人工模拟胃肠道蠕动情况，检查药品是否能在规定溶剂及时限内崩解成碎片、粉末或溶解散开，并全部通过筛网。

（二）仪器装置

采用升降式崩解仪，主要结构为一能升降的金属支架与下端镶有筛网的吊篮，并附有挡板。金属支架上下移动的距离为 55mm ± 2mm，往返频率为每分钟 30 ~ 32 次。

1. 吊篮：有玻璃管 6 根，管长 77.5mm ± 2.5mm，内径 21.5mm，壁厚 2mm；透明塑料板 2 块，直径 90mm，厚 6mm，板面有 6 个孔，孔径 26mm；不锈钢板 1 块（放在上面一块塑料板上），直径 90mm，厚 1mm，板面有 6 个孔，孔径 22mm；不锈钢丝筛网 1 张（放在下面一块塑料板下），直径 90mm，筛孔内径 2.0mm；不锈钢轴 1 根（固定在上面一块塑料板与不锈钢板上），长 80mm。将上述玻璃管 6 根垂直于 2 块塑料板的孔中，并用 3 只螺丝将不锈钢板、塑料板和不锈钢丝筛网固定，即得（如图 3 - 2）。

2. 挡板：为一平整光滑的透明塑料块，相对密度 1.18 ~ 1.20，直径 20.7mm ± 0.15mm，厚 9.5mm ± 0.15mm。挡板共有 5 个孔，孔径 2mm，中央 1 个孔，其余 4 个孔距中心 6mm，各孔间距相等；挡板侧边有 4 个等距离的 V 形槽，V 形槽上端宽 9.5mm，深 2 .55mm，底部开口处的宽与深度均为 1.6mm（如图 3 - 3）。

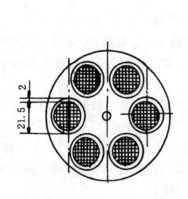
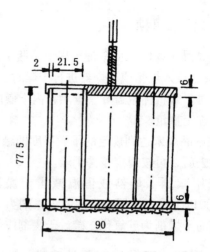

图 3-2　吊篮示意图（单位 mm）

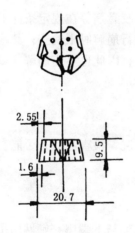
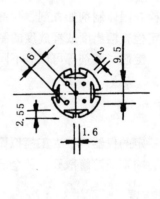

图 3-3　挡板示意图（单位 mm）

（三）检查方法

将吊篮通过上端的不锈钢轴悬挂于金属支架上，浸入 1000ml 烧杯中，并调节吊篮位置，使其下降时筛网距烧杯底部 25mm，烧杯内盛有温度为 37℃±1℃的水或规定的溶液，调节液面高度使吊篮上升时筛网在液面下 25mm 处。

除另有规定外，取供试品 6 片（粒），分别置上述吊篮的 6 根玻璃管中，每管各加 1 片（粒），立即启动崩解仪进行检查。

（四）各剂型的崩解（溶散）时限要求

1. 片剂

（1）普通片：药材原粉片各片均应在 30min 内全部崩解；浸膏（半浸膏片）、糖衣片应在 1h 内全部崩解。如有 1 片不能完全崩解，应另取 6 片复试，均应符合规定。

（2）薄膜衣片：改用盐酸溶液（9→1000）进行检查，应在 1h 内全部崩解。如有 1 片不能完全崩解，应另取 6 片复试，均应符合规定。

（3）肠溶衣片：先在盐酸溶液（9→1000）中检查 2h，每片均不得有裂缝、崩解或软化等现象；继将吊篮取出，用少量水洗涤后，每管各加挡板一块，再在磷酸盐缓冲液（pH6.8）中进行检查，1h 内应全部崩解。如有 1 片不能完全崩解，应另取 6 片复试，均应符合规定。

（4）泡腾片：取供试品 6 片，分别置于 6 个 250ml 烧杯中，烧杯内盛有 200ml 水，水温为 15℃～25℃，有大量气泡放出，当片剂或碎片周围的气泡停止逸出时，片剂应崩解、溶解或分散在水中，无聚集的颗粒剩留。除另有规定外，各片均应在 5min 内崩解。

凡含有药材浸膏、树脂、油脂或大量糊化淀粉的片剂，如有小部分颗粒状物未通过筛网，但已软化无硬心者，可作合格论。

2. 胶囊剂

（1）硬胶囊剂或软胶囊剂：取供试品 6 粒，按上述装置与方法（漂浮在液面的胶囊剂可加挡板）检查。硬胶囊剂应在 30min 内，软胶囊剂应在 1h 内全部崩解并通过筛网（囊壳碎片除外）。软胶囊剂可改在人工胃液中进行检查。如有 1 粒不能完全崩解，应另取 6 粒复试，均应符合规定。

（2）肠溶胶囊剂：取供试品 6 粒，按上述装置与方法（漂浮在液面的胶囊剂可加挡板）检查。先在盐酸溶液（9→1000）中检查 2h，每粒的囊壳均不得有裂缝或崩解现象；继将吊篮取出，用少量水洗涤后，每管各加挡板一块，再在磷酸盐缓冲液（pH6.8）中进行检查，1h 内应全部崩解并通过筛网（囊壳碎片除外）。如有 1 粒不能完全崩解，应另取 6 粒复试，均应符合规定。

3. 丸剂

取供试品 6 丸，选择适当孔径筛网的吊篮（丸剂直径在 2.5mm 以下的用孔径约 0.42mm 的筛网，在 2.5～3.5mm 之间的用孔径 1.0mm 的筛网，在 3.5mm 以上的用孔径约 2.0mm 的筛网），照上述装置与方法加挡板进行检查。除另有规定外，小蜜丸、水蜜丸和水丸应在 1h 内全部溶散；浓缩丸和糊丸应在 2h 内全部溶散；蜡丸按上述肠溶衣片检查法检查，应符合规定。大蜜丸不检查溶散时限。

4. 滴丸剂

按上述装置，但不锈钢丝网的筛孔内径应为 0.425mm；除另有规定外，取供试品 6 粒，按上述方法检查，应在 30min 内全部溶散，包衣滴丸应在 1h 内全部溶散。如有 1 粒不能完全溶散，应另取 6 粒复试，均应符合规定。以明胶为基质的滴丸，可改在人工胃液中进行检查。

（五）结果判断

1. 供试品 6 片（粒）均能在规定的时限内全部崩解（或溶散），判为符合规定。

2. 初试时，在规定时限内仍有 1 片（粒）不能完全崩解（或溶散），应另取 6 片（粒）复试，各片（粒）在规定时限内均能全部崩解（或溶散），仍判为符合规定。

3. 初试时，在规定时限内有 2 片（粒）或 2 片（粒）以上不能完全崩解（或溶散）；或在复试时有 1 片（粒）或 1 片（粒）以上不能完全崩解（或溶散），即判为不符合规定。

4. 肠溶衣片（或胶囊），在盐酸溶液（9→1000）中检查时，如发现有裂缝、崩解或软化，即判为不符合规定。

（六）注意事项

1. 人工胃液：取稀盐酸 16.4ml，加水约 800ml 与胃蛋白酶 10g，摇匀后，加水稀释成 1000ml，即得。

2. 在测试过程中，烧杯内的水或介质温度应保持在 37℃±1℃。

3. 每测试一次后，应清洗吊篮的玻璃管内壁、筛网和挡板等，并重新更换水或规定的溶液。

四、重（装）量差异检查法

重量差异是指各称量单元的制剂之间重量的差异，如片重差异、丸重差异；装量差异是指最小包装单位内药品装量的差异，如散剂检查每袋药品装量的差异，胶囊剂检查每粒胶囊内容物装量的差异。重（装）量差异检查，就是为了检查供试品重量与基准重量的符合程度，从而判定是否在规定的差异限度内，以便控制制剂的质量。药典规定检查重（装）量差异限度的品种有丸剂、散剂、颗粒剂、片剂、锭剂、滴丸剂、胶囊剂、膏药、茶剂、注射用无菌粉末和栓剂等。

（一）确定称量单元和测定份数

通常把每一次称量所取的样品作为一个称量单元，如将每一个单位制剂（如片、粒、丸、块等）或每一个最小包装（如袋、瓶等）作为一个称量单元，即一份样品。确定特定的称量单元为一份样品，按剂型要求取特定份数的样品进行检查。

（二）确定基准重量

基准重量是指药典要求作为标准来比较的重（装）量。其确定应与特定的称量单元相对应。通常制剂有标示重（装）量的，即把标示量作为基准重量；有含量测定的制剂、无标示量的制剂以及按重量服用的丸剂用平均重（装）量作为基准重量。例如按丸服用的丸剂，丸重 1.5g 以上的以 1 丸为 1 个称量单元，即 1 份样品，以 1 丸的标示量为基准重量；1.5g 以下的丸剂，以每次服用的最高丸数为 1 份样品，则服用最高丸数 × 标示量，即标示总量为基准重量；按重量服用的丸剂，以 10 丸为一份，求出每份的平均重量为基准重量。

（三）结果判断

称量每份样品的重量，并将称量结果与基准重量相比较，判断是否在药典规定的差异限度范围内（见表 3-1，3-2）。一般要求超出限度的不得多于 2 份，并不得有 1 份超出限度一倍。各剂型的重（装）量差异具体规定见表 3-3 所示。

（四）注意事项

实际操作时，应根据称量的精确度选用合适的天平，以完成快速精确的测定。如平均片重在 0.30g 以下的片剂，分析天平的感量应为 0.1mg；平均片重在 0.30g 或 0.30g 以上的片剂，分析天平的感量应为 1mg。称量时应保留 3 位有效数字。

表 3-3 各剂型重量差异、装量差异检查一览表

剂型	测定项目	说明	称量单元	测定份数	基准重量	判定标准
丸剂	重量差异	按丸服用的丸剂	(1) 一次服用量最高丸数为1份；(2) 丸重 1.5g 以上的 1 丸为 1 份	10	一次服用量最高丸数×标示量	超出差异限度的不得多于 2 份，并不得有一份超出差异限度的一倍
	重量差异	按重量服用的丸剂	10 丸为 1 份	10	10 份的平均重量	
	装量差异	按 1 日或 1 次剂量分装的丸剂	每袋（瓶）	10	标示装量	
散剂	装量差异	按 1 日或 1 次剂量分装的散剂	每袋（瓶）	10	标示装量	
胶囊剂	装量差异	测含量 不测含量	每粒	10	平均装量 标示装量	
片剂	重量差异		每片	20	标示片重或平均片重	
颗粒剂（冲剂）	装量差异	单剂量包装的颗粒剂	每袋（瓶）	10	标示装量	
	重量差异	块状颗粒剂测含量者	每块	10	标示重量或平均重量	
栓剂	重量差异		每粒	10	标示粒重或平均粒重	超出差异限度的不得多于 1 粒，并不得超出差异限度的 1 倍
滴丸剂	重量差异		每丸	20	平均丸重	
膏药	重量差异		每张	5	标示重量	
茶剂	重量差异		每块（袋、包）	10	标示重量	均应符合规定
锭剂	重量差异	照丸剂重量差异项下方法检查，应符合规定				
注射剂	装量差异	无菌粉末	每瓶（支）	5	平均装量	
		若 1 瓶(支)不符合规定，应复试	另取 10 瓶（支）	10	平均装量	

五、最低装量检查法

适用于标示装量不大于 500g（ml）的固体、半固体或液体制剂。各类制剂的最低装量限度规定见表 3-4。放射性药品及制剂通则中规定检查重（装）量差异的剂型不再进行最低装量检查。

表 3-4 最低装量限度一览表

标示装量	固体、半固体、液体		粘稠液体（容量法）	
	平均装量	每个容器装量	平均装量	每个容器装量
20g（ml）以下	不少于标示装量	不少于标示装量的93%	不少于标示装量的90%	不少于标示装量的85%
20g（ml）~50g（ml）	不少于标示装量	不少于标示装量的95%	不少于标示装量的95%	不少于标示装量的90%
50g（ml）以上	不少于标示装量	不少于标示装量的97%	不少于标示装量的95%	不少于标示装量的93%

（一）重量法

适用于标示装量以重量计者。除另有规定外，取供试品 5 个（50g 以上者 3 个），除去外盖和标签，容器外壁用适宜的方法清洁并干燥后，分别精密称定重量，除去内容物，容器内壁用适宜的溶剂洗净并干燥，再分别精密称定容器的重量，求出每个容器内容物的装量与平均装量，均应符合规定。如有一个容器装量不符合规定，应另取 5（或 3）个复试，均应符合规定。

（二）容量法

适用于标示装量以容量计者。除另有规定外，取供试品 5 个（50ml 以上者 3 个），将内容物分别用干燥并预经标化的干燥注射器抽尽，50ml 以上者可倾入预经标化的干燥量筒中，粘稠液体倾出后，将容器倒置 15min，尽量倾尽。读出每个容器内容物的装量（取三位有效数字），并求出其平均装量，均应符合规定。如有一个容器装量不符合规定，应另取 5（或 3）个复试，均应符合规定。

六、均匀度与粒度检查法

（一）均匀度检查法

本法适用于散剂的外观检查。散剂的外观应干燥、疏松，混合均匀，色泽一致。检查散剂的色泽是否均匀，可以判断散剂中药物分布的均匀性。

检查方法：取供试品适量，置光滑、平整的白纸上，平铺约 $5cm^2$，用玻板将其表面压平，在亮处观察，应呈现均匀的光泽，无花纹与色斑。

（二）粒度检查法

粒度系指颗粒的粗细程度及粗细颗粒的分布，用于测定中药制剂的粒子大小或限度。药典规定了两种测定方法，检测时应根据规定选用。

1. 显微镜法：本法是在显微镜下观察中药制剂微粒大小的方法，适用于眼膏剂、气雾剂、混悬型滴眼剂、软膏剂等的粒度检查。

首先进行目镜测微尺的标定，以确定使用同一显微镜及特定倍数的物镜、目镜和镜筒长度时，目镜测微尺上每一格所代表的长度。具体方法见第二章（第一节）内容。

取各品种项下规定量的供试品，用力摇匀（粘度较大者加适量甘油稀释），置载玻片上，盖一盖玻片（注意防止气泡混入），轻压使颗粒分布均匀，半固体可直接涂在载玻片上，立即在 50~100 倍显微镜下检视盖玻片全部视野，应无凝聚现象，并不得检出超过该品种项下规定的最大颗粒。再在 200~500 倍的显微镜下检视，并用计数器记录该品种规定视野内的总粒数及规定大小的粒数，计算其百分率，判定该品种的粒度是否符合要求。

如混悬液型滴眼剂的粒度检查：取供试品，振摇均匀后，立即取出适量，于显微镜（320~400 倍）下检视，不得有超过 50mm 的颗粒，然后确定 4~5 个视野计数，含 15μm 以下的颗粒不得少于 90%。

2. 筛分法：本法适用于散剂或颗粒剂的粒度检查。分为单筛分法和双筛分法。

（1）单筛分法：取各品种项下规定量的供试品，称定重量，置规定筛号的药筛（筛下配有密合的接收容器）内，盖上筛盖，水平方向旋转、振摇至少 3min，并不时在垂直方向轻叩药筛。取筛下的颗粒及粉末，称定重量，计算其百分率。

（2）双筛分法：除另有规定外，取单剂量包装的供试品 5 包（瓶）或多剂量包装的供试品 1 包（瓶）的内容物，称定重量，置该品种规定药筛的上层小号筛中，盖好筛盖，保持水平状态过筛，左右往返，边筛动边拍打 3min。取不能通过小号筛和能通过大号筛的颗粒及粉末，称定重量，计算其百分率。

（3）结果判断：①散剂（单筛分法）：除另有规定外，通过筛网的粉末重量，如不低于供试量的 95%，判为符合规定；低于供试量的 95%，则判为不符合规定。②颗粒剂（双筛分法）：除另有规定外，不能通过一号筛和能通过四号筛的颗粒及粉末的总和，不超过供试量的 8.0%，判为符合规定；超过供试量的 8.0%，则判为不符合规定。

七、溶化性及不溶物检查法

（一）溶化性检查

颗粒剂分为可溶性（多由中药提取物加辅料制成）、混悬性（内含中药原粉）和泡腾性三种。本法适用于检查可溶性颗粒剂和泡腾性颗粒剂。

操作方法：除另有规定外，取可溶性颗粒剂 10g，加热水（70℃~80℃）200ml，搅拌 5min，应全部溶化或显轻微浑浊，但不得有异物；取泡腾性颗粒剂 6 包（瓶），分别置 250ml 烧杯（内盛有 200ml 水，水温为 15℃~25℃）中，应立即产生二氧化碳气体，并在 5min 内完全分散或溶解在水中。

（二）不溶物检查

为煎膏剂的检查项目。

操作方法：取供试品 5g，加热水（70℃~80℃）200ml，搅拌使溶，放置 3min 后观察，不得有焦屑等异物（微量细小纤维、颗粒除外）。含药材细粉的煎膏剂，应在未加药粉前做不溶物检查，符合规定后再加药粉。加入药粉后不再做不溶物检查。

八、脆碎度检查法

本法适用于检查非包衣片剂的脆碎情况及其物理强度，如压碎强度等，是反映片剂表面硬度的一种指标。片剂过于酥脆，在包装和运输等过程中易造成破损，从而影响片剂的外观和质量。目前常用的检测仪器有旋转式或振荡式脆碎度测定仪。通过旋转或振荡使药片受撞击后再测定其磨损失重，以考察脆碎度。

测定时取药片若干片使其总重量约为 6.5g，去浮粉，称重得 m_0，置脆碎仪中，转动电机并计时，圆盘旋转速度为 25r/min，经过一定时间（一般 4min）后停机，除去细粉再称重得 m，其差值为磨损失重，磨损失重与试验前片重的比值，称为脆碎度，以失重百分数表示。脆碎度不超过 1%，可判定其符合规定；脆碎度超过 1%，但未检出断裂、龟裂或粉碎片的供试品，可复试 2 次，3 次试验的平均脆碎度未超过 1% 时，仍判为符合规定。

$$脆碎度 = \frac{m_0 - m}{m_0} \times 100\%$$

九、pH 值测定法

本法是测定药品水溶液氢离子活度的一种方法。药典规定，测定 pH 值的方法用电位法，除另有规定外，水溶液的 pH 值应以玻璃电极为指示电极，用酸度计进行测定。酸度计必须定期检定，使精密度和准确度均符合要求。

（一）校准（定位）用的标准缓冲液

不同温度时，标准缓冲液的 pH 值如表 3－5 所示，其配制方法如下：

表 3－5　不同温度时标准缓冲液的 pH 值

温度 （℃）	草酸三氢钾 标准缓冲液	邻苯二甲酸氢钾 标准缓冲液	磷酸盐标准 缓冲液（pH6.8）	磷酸盐标准 缓冲液（pH7.4）	硼砂标准 缓冲液
0	1.67	4.00	6.98	7.52	9.46
5	1.67	4.00	6.95	7.49	9.39
10	1.67	4.00	6.92	7.47	9.33
15	1.67	4.00	6.90	7.44	9.28
20	1.68	4.00	6.88	7.43	9.23
25	1.68	4.00	6.86	7.41	9.18
30	1.68	4.01	6.85	7.40	9.14
35	1.69	4.02	6.84	7.39	9.10
40	1.69	4.03	6.84	7.38	9.07
45	1.70	4.04	6.83	7.38	9.04
50	1.71	4.06	6.83	7.38	9.02

1. 草酸三氢钾标准缓冲液：精密称取在 54℃±3℃ 干燥 4～5h 的草酸三氢钾 12.61g，加水使溶解并稀释至 1000ml。

2. 邻苯二甲酸氢钾标准缓冲液：精密称取在 115℃±5℃ 干燥 2～3h 的邻苯二甲酸氢钾 10.12g，加水使溶解并稀释至 1000ml。

3. 磷酸盐标准缓冲液（pH6.8）：精密称取在 115℃±5℃ 干燥 2～3h 的无水磷酸氢二钠 3.533g 与磷酸二氢钾 3.387g，加水使溶解并稀释至 1000ml。

4. 磷酸盐标准缓冲液（pH7.4）：精密称取在 115℃±5℃ 干燥 2～3h 的无水磷酸氢二钠 4.303g 与磷酸二氢钾 1.179g，加水使溶解并稀释至 1000ml。

5. 硼砂标准缓冲液：精密称取硼砂 3.80g（注意避免风化），加水使溶解并稀释至 1000ml，置聚乙烯塑料瓶中，密塞，避免与空气中的二氧化碳接触。

（二）检查方法

pH 值的测定应严格按 pH 计的使用说明书进行操作，通常有以下步骤：

1. 按仪器要求接好电源，选择 pH 档。

2. 接好 pH 玻璃电极及参比电极，电极距离要适当；甘汞电极应比玻璃电极位置稍低（防止玻璃球损坏）。

3. 用标准 pH 缓冲溶液，调节定位旋钮到与其一致的数值。测量过程中应转动测量烧杯，加速读数稳定。

4. 洗净擦干后换上待测溶液，稳定后读取溶液的 pH 值。一般定位旋钮在调好后不可任意调节，如不慎被碰动，应使用标准 pH 缓冲溶液重新定位。

5. 测量完成后，复原仪器，并应将玻璃电极洗净后浸于干净的蒸馏水中，甘汞电极洗净擦干后套上橡皮塞，关闭电源。

（三）注意事项

1. 测定前，应选择二种 pH 值约相差 3 个单位的标准缓冲液，使供试液的 pH 值处于二者之间。

2. 取与供试液 pH 值较接近的第一种标准缓冲液对仪器进行校正（定位），使仪器示值与表列数值一致。

3. 仪器定位后，再用第二种标准缓冲液核对仪器示值，误差应不大于 ±0.02pH 单位。若大于此偏差，则应小心调节斜率，使示值与第二种标准缓冲液的表列数值相符。重复上述定位与斜率调节操作，至仪器示值与标准缓冲液的规定数值相差不大于 0.02pH 单位。否则，须检查仪器或更换电极后，再行校正至符合要求。

4. 每次更换标准缓冲液或供试液前，应用纯化水充分洗涤电极，然后将水吸尽，也可用所换的标准缓冲液或供试液洗涤。

5. 在测定高 pH 值的供试品时，应注意碱误差的问题，必要时选用适当的玻璃电极测定。

6. 对弱缓冲液（如水）的 pH 值测定，先用邻苯二甲酸氢钾标准缓冲液校正仪器后测定供试液，并重取供试液再测，直至 pH 值的读数在 1min 内改变不超过 ±0.05 为止；然后再用硼砂标准缓冲液校正仪器，再如上法测定；二次 pH 值的读数相差应不超过 0.1，取二次读数的平均值为其 pH 值。

7. 配制标准缓冲液与溶解供试品的水，应是新沸过的冷蒸馏水，其 pH 值应为 5.5~7.0。

8. 标准缓冲液一般可保存 2~3 个月，但发现有浑浊、发霉或沉淀等现象时，不能继续使用。

十、含乙醇量检查法

含乙醇量系指在 20℃时制剂中含乙醇的容量百分数。是酒剂、酊剂、流浸膏剂的一项重要质控指标。测定方法有气相色谱法和蒸馏法两种。

（一）气相色谱法

气相色谱法，广泛应用于各种制剂中含乙醇量的测定。由于测定前不须对供试品进行预处理，且操作简便、结果准确、重现性好，故应用日益广泛。

1. 色谱条件与系统适用性试验：用直径为 0.25～0.18mm 的二乙烯苯－乙基乙烯苯型高分子多孔小球为载体，柱温 120℃～150℃；另精密量取恒温至 20℃ 的无水乙醇 4ml、5ml、6ml，分别精密加入恒温至 20℃ 的正丙醇（作为内标物质）各 5ml，加水稀释成 100ml，混匀（必要时可进一步稀释），照气相色谱法测定，应符合下列要求；①用正丙醇峰计算的理论塔板数应大于 700；②乙醇和正丙醇两峰的分离度应大于 2；③上述 3 份溶液各注样 5 次，所得15 个校正因子的相对标准偏差不得大于 2.0%。

2. 标准溶液的制备：精密量取恒温至 20℃ 的无水乙醇和正丙醇各 5ml，加水稀释成 100ml，混匀，即得。

3. 供试品溶液的制备：精密量取恒温至 20℃ 的供试品适量（相当于乙醇约 5ml）和正丙醇 5ml，加水稀释成 100ml，混匀，即得。

上述两溶液必要时可进一步稀释。

4. 操作方法：取标准溶液和供试品溶液适量，分别连续注样 3 次，并计算出校正因子和供试品中的乙醇含量，取 3 次计算的平均值作为结果。

5. 注意事项：①在不含内标物质的供试品溶液的色谱图中，与内标物质峰相应的位置处不得出现杂质峰；②标准溶液和供试品溶液各连续 3 次注样所得各次校正因子和乙醇含量与其相应的平均值的相对偏差，均不得大于 1.5%，否则应重新测定；③选用其他载体时，系统适用性试验必须符合药典规定。

（二）蒸馏法

本法系用蒸馏后测定相对密度的方法测定制剂在 20℃时乙醇含量的方法。按制剂的性质不同，分为下列三法。

A法：本法适用于测定多数流浸膏剂、酊剂及甘油制剂中乙醇的含量。根据制剂中含乙醇量的不同，又可分为两种情况。

（1）含乙醇量低于 30% 者：取供试品，调节温度至 20℃，精密量取 25ml，置 150～200ml蒸馏瓶中，加水约 25ml，加玻璃珠数粒或沸石等物质，连接冷凝管，直火加热，缓缓蒸馏，速度以馏出液一滴接一滴为宜。馏出液导入 25ml 量瓶中，俟馏出液约达 23ml 时，停止蒸馏。将馏出液温度调节至 20℃，加 20℃的水至刻度，摇匀，在 20℃时依法测定相对密度。在乙醇相对密度表（见附录五）内查出乙醇的含量，即为供试品中的乙醇含量（%）（ml/ml）。

（2）含乙醇量高于 30% 者：取供试品，调节温度至 20℃，精密量取 25ml，置 150～200ml蒸馏瓶中，加水约 50ml，加玻璃珠数粒，如上法蒸馏。馏出液导入 50ml 量瓶中，俟馏出液约达 48ml 时，停止蒸馏。调节馏出液温度至 20℃，加 20℃的水至刻度，摇匀，在 20℃时照上法测定相对密度。将查得所含乙醇的含量（%）（ml/ml）与 2 相乘，即得。

B法：本法适用于测定含有挥发性物质（如挥发油、氯仿、乙醚、樟脑等）的酊剂、醑剂等制剂中乙醇的含量。根据制剂中含乙醇量的不同，也可分为两种情况。

（1）含乙醇量低于 30% 者：取供试品，调节温度至 20℃，精密量取 25ml，置 150ml 分液漏斗中，加等量的水，并加入氯化钠使之饱和，再加石油醚，振摇 1～3 次，每次约 25ml，使妨碍测定的挥发性物质溶入石油醚层中，俟两液分离，分取下层水液，置 150～200ml 蒸馏瓶中，石油醚层用氯化钠的饱和溶液洗涤 3 次，每次 10ml，洗液并入蒸馏瓶中，照 A 法（1）蒸馏并测定。

（2）含乙醇量高于 30% 者：取供试品，调节温度至 20℃，精密量取 25ml，置 250ml 分液漏斗中，加水约 50ml，如上法加入氯化钠使之饱和，并用石油醚提取 1～3 次，分取下层水液，照 A 法（2）蒸馏并测定。

供试品中加石油醚振摇后，如发生乳化现象，或经石油醚处理后，馏出液仍很浑浊时，可另取供试品，加水稀释，照 A 法蒸馏，再将得到的馏出液按本法测定。供试品如为火棉胶剂，可用水代替饱和氯化钠溶液。

C 法：本法适用于测定含有游离氨或挥发性酸的制剂中的乙醇含量。供试品中含有游离氨，可酌加稀硫酸，使成微酸性；如含有挥发性酸，可酌加氢氧化钠试液，使成微碱性。再按 A 法测定。如同时含有挥发油，除按照上述方法处理外，并照 B 法处理。

注意：①任何一法的馏出液如显浑浊，可加滑石粉或碳酸钙振摇，滤过，使溶液澄清，再测定相对密度；②蒸馏时，如发生泡沫，可在供试品中酌加硫酸或磷酸，使成强酸性，或加稍过量的氯化钙溶液，或加少量石蜡后再蒸馏。

十一、浸出物测定法

本法适用于有效成分尚不明确或尚无确切的定量测定方法的中药制剂。可依据制剂中已知成分的溶解性能，选择适当的溶剂如水、乙醇、乙醚、氯仿等，测定浸出物的含量，以此控制中药制剂的质量。

（一）水溶性浸出物测定法

测定用的供试品须粉碎，并通过二号筛，混合均匀。

1. 冷浸法：取供试品约 4g，称定重量，置 250～300ml 的锥形瓶中，精密加入水 100ml，塞紧，冷浸，前 6h 内时时振摇，再静置 18h，用干燥滤器迅速滤过，精密量取滤液 20ml，置已干燥至恒重的蒸发皿中，在水浴上蒸干后，于 105℃ 干燥 3h，移置干燥器中，冷却 30min，迅速精密称定重量，除另有规定外，以干燥品计算供试品中水溶性浸出物的含量（%）。如署症片由猪牙皂、细辛、薄荷等 15 味药材加工而成，其水溶性浸出物（冷浸法测定）不得少于 25.0%。

2. 热浸法：取供试品约 2～4g，称定重量，置 100～250ml 锥形瓶中，精密加入水 50～100ml，塞紧，称定重量，静置 1h 后，连接回流冷凝管，加热至沸腾，并保持微沸 1h。放冷后，取下锥形瓶，密塞，称定重量，用水补足减失的重量，摇匀，用干燥滤器滤过。精密量取滤液 25ml，置已干燥至恒重的蒸发皿中，在水浴上蒸干后，于 105℃ 干燥 3h，移置干燥器中，冷却 30min，迅速精密称定重量，除另有规定外，以干燥品计算供试品中水溶性浸出物的含量（%）。

（二）醇溶性浸出物测定法

照水溶性浸出物测定法测定（热浸法须在水浴上加热）。以各该品种项下规定浓度的乙醇（40%、70%、95%）、甲醇或正丁醇代替水为溶剂测定。如刺五加浸膏中醇溶性浸出物的测定：取本品约 2.5g，精密称定，照醇溶性浸出物测定法（热浸法）测定，用甲醇 50ml 作溶剂，浸出物不得少于 60.0%。又如儿康宁糖浆中正丁醇提取物的测定：精密量取本品 20ml，用水饱和的正丁醇振摇提取 5 次，第 1 次 30ml，以后每次 20ml，合并正丁醇提取液，置已干燥至恒重的蒸发皿中，蒸干，105℃干燥 3h。移置干燥器中，冷却 30min，迅速精密称定重量，计算，即得。本品含正丁醇提取物不得少于 3.0%。

（三）醚溶性浸出物测定法

取供试品粉末 2 ~ 4g（准确至 0.01g），置索氏提取器中，用无水乙醚作溶剂，水浴回流提取 4 ~ 6h，放冷，用少量乙醚冲洗回流器，洗液并入蒸馏瓶中，蒸去乙醚，残渣 105℃干燥 3h，移置干燥器中，冷却 30min，迅速称定重量，计算供试品中醚溶性浸出物的百分含量。如供试品中含有挥发性成分，提取的残渣应置于干燥器中干燥 24h，再称量。

如桂龙咳喘宁胶囊中挥发性醚浸出物的测定：取本品内容物 3g，精密称定，置硫酸干燥器中干燥 12h，然后置索氏提取器中，用无水乙醚加热回流提取至提取液无色，分取乙醚液，置干燥至恒重的蒸发皿中，放置，挥去乙醚，置硫酸干燥器中干燥 18h，精密称定，缓缓加热至 105℃，并干燥至恒重，其减失重量即为挥发性醚浸出物的重量，计算，即得。本品含挥发性醚浸出物不得少于 0.10%。

第三节　杂质限量检查

杂质限量是指药物中所含杂质的最大允许量，通常用百分之几（%）或百万分之几（ppm 或 $\times 10^{-6}$）来表示。杂质限量检查法是取一定量与被检杂质相同的纯物质或其他对照品配制成标准溶液，与一定量的供试品溶液，在相同条件处理下，比较反应结果，从而确定杂质含量是否超过规定。可用下式进行计算：

$$\text{杂质限量} = \frac{\text{药物中允许杂质的最大量}}{\text{供试品量}} \times 100\%$$

由于供试品中所含杂质的限量（L）是通过与一定量标准溶液进行比较而得到的，所以杂质限量在数值上应是标准溶液的体积（V）与其浓度（C）的乘积与供试品量（m_s）的比值。因此杂质限量也可用下式计算：

$$L = \frac{V \times C}{m_s} \times 100\%$$

检查某些杂质时，也可不用标准溶液进行对比，而是在供试品溶液中加入试剂，在一定反应条件下，观察有无正反应出现，即从该测定条件下的反应灵敏度来控制杂质限量。如肉桂油中重金属的检查：取肉桂油 10ml 与盐酸 1 滴，振摇后，通硫化氢饱和。水层与油层均不应变色。

一、总灰分与酸不溶性灰分检查法

生理灰分是指将干净而无任何杂质的中药粉碎，加热，高温炽灼至灰化，细胞组织及其内含物成为灰烬而得到的残留物，其组成为不挥发性无机盐。同一种中药材，在无外来掺杂物时，一般都有一定的生理灰分含量范围，在此范围内的灰分不属于杂质，但如果总灰分超过限度范围，则说明掺有外来的杂质。因此测定总灰分对于控制中药及其制剂中的泥沙和其他无机杂质的含量，保证中药及其制剂的品质和洁净程度有着重要的意义。

有些中药的生理灰分本身差异较大，特别是组织中含草酸钙较多的中药，如大黄的生理灰分，由于生长条件不同可以从8%到20%以上。在这种情况下，总灰分的测定则不能说明是否有外来无机杂质的存在，就应测定其酸不溶性成分，即不溶于稀盐酸的灰分。药材本身含有的无机盐类（包括钙盐）溶于稀盐酸，而泥土、砂石主成分为硅酸盐类，不溶于稀盐酸而残留，得到酸不溶性灰分，从而精确表明中药中泥土、砂石的掺杂量。

（一）测定方法

1. 总灰分测定法：测定前先称取供试品适量粉碎，过2号筛，混匀后，称取供试品2~3g，置已炽灼至恒重的坩埚中，称定重量（准确至0.01g），缓缓炽热，注意避免燃烧，至完全炭化时，逐渐升高温度至500℃~600℃，使完全灰化并至恒重。根据残渣重量，计算供试品中总灰分的含量（%）。

$$灰分含量（\%）= \frac{残渣重量（g）}{供试品重量（g）} \times 100\%$$

如供试品不易灰化，可将坩埚放冷，加热水或10%硝酸铵溶液2ml，使残渣湿润，然后置水浴上蒸干，得到的残渣再按上述方法炽灼至坩埚内容物完全灰化。

2. 酸不溶性灰分测定法：取供试品3~5g，按总灰分测定法测定其总灰分，然后在已测定总灰分的坩埚中小心加入稀盐酸约10ml，用表面皿覆盖坩埚，置水浴上加热10min，表面皿用热水5ml冲洗，洗液并入坩埚中，用无灰滤纸滤过，坩埚内的残渣用水洗于滤纸上，并洗涤至洗液不显氯化物反应为止。滤渣连同滤纸移至同一坩埚中，干燥，炽灼至恒重。根据残渣重量，计算供试品中含酸不溶性灰分的百分数。

（二）注意事项

1. 灰化时要缓缓加热，避免试样骤热膨胀而逸出。

2. 坩埚自高温炉取出时，钳子要先预热再与坩埚接触，以免骤然遇冷而使坩埚炸裂；取出坩埚时，应先置炉口稍冷后再置干燥器中。

二、炽灼残渣检查法

中药多由有机化合物组成，有机物经炽灼炭化，再加硫酸湿润，至蒸气除尽后，于高温（700℃~800℃）炽灼至完全灰化，使有机质破坏分解变为挥发性物质而逸出，残留的非挥发性无机杂质（多为金属的氧化物或无机盐类）成为硫酸盐，称为炽灼残渣，也称硫酸灰分。

具有挥发性无机成分的中药受热挥发或分解，残留的非挥发性杂质，也可用炽灼残渣法检查。如中药轻粉为用水银、明矾、食盐升华而制成的氯化亚汞结晶，具有挥发性，药典规定可用本法检查其炽灼残渣，并不得超过 0.1%。

检查方法：取样量可根据炽灼残渣限量来决定，取样量过多，炭化及灰化时间长，取样量过少，炽灼残渣量少，称量误差大。由于炽灼残渣限量一般在 0.1% ~ 0.2%，所以取样量一般为 1.0 ~ 2.0g 左右。取供试品适量，置已炽灼至恒重的坩埚中，精密称定，缓缓炽灼至完全炭化，放冷至室温，加硫酸 0.5 ~ 1ml 使湿润，低温加热至硫酸蒸气除尽后，在 700℃ ~ 800℃炽灼使完全灰化，移置干燥器内，放冷至室温，精密称定后，再在 700℃ ~ 800℃炽灼至恒重，即可。如需将残渣留作重金属检查，则炽灼温度必须控制在 500℃ ~ 600℃，以防重金属挥发损失。

三、其他杂质的检查

（一）重金属的检查

重金属系指在实验条件下能与硫代乙酰胺或硫化钠作用而显色的金属杂质。如中药制剂在生产和制备过程中带来的、直接影响药物的安全性和稳定性的银、铅、汞、铜、镉、铋、锑、锡、镍、钴、锌等。它们都有可能使制剂中重金属含量超过规定限度，所以应作重金属限量检查。由于在药品生产中遇到铅的机会较多，而且铅易引起中毒，故检查时以铅为代表。其检查方法有硫代乙酰胺法、炽灼法、硫化钠法和微孔滤膜滤过法。

（二）砷盐的检查

砷在体内的蓄积性很强，超过一定量会引起中毒，故必须对中药制剂进行砷盐限量检查。第一种方法为古蔡氏法，原理是利用金属锌与酸作用产生新生态的氢与药品中微量亚砷酸盐作用生成具有挥发性的砷化氢，遇溴化汞试纸产生黄色至棕色的砷斑，与同一条件下定量标准砷溶液所产生的砷斑比较，以判断砷盐的限量。第二种方法为二乙基二硫代氨基甲酸银法，该法既可检查药品中砷盐限量，又可测定含量。原理是将生成的砷化氢气体导入盛有二乙基二硫代氨基甲酸银试液的管中，使之还原为红色胶态银，与同一条件下定量的标准砷溶液所制成的对照液比较，或在 510nm 的波长处测定吸收度，从而判定砷盐的限量或测定含量。

（三）农药残留量的检查

最常见的农药残留为有机氯农药，如六六六（BHC）、滴滴涕（DDT）、五氯硝基苯（PCNB）等。因其蓄积性强、半衰期长，易富集于人体的组织中，引起精神紊乱、肝脏受损等疾病，因此应进行农药残留量的检测。其检查方法有高效液相色谱法和气相色谱法等。

（四）黄曲霉毒素的检查

黄曲霉毒素是黄曲霉或寄生曲霉的代谢产物，有较强的毒性，能在各种实验动物体上诱发实验性肝癌。黄曲霉毒素的检查方法主要有薄层色谱法、微柱色谱法、薄层色谱结合荧光光度法及高效液相色谱法等。

第四节　物理常数的测定

一、相对密度测定法

相对密度系指在相同的温度和压力条件下，待测物质的密度与参考物质（水）的密度之比。除另有规定外，均指20℃时的比值。某些药品具有一定的相对密度，当其纯度变更，相对密度亦随之改变，因此，测定相对密度，可以区别或检查药品的纯度。

相对密度测定法，只限于液体制剂。测定方法有两种，即比重瓶法和韦氏比重秤法。一般用比重瓶法，采用此法时的环境温度应略低于20℃。测定易挥发液体的相对密度时，宜采用韦氏比重秤法。

（一）比重瓶法

1. 测定方法

甲法：取洁净、干燥并精密称定重量的比重瓶（如图3-4），装满供试品（温度应低于20℃或各药品项下规定的温度）后，装上温度计（瓶中应无气泡），置20℃水浴中放置10~20min，使内容物的温度达到20℃，用滤纸除去溢出侧管的液体，立即盖上罩。然后将比重瓶自水浴中取出，再用滤纸将比重瓶的外面擦干，精密称定，减去比重瓶的重量，求得供试品的重量。将供试品倾去，洗净比重瓶，装满新沸过的冷蒸馏水，再照上法测得同一温度时水的重量，按下式计算，即得。

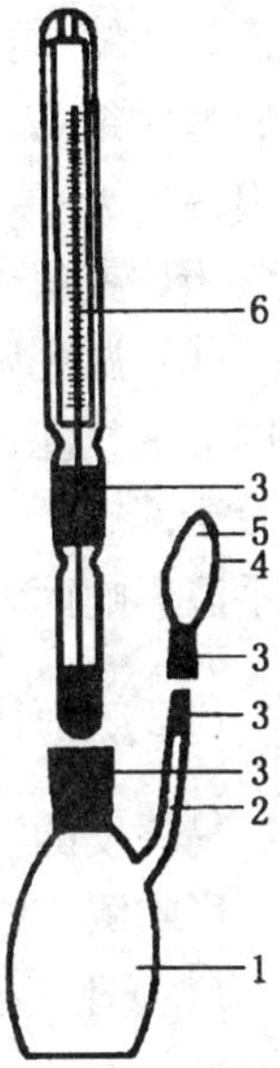

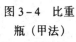

$$相对密度 = \frac{供试品重量}{水重量}$$

图3-4　比重瓶（甲法）

1. 比重瓶主体
2. 侧管
3. 玻璃磨口
4. 侧孔　5. 罩
6. 温度计

乙法：取洁净、干燥并精密称定重量的比重瓶（如图3-5），装满供试品（温度应低于20℃或各药品项下规定的温度）后，置20℃（或各药品项下规定的温度）的水浴中，放置10~20min，插入中心有毛细孔的瓶塞，使过多的液体从塞孔溢出，并用滤纸将瓶塞顶端擦干，照上述甲法，自"然后将比重瓶自水浴中取出"起测定，即得。

2. 注意事项

（1）比重瓶必须洁净干燥，操作顺序为先称量空比重瓶重，再装供试品称重，最后装水称重。

（2）装过供试液的比重瓶必须冲洗干净，如供试液为油剂，测定后应尽量倾去，连同瓶塞先用石油醚和氯仿冲洗数次，待油完全洗去，再以乙醇、水冲洗干净，然后依法测定水的重量。

（3）供试液及水装瓶时，应小心沿壁倒入比重瓶内，避免产生气泡，如有气泡，应稍放置待气泡消失后再调温称重。供试液如为糖浆剂、甘油等粘稠液体，装瓶时更应缓慢沿壁倒入，以免产生气泡，影响测定结果。

（4）调温度时应将供试品充满瓶内，不加瓶塞，将瓶放置水浴中，浸渍 10～20min 使达 20℃。水浴温度依气温而定，冬季室温低，水浴温度可比规定温度高些，放置后，温度可降到 20℃，再维持一段时间使内外温度达到平衡；夏季室温高，水浴温度可低些，放置后，温度可升至 20℃。

（5）如果室温高于规定温度 20℃时，药典规定用韦氏比重秤测定，如无比重秤，仍可用比重瓶测定。可先将供试液调到略低于 20℃，再注入比重瓶内依法调到 20℃，这样可避免供试液因温度降低而体积缩小再补充时又要调温。称重时需迅速进行，以免液体膨胀从瓶塞毛细孔溢出。称量时可用一表面皿与比重瓶一起称，以免液体溢出污染天平，同时室温超过 20℃往往使比重瓶在称重时有水蒸气冷凝于比重瓶外壁，故须迅速称重。

（6）温度调好后，将瓶塞小心塞紧。瓶塞毛细管必须充满液体，瓶内应无气泡。用滤纸将瓶塞毛细管顶端溢出的液体拭干，再用洁布将瓶全部拭干，此时只能用手指拿住瓶颈，而不能拿瓶肚，以免液体因手温影响而致体积膨胀外溢。

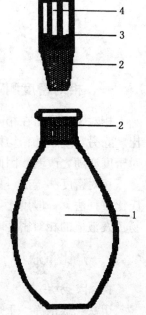

图 3－5　比重瓶
（乙法）
1. 比重瓶主体
2. 玻璃磨口
3. 瓶塞　4. 毛细孔

（二）韦氏比重秤法

易挥发的液体供试品，若直接用比重瓶法测定，挥发性成分会损失，影响测定结果的准确，因此采用韦氏比重秤法测定其相对密度。

1. 原理：根据阿基米德定律，一定体积的物体（如比重秤的玻璃沉锤）在各种液体中所受的浮力与该液体的相对密度呈正比。

2. 装置：由玻璃沉锤、横梁、支架、游码与玻璃圆筒等部分构成（图 3－6）。根据玻璃沉锤体积大小不同，分为 20℃时相对密度为 1 和 4℃时相对密度为 1 的韦氏比重秤。

3. 测定方法：取 20℃时相对密度为 1 的韦氏比重秤，用新沸过的冷蒸馏水将所附玻璃圆筒装至八分满，置 20℃（或各药品项下规定的温度）的水浴中，搅动玻璃圆筒内的水，调节温度至 20℃（或各药品项下规定的温度），将悬于秤端的玻璃沉锤浸入圆筒内的水中，秤臂右端悬挂游码于 1.0000 处，调节秤臂左端平衡用的螺旋使平衡，然后将玻璃圆筒内的水倾去，拭干，装入供试液至相同的高度，并用同法调节温度后，再把拭干的玻璃沉锤浸入供试液中，调节秤臂上游码的数量与位置使平衡，读取数值，即得供试品的相对密度。

如该比重秤系在 4℃时相对密度为 1，则用蒸馏水校准时游码应悬挂于 0.9982 处。计算时，应将在 20℃测得的供试品相对密度除以 0.9982。

4. 注意事项：①韦氏比重秤应安装在固定平放的操作台上，避免受热、冷、气流及震动的影响；②玻璃圆筒应洁净，在装水及供试液时的高度应一致；③玻璃沉锤应全部浸入液面内，玻璃沉锤浸入液面的深度应前后一致。

二、熔点测定法

熔点系指一种物质由固相熔化成液相时的温度，是物质的一项物理常数。一般地，纯的

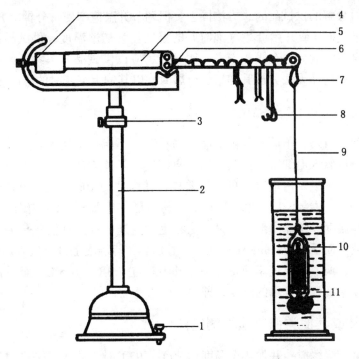

图3-6　韦氏比重秤
1. 调整螺丝　2. 支架　3. 调节器　4. 指针　5. 横梁　6. 刀口
7. 小钩　8. 游码　9. 细白金丝　10. 玻璃沉锤　11. 玻璃圆筒

固体物质都有一定的熔点，熔距在1℃~2℃；不纯的固体物质虽有一定的熔融范围，但熔距较长。因此，依法测定熔点，可以鉴别或检查药品的真伪和纯度。根据物质的性质不同，测定方法可分为以下三种。

（一）易粉碎的固体药品的测定法

取供试品适量，研成细粉，除另有规定外，应按照各药品项下干燥失重的条件进行干燥。熔点在135℃以上、受热不分解的供试品，可采用105℃干燥；熔点在135℃以下或受热分解的供试品，可在五氧化二磷干燥器中干燥过夜或用其他适宜的方法干燥，如恒温减压干燥。

取供试品适量，置熔点测定用毛细管中，轻击管壁或借助长短适宜的洁净玻璃管，垂直放在表面皿或其他适宜的硬质物体上，将毛细管自上口放入使自由落下，反复数次，使粉末紧密集结在毛细管的熔封端。装入供试品的高度为3mm。另将温度计放入盛装传温液的容器中，使温度计汞球部的底端与容器的底部距离2.5cm以上（用内加热的容器，温度计汞球与加热器上表面距离2.5cm以上）；加入传温液以使传温液受热后的液面恰在温度计的分浸线处。将传温液加热，待温度上升至较规定的熔点低限尚低10℃时，将装有供试品的毛细管浸入传温液，贴附在温度计上（可用橡皮圈或毛细管夹固定），位置须使毛细管的内容物部分恰在温度计汞球中部；继续加热，调节升温速率为每分钟上升1.0℃~1.5℃，加热时须不断搅拌使传温液温度保持均匀。供试品在毛细管内开始局部液化出现明显液滴时的温度，作为初熔温度；供试品全部液化时的温度，作为全熔温度。记录供试品在初熔至全熔时的温度，重复测定3次，取其平均值，即得。

测定熔融同时分解的供试品时，方法同上，但调节升温速率使每分钟上升 $2.5℃ \sim 3.0℃$；供试品开始局部液化时（或开始产生气泡时）的温度作为初熔温度；供试品固相消失全部液化时的温度作为全熔温度。遇有固相消失不明显时，应以供试品分解物开始膨胀上升时温度作为全熔温度。某些药品无法分辨其初熔、全熔时，以其发生突变时的温度作为熔点。

（二）不易粉碎的固体药品的测定法

脂肪、脂肪酸、石蜡、羊毛脂等供试品不易粉碎，不能直接用粉末装入毛细管中，可先把供试品低温熔融后装入毛细管，待其凝固后再测定。具体方法如下：取供试品，注意用尽可能低的温度熔融后，吸入两端开口的毛细管中，使高达约 10mm。在 $10℃$ 或 $10℃$ 以下的冷处静置 24h，或置冰上放冷不少于 2h，凝固后用橡皮圈将毛细管紧缚在温度计上，使毛细管的内容物部分恰在温度计汞球中部。照第一法将毛细管连同温度计浸入传温液中，供试品的上端应恰在传温液液面下约 $10mm \pm 1mm$ 处；小心加热，待温度上升至较规定的熔点低限尚低约 $5.0℃ \pm 0.5℃$ 时，调节升温速率使每分钟上升不超过 $0.3℃ \sim 0.5℃$，至供试品在毛细管中开始上升时，检读温度计上显示的温度，即得。

（三）凡士林或其他类似物质的测定法

取供试品适量，缓缓搅拌并加热至温度达 $90℃ \sim 92℃$ 时，放入一平底耐热容器中，使供试品厚度达到 $12mm \pm 1mm$，放冷至较规定的熔点上限高 $8℃ \sim 10℃$；取刻度为 $0.2℃$、水银球长 $18 \sim 28mm$、直径 $5 \sim 6mm$ 的温度计（其上部预先套上软木塞，在塞子边缘开一小槽），使冷至 $5℃$ 后，擦干并小心地将温度计汞球部垂直插入上述熔融的供试品中，直至碰到容器的底部（浸没 12mm），随即取出，直立悬置，待粘附在温度计球部的供试品表面浑浊，将温度计浸入 $16℃$ 以下的水中 5min，取出，再将温度计插入一外径约 25mm、长 150mm 的试管中，塞紧，使温度计悬于其中，并使温度计球部的底端距试管底部约为 15mm；将试管浸入约 $16℃$ 的水浴中，调节试管的高度使温度计的上分浸线同水面相平；加热使水浴温度以每分钟 $2℃$ 的速率升至 $38℃$，再以每分钟 $1℃$ 的速率升温至供试品的第一滴脱离温度计为止；检读温度计上显示的温度，即可作为供试品的近似熔点。再取供试品，照前法反复测定数次；如前后 3 次测得的熔点相差不超过 $1℃$，可取 3 次的平均值作为供试品的熔点；如 3 次测得的熔点相差超过 $1℃$ 时，可再测定 2 次，并取 5 次的平均值作为供试品的熔点。

（四）注意事项

1. 供试品应完全干燥后再测定，若含有水分加热后水会成为液滴，而不是供试品熔融。并且水分的存在，也影响供试品本身的熔点。

2. 测熔点用的毛细管应由中性硬质玻璃管制成，长 9cm 以上，内径 $0.9 \sim 1.1mm$，壁厚 $0.10 \sim 0.15mm$，洁净，一端熔封，底部封闭无孔隙。

3. 毛细管内装入供试品的量对熔点测点结果有影响，所以毛细管内装入供试品的高度以 3mm 为宜。同时供试品应研细装紧，无气泡，保证传热均匀，熔点变化明显，准确观察熔距。

4. 升温速度对熔点测定结果有影响，所以应严格控制升温速度。

5. 测定熔点过程中遇有"发毛"、"收缩"、"软化"及"出汗"等变化过程，均不作初熔判断；在这几个过程后形成的"软质柱状物"尚无液滴出现，亦不作初熔判断。只有在熔点测定管内开始局部液化（出现明显液滴）时的温度，才作为初熔温度，供试品全部液化（澄明）时的温度，作为全熔温度。供试品"发毛"、"收缩"及"软化"阶段时间长时，反映供试品质量较差，测定熔点至少应测 3 次，求其平均值。

上述用语的含义为：①"发毛"指内容物受热后膨胀发松、物面不平的现象；②"收缩"指内容物在"发毛"后，向中心聚集紧缩或贴在某一边壁上的现象；③"软化"指内容物在收缩的同时或在收缩以后变软而形成软质柱状物，并向下弯塌的现象；④"出汗"指内容物收缩后在毛细管内壁出现细微液滴，但尚未出现局部液化的明显液滴和持续的熔融过程。

6. 对于易升华或易潮解的药品，可封闭在毛细管内，然后测定其熔点，易升华的药品应将毛细管全部浸入传温液内（可用白金丝将毛细管缚在温度计上）。

7. 供试品的熔点在 80℃以下者，传温液用水；供试品的熔点在 80℃以上者，传温液用硅油或液状石蜡。

8. 测定熔点所用的温度计应先进行校正。校正方法是将待校温度计用对照品按《中国药典》规定方法细心测得各熔点 3 次，取平均值，并以待校温度计读数为横坐标，校正值为纵坐标，绘制校正曲线，以后该温度计的校正值即由此校正曲线查得。亦可用已知熔点的标准品与供试品同时测定，以校正温度计的误差。

熔点测定校正温度常用的标准品有：香草醛（83℃）、乙酰苯胺（116℃）、非那西汀（136℃）、磺胺（166℃）、茴香酸（185℃）、磺胺二甲嘧啶（200℃）、双氰胺（210.5℃）、糖精（229℃）、咖啡因（237℃）、酚酞（263℃）。

三、旋光度测定法

（一）原理

含有手性碳原子的有机化合物多具有旋光性。当平面偏振光通过含有某些光学活性的化合物液体或溶液时，能引起旋光现象，使偏振光的平面向左或向右旋转，旋转的度数，称为旋光度。影响物质旋光度的因素很多，除化合物本身的特性外，还有偏振光通过供试品液层的浓度和厚度，通过光线的波长和测定时的温度。当偏振光通过长 1dm、每 1ml 中含有旋光性物质 1g 的溶液，在一定波长和温度下，测得的旋光度称为该物质的比旋度，以 $[\alpha]_D^t$ 表示。比旋度是物质的物理常数，可用以检查某些药品的光学活性和药品的纯度。由于旋光度在一定条件下与浓度呈线性关系，因而还可以用来测定药品的成分含量。

（二）测定方法

旋光度用旋光仪测定，药典规定采用钠光谱的 D 线（589.3nm）测定旋光度。除另有规定外，测定管长度为 1dm（如使用其他管长，应进行换算），测定温度为 20℃。旋光计的检定，可用标准石英旋光管进行，读数误差应符合规定。

测定旋光度时，用读数至 0.01°，并经过检定的旋光计。将测定管用供试液体或溶液（取固体供试品，按各药品项下的方法制成）冲洗数次，缓缓注入供试液体或溶液适量（注意勿使发生气泡），置于旋光计内检测读数，即得供试液的旋光度。使偏振光向右旋转者（顺时针方向）为右旋，以"＋"号表示；使偏振光向左旋转者（反时针方向）为左旋，以"－"号表示。用同法读取旋光度 3 次，取 3 次的平均值。按下列公式计算，即得供试品的比旋度。

$$液体供试品：[\alpha]_D^t = \frac{\alpha}{L \times d}$$

$$固体供试品：[\alpha]_D^t = \frac{100\alpha}{L \times c}$$

式中：$[\alpha]$ 为比旋度；D 为钠光谱的 D 线；t 为测定时的温度（℃）；L 为测定管长度（dm）；α 为测得的旋光度；d 为液体的相对密度；c 为每 100ml 溶液中含有被测物质的重量（g，按干燥品或无水物计算）。

（三）注意事项

1. 温度对旋光度影响不大的供试品，可在室温下测定。对温度有严格要求的供试品，必须按规定进行，以免造成误差。

2. 钠光灯启辉后至少 20min 后发光才能稳定，测定或读数时应在钠光灯稳定后进行，测定时，钠光灯尽量使用直流电路供电。

3. 测定零点或停点时，必须按动复测按钮数次，使检偏镜分别向左或向右偏离光学零位，减少仪器的机械误差。同时通过观察左右复测数次的停点，检查仪器的重复性和稳定性，必要时也可用旋光标准石英管校正仪器的准确度。

4. 测定管若有气泡，应先使气泡浮于凸颈处或除去。透光面两端的玻璃应用软布擦干，测定管两端的螺帽应旋至适中位置，过紧容易产生应力，过松容易漏液。测定管旋转时应注意标记的位置和方向。读取零点或停点应重复 3 次。

5. 向测定管加供试品溶液时，应反复用供试品溶液冲洗测定管数次，以免供试液浓度改变。

6. 浑浊或含有小颗粒的溶液不能测定，应先将溶液离心或滤过，弃去初滤液后，取滤液测定。

7. 有些化合物遇光后旋光度变化很大，应绝对避光操作；有些化合物对放置时间要求很严格，必须完全按照规定的时间测定读数。

8. 仪器的各个光学镜片应保持干燥清洁，防止灰尘和油污的污染；钠光灯有一定的使用寿命，连续使用一般不超过 4h，亦不可瞬间内反复开关。

9. 测定结束后将测定管洗净晾干，备用。

四、折光率测定法

（一）原理

光线自一种透明介质进入另一种透明介质时，由于两种介质的密度不同，光的传播速度发生变化，其进行方向也会改变，即发生折射现象。一般折光率系指光线在空气中进行的速度与在供试品中进行速度的比值。物质的折光率因温度或光线波长的不同而异，透光物质的温度升高，折光率变小；光线的波长越短，折光率就越大。折光率以 n_D^t 表示，D 为钠光谱的 D 线，t 为测定时的温度。药典规定采用钠光谱的 D 线（589.3nm）测定供试品相对于空气的折光率（如用阿培氏折光计，可用白光光源）。除另有规定外，供试品温度为 20℃。测定折光率可以区别不同的油类或检查某些药品的纯度。

（二）折光仪的要求和校正

测定用的折光计需能读数至 0.0001，测量范围 1.3～1.7。测定前，折光计读数应用校正用棱镜或水进行校正，水的折光率 20℃时为 1.3330，25℃时为 1.3325，40℃时为 1.3305。

（三）折光仪的使用方法

测定时应先将仪器置于有充足光线的平台上，但不可受日光直射，并装上温度计，置 20℃恒温室中至少 1h，或连接 20℃恒温水浴至少 30min，以保持稳定的温度，然后使折射棱镜上透光处朝向光源，将镜筒拉向观察者，使成一适当倾斜度，对准反射镜，使视野内光线最明亮为止。将下折射棱镜拉开，用玻棒或吸管蘸取供试品约 1～2 滴，滴于下棱镜面上，然后将上下棱镜关合并拉紧扳手。转动刻度尺调节钮，使读数在供试品折光率附近，旋转补偿旋钮，使视野内虹彩消失，并有清晰的明暗分界线。再转动刻度尺的调节钮，使视野的明暗分界线恰位于视野内十字交叉处，记下刻度尺上的读数。投影式折光计在读数时眼睛应与读数垂直，测定后要求再重复读数 2 次，取 3 次读数的平均值，即为供试品的折光率。

（四）注意事项

1. 大多数供试品的折光率受温度影响较大，一般是温度升高，折光率降低。但不同物质升高或降低的值也不同，因此在测定时温度应恒定 30min 以上。

2. 上下棱镜必须清洁。勿用粗糙的纸或酸性乙醚擦拭棱镜，也勿用折光计测试强酸性、强碱性或有腐蚀性的供试品。

3. 滴加供试品时，棒或滴管尖不要触及棱镜，否则易造成棱镜划痕。加入量要适中，使在棱镜上生成一均匀的薄层。供试品过多，会流出棱镜外部；供试品太少，易使视野模糊不清，同时勿使气泡进入供试品，以免影响折光率。

4. 读数时视野中的黑白交叉线必须明显，且明确的位于十字交叉线上，除调节色散补偿旋钮外，还应调节下部反射镜或上棱镜透光处的光亮强度。

5. 测定挥发性液体时，可将上下棱镜关闭，将测定液沿棱镜进样孔流入，要随加随读；测固体样品或用标准玻片校正仪器时，只能将供试品或标准玻片置于测定棱镜上，而不能关闭上下棱镜。

6. 测定结束时，必须用能溶解供试品的溶剂，如水、乙醇或乙醚将上下棱镜擦拭干净，晾干。

复习思考题

1. 简述固体与液体中药制剂的常规质量检查项目。

2. 为什么要对中药制剂（尤其是固体中药制剂）进行水分含量的测定？其检查方法及其适用的范围是什么？

3. 说出测定崩解（溶散）时限的意义及方法。

4. 说出测定重量差异及装量差异的意义及方法。

5. 说出均匀度、粒度、溶化性能、不溶物及脆碎度的检查各属于哪些剂型的检查项目？

为什么？

6. 用管长为 2dm 的测定管，测得某未知浓度的葡萄糖溶液的旋光度为 + 9.45°。已知葡萄糖的 $[\alpha]_D^{20}$ 为 + 52.5° ~ + 53°（取平均值 + 52.75°），求该葡萄糖溶液的百分浓度。

7. 今有一批二冬膏（煎膏剂）需检查其相对密度，方法如下：称取二冬膏 10.26g，加水 20.53g 混匀，作为供试液，照相对密度检查法测定，已知比重瓶（20ml）重 24.26g，充满供试液后共重 46.48g，充满水后共重 44.26g，请计算二冬膏的相对密度。

8. 写出熔点测定法的注意事项。

第四章 中药制剂的卫生学检查技术

中药制剂的原料、辅料、包装材料、制备过程和贮运等环节，极易遭受微生物和活螨的污染。为保证药剂卫生，提高药品质量，药典规定，除对无菌制剂须进行无菌检查，静脉滴注用注射剂还须进行热原或细菌内毒素检查外，各种非灭菌中药制剂均应依法进行微生物限度和活螨检查，并应符合标准规定。

第一节 微生物基本知识

微生物是一群必须借助显微镜才能观察到的微小生物。它们的特点是个体微小，具有一定的形态、结构和生理功能，在适宜环境中生长繁殖迅速，易变异。微生物广泛分布于自然界，其中多数对人类有益，亦有一小部分使人和动植物致病。

微生物的种类很多，按其结构特点可分为三类：①真核细胞型：细胞核的分化程度较高，有核膜、核仁和染色体，胞浆内有完整的细胞器，如真菌；②原核细胞型：仅有原始细胞核结构，无核膜和核仁，胞浆内细胞器很少，如细菌、衣原体、支原体、立克次氏体、螺旋体和放线菌等；③非细胞型：体积微小，能通过滤菌器，无细胞结构，只能在活细胞内生长繁殖，如病毒。

与中药制剂卫生学检查有关的微生物主要有细菌和真菌两大类。

一、细菌

（一）细菌的大小与基本形态

1. 细菌的大小：细菌个体微小，通常以微米（μm）为计量单位。需用显微镜放大几百倍或上千倍才能看到。各种细菌大小不一，同种细菌也常因菌龄和环境不同而有差异。

2. 细菌的基本形态：细菌的种类不同，形态也多种多样，其基本形态有三类：即球菌、杆菌和螺形菌（见图 4-1）。

（1）球菌：单个菌体呈圆球形或类球形，按其排列方式不同又可分为：①双球菌：从一个平面分裂，分裂后两个新菌体成对排列，如脑膜炎双球菌；②链球菌：从一个平面分裂，分裂后菌体多个或几十个呈链状排列，如溶血性链球菌；③葡萄球菌：从多个平面作不规则的分裂，分裂后菌体无规律的聚集在一起，似葡萄状，如金黄色葡萄球菌。

（2）杆菌：各种杆菌长短粗细差别很大，短的几乎呈球形，长的可呈丝状。若杆菌粗短，呈卵圆形，称球杆菌；有的菌体一端或两端膨大呈棒状，称为棒状杆菌。杆菌多为单个存在，无特殊排列，但也有的呈链状排列，如炭疽芽胞杆菌。

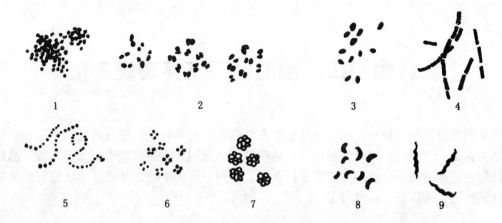

图 4-1　细菌的各种形态

1. 葡萄球菌　2. 各种双球菌　3. 球杆菌　4. 链杆菌
5. 链球菌　6. 四联球菌　7. 八叠球菌　8. 弧菌　9. 螺菌

（3）螺形菌：螺形菌菌体弯曲或扭转。菌体只有一个弯曲，呈弧形或逗点状者称弧菌，如霍乱弧菌；菌体有数个弯曲，较为坚韧者称螺菌。

（二）细菌的结构

1. 细菌的基本结构：是指各种细菌共有的结构，包括细胞壁、细胞膜、细胞质、核质等（见图 4-2）。

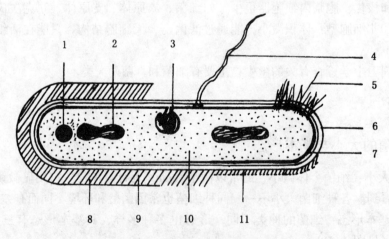

图 4-2　细菌结构模式图

1. 异染颗粒　2. 核质　3. 中介体　4. 鞭毛　5. 性菌毛
6. 细胞壁　7. 细胞膜　8. 荚膜　9. 细胞质

（1）细胞壁：细胞壁是细菌的最外层结构，与细胞膜紧密相连。其主要功能是维持细菌的形态，保护细菌，与细胞膜共同完成菌体内外的物质交换。

革兰氏阳性菌细胞壁较厚，其主要成分为肽聚糖、磷壁酸和少量表面蛋白质；革兰氏阴性菌细胞壁较薄、肽聚糖含量少，肽聚糖外层还有由脂蛋白和脂多糖组成的多层结构。

（2）细胞膜：位于细胞壁内侧，是半渗透性生物膜，其主要成分为蛋白质、磷脂和少量的糖。膜上有许多特异性的酶,可高度选择性地吸收营养物质,排泄废物,维持渗透压平衡。

(3) 细胞质:为无色透明的胶状物质,基本成分为水、无机盐、核酸、蛋白质和脂类等。细胞质内常含有核蛋白体、质粒和胞浆颗粒等多种内含物。

(4) 核质:细菌的细胞核没有核膜和核仁,但在细胞浆中有固定的核区,称核质。核质是由裸露的双股脱氧核糖核酸链组成的,主要功能是控制细菌的遗传和变异性状。

2. 细菌的特殊结构:是指某些细菌所特有的结构,包括荚膜、芽胞、鞭毛和菌毛。

(1) 鞭毛:某些细菌由细胞浆伸出菌体表面的细长弯曲的丝状物称为鞭毛,它是细菌的运动器官。按鞭毛的数目和位置不同可分为:单毛菌、双毛菌、丛毛菌和周毛菌(图4-3)。鞭毛的主要成分为蛋白质,具有抗原性。

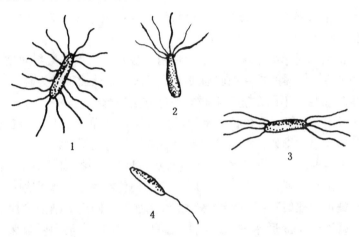

图4-3 细菌的鞭毛

1.周毛菌 2.单丛毛菌 3.双丛毛菌 4.单毛菌

(2) 荚膜:某些细菌在一定条件下于细胞壁外面包绕的一层界限分明、且不易被洗脱的粘液性物质,称为荚膜。荚膜的化学成分因菌种与菌型的不同而异,所以,荚膜对细菌的分类和鉴定具有重要意义。荚膜具有抗吞噬细胞的吞噬和避免杀菌物质对菌体损伤的作用,荚膜与细菌的致病性有关。

(3) 芽胞:某些细菌,在一定的环境条件下,细胞质脱水浓缩而在菌体内形成一个折光性很强的圆形或卵圆形的小体称为芽胞。芽胞的形状、大小、在菌体中的位置随菌种而异,有助于细菌的鉴别(见图4-4)。芽胞对热、干燥、化学药品与辐射均有较强的抵抗力,因此,在消毒灭菌时应以杀死芽胞作为彻底灭菌的指标。

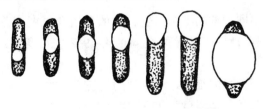

图4-4 细菌芽孢的各种形状及在菌体中的位置

（三）细菌的形态学检查

观察细菌的形态和结构，通常有不染色法和染色法两种。前者适用于观察细菌的动力、形态和大小，常用的方法有压滴法、悬滴法、暗视野映光法等；后者适用于观察细菌的形态、大小、排列和染色特性，尚可鉴别细菌的结构。由于细菌的等电点较低，约在 pH2～5 之间，故在中性、碱性和弱酸性溶液中，带负电荷，易与带正电荷的碱性染料结合而着色。染色标本制作的基本步骤如下：

1. 涂片：于洁净载玻片上加一滴生理盐水，再用取菌环挑取菌落少许，均匀涂布于载玻片上。

2. 干燥：在空气中自然干燥。必要时，可将标本面向上，在火焰上烘干，但应注意，切勿紧靠火焰，以免标本烤焦。

3. 固定：固定的目的是杀死细菌，使细菌粘附在玻片上，增强染料对细菌的通透性，便于染料着色。方法是将已干燥的玻片来回通过火焰三次，以热而不烫为宜。

4. 染色：根据检验目的不同，选用不同的染色方法进行染色。

（1）单染法：只用一种染料染色，如常用的美蓝染色。单染法只能将各种细菌染成一种颜色，可观察细菌的大小与排列，不能显示细菌的结构与染色特性，对鉴别细菌意义不大。

（2）复染法：用两种以上的染料先后进行染色，可将不同的细菌染成不同的颜色，既能观察细菌的大小、形态与排列，又能鉴别不同细菌的染色特性，对鉴别细菌的种类有重要意义。常用的革兰氏染色步骤如下：①将结晶紫液滴加在已固定的细菌涂片上，染 1min 后水洗；②滴加卢戈氏碘液，1min 后水洗；③滴加乙醇，摇动玻片至无明显紫色脱落为止，水洗；④滴加复染液（如沙黄染液），复染 30s～1min，水洗，自然干燥或用滤纸吸干后镜检。革兰氏阳性（G^+）菌染成紫色；革兰氏阴性（G^-）菌染成红色。

（四）细菌的营养和生长繁殖

细菌和其他生物一样，必须不断地从外界环境吸收营养物质，用以合成自身的细胞成分和获得能量，同时排泄废物，进行新陈代谢，以维持自身的生长和繁殖。

1. 细菌生长繁殖的条件

（1）充足的营养：细菌生长繁殖所需的营养物质有水、无机盐、碳源、氮源和生长因子。生长因子是许多细菌生长过程中必需、但不能自身合成的因子，如某些特殊氨基酸、维生素、嘌呤和嘧啶等。

（2）适宜的酸碱度：不同种类的细菌，生长时的最适酸碱度有差异。多数病原菌的最适 pH 为 7.2～7.6。但有些细菌，如霍乱弧菌在 pH8.4～9.2 生长良好；乳酸杆菌的最适 pH 为 5.0 左右。

（3）适宜的温度：不同种类的细菌，对温度的适应性不同，一般在 15℃～40℃ 条件下均能生长。大多数病原菌生长的最适温度为 37℃。

（4）必要的气体环境：细菌生长繁殖所需的气体主要是氧气和二氧化碳。按对氧气的要求不同，可将细菌分为三类：①只能在有氧条件下才能生长的细菌称为专性需氧菌，如霍乱弧菌；②只能在无氧条件下才能生长的细菌称为专性厌氧菌，如破伤风杆菌；③在有氧和无氧条件下均能生长的细菌称为兼性厌氧菌，多数病原菌属此类型，如葡萄球菌。

2. 细菌的繁殖方式与速度

(1) 细菌的繁殖方式：通常为无性的二分裂法，即细菌由一个分裂为两个，两个分裂为四个，如此继续分裂。

(2) 细菌的繁殖速度：在适宜的条件下，多数细菌繁殖很快，每 20～30min 分裂一次。在培养 10h 后，可形成肉眼可见的菌落。因营养物质的消耗和代谢产物的不断累积，细菌不可能始终保持原有的繁殖速度，而是有一定规律的。细菌的繁殖分为四个时期：①迟缓期：细菌进入一个新环境，需要一定的适应时间，细菌不分裂，菌数不增加；②对数生长期：此期间细菌的分裂繁殖速度最快，菌数呈 2^n 增加；③稳定期：由于培养基中营养物质的消耗及毒性产物的逐步积累，繁殖逐渐减少；④衰退期：活菌数越来越少，直至繁殖停止。

(五) 细菌的代谢产物

细菌在代谢过程中产生多种代谢产物。其中有些产物可供鉴别细菌用，有些与细菌的致病性有关，有些可用于防治疾病。

1. 合成代谢产物

(1) 毒素及侵袭性酶：细菌能产生对机体有害的毒素。内毒素由 G^- 菌产生，外毒素大多由 G^+ 菌产生，但少数 G^- 菌也能产生外毒素。某些细菌还能产生具有侵袭性的酶，损伤机体组织，如金黄色葡萄球菌产生的血浆凝固酶等。

(2) 热原质：许多 G^- 杆菌及少数 G^+ 杆菌，能产生一种耐热物质，注入人或动物体内可致发热反应，故称热原质。它耐高温，一般的高压蒸气灭菌法不易使之破坏。可用蒸馏、吸附、滤过等方法除去液体中大部分热原质。生物制品、静脉滴注用注射剂应不含有热原质。

(3) 色素：许多细菌在一定条件下能产生各种色素，如金黄色葡萄球菌产生的金黄色脂溶性色素和铜绿假单胞菌产生的绿色水溶性色素等，这些特征有助于鉴别细菌。

(4) 抗生素：是指某些微生物在代谢过程中产生的，能选择性抑制和杀死它种生物细胞的代谢产物。抗生素主要由放线菌和真菌产生。

(5) 细菌素：某些细菌能产生一类具有抗菌作用的蛋白质，其抗菌范围狭窄，仅对近缘细菌有抗菌作用。主要用于细菌的分型和流行病学调查。

(6) 维生素：人体肠道内的某些细菌如大肠杆菌，能合成维生素 B 和维生素 K，可供人体利用。

2. 分解代谢产物：各种细菌具有不同的酶，对物质的分解利用能力和代谢产物有所不同。利用这些生化特性来鉴别细菌，统称为细菌的生化反应。

(1) 糖代谢产物：糖的分解产物主要是酸类（甲酸、醋酸和乳酸）、醇类（乙醇、丁醇、乙酰甲基甲醇等）、酮类和气体（二氧化碳、氢气）等。例如大肠杆菌能分解乳糖和葡萄糖，产酸并产气；而伤寒杆菌则不能分解乳糖，能分解葡萄糖只产酸不产气，据此可用于细菌的鉴别。

(2) 蛋白质代谢产物：不同细菌对蛋白质和氨基酸的分解能力不同，如大肠杆菌能分解色氨酸产生靛基质；沙门氏菌能分解胱氨酸等含硫氨基酸产生硫化氢气体，据此可帮助鉴别细菌。

（六）细菌的生理学检验

1. 培养基的种类：培养基是根据细菌的生长需要，人工配制的营养环境。按其性状分为固体、半固体和液体培养基。按其用途可分为以下几类：

（1）基础培养基：含有细菌需要的最基本营养成分，可供大多数细菌生长。如普通肉汤培养基、普通琼脂培养基。

（2）营养培养基：在基础培养基中加入葡萄糖、血液、血清和某些生长因子等，可供营养要求较高的细菌生长，如血平板、血清肉汤等。

（3）选择培养基：利用不同种类细菌对各种化学物质的敏感性不同，制成有利于欲分离细菌生长而抑制其他细菌生长的培养基。例如加入煌绿、胆盐等的沙门氏、志贺氏菌属琼脂培养基（SS培养基），能抑制G^+菌和大肠杆菌，有利于G^-肠道致病菌生长。

（4）鉴别培养基：在培养基中加入某些特定成分（如糖、醇类的指示剂等），用于观察细菌的各种生化反应。

（5）厌氧培养基：专性厌氧菌须在无氧条件下才能生长，因此需制备与氧隔绝或在细菌生长时达到无氧环境的培养基，如疱肉培养基。

2. 常用培养基的制备程序：制备一般培养基的主要程序可分为配料、溶化、调整pH值、澄清滤过、分装、灭菌、检定、保存等步骤。

3. 细菌的接种方法：接种细菌采用接种针（环）来沾取细菌标本，进行接种。接种环与接种针以白金丝最为理想，也可用镍铬丝代替，二者均能耐高温且传热快，经火焰灭菌后冷却快。

（1）平板曲线划线法：先将标本涂于平板表面的一角，然后用接种环自此开始，向左右两侧划线并逐渐向下移动，连续划成若干条分散的平行线。

（2）斜面接种法：主要用于鉴定或保存菌种。以左手持培养基，右手持接种环（针），通过火焰灭菌后冷却，挑取菌落，左手立即换取斜面培养基管，以右手小指和无名指拔取棉塞，夹持于手指间，立即将管口通过火焰灭菌，迅速将接种环伸入斜面管内，先从斜面底部到顶端拖一条接种线，再自下而上划曲线接种。

（3）倾注平板法：常用于液体标本的细菌计数。取原标本或经适当稀释的标本1ml，置于直径9cm无菌平皿内，倾注已熔化并冷却至50℃左右的培养基约13～15ml，立即混匀，待凝固后倒置，37℃培养18～24h，作菌落计数。

（4）穿刺接种法：多用于观察细菌动力及某些生化反应。方法与斜面接种法类似，以接种针挑取菌落少许，插入半固体培养基的中央，穿刺至培养基底部，然后沿原穿刺线退出接种针。

（5）液体接种法：以接种环挑取菌落，在试管内壁与液面交界处轻轻研磨，使细菌混匀在液体培养基中。

4. 细菌的培养方法：细菌的培养方法有以下三种。

（1）一般培养法：又称需氧培养法，在30℃～37℃温箱中培养普通需氧或兼性厌氧菌。

（2）二氧化碳培养法：将某些在有二氧化碳环境下才能生长的细菌（如脑膜炎球菌），放在二氧化碳环境中进行培养的方法。

（3）厌氧培养法：厌氧菌由于对氧敏感，在其分离及鉴定过程中均需在无氧的环境下培养，否则就不能生长甚至死亡。

5.细菌在培养基中的生长现象：将细菌接种到培养基中，经37℃培养18～24h，即可出现肉眼可见的生长现象。在液体培养基中，可出现均匀混浊、沉淀及形成菌膜等。若将细菌接种于固体培养基的表面，经培养后，可形成单一的肉眼可见的细菌集团，称为菌落。菌落的大小、形状、色泽等因细菌种类的不同而异，有助于细菌的鉴别（见图4－5）。当细菌在固体培养基表面密集生长时，多个菌落融合在一起，称为菌苔。细菌在半固体培养基中生长时，无鞭毛的细菌，沿穿刺线生长；有鞭毛的细菌则沿穿刺线向周围扩散呈云雾状混浊生长，借此可判断细菌有无动力。

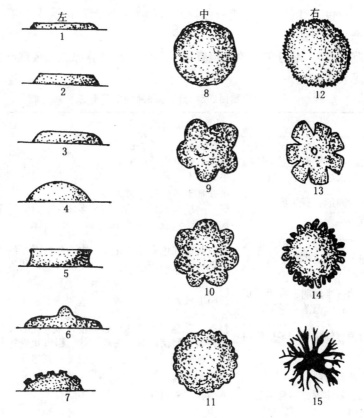

图4－5　细菌的菌落形态（左：侧面观；中、右：表面观）

1.扁平　2.高起　3.低度凸出　4.圆屋顶状凸出　5.钮扣状凸出
6.乳头状凸出　7.高起带齿轮状边缘　8.边缘整齐　9.边缘波状　10.分叶
11.边缘皱状　12.边缘齿状　13.边缘深裂　14.嫩状　15.根茎状

二、真菌

真菌为真核生物，无根、茎、叶的分化，也无叶绿体，以腐生或寄生方式生长，进行有性或无性繁殖。真菌的结构比细菌复杂，有细胞壁、细胞质和细胞核。细胞核具有核膜、核质和核仁。真菌的基本形态有单细胞和多细胞两种，单细胞真菌呈圆形或椭圆形，常见的有酵母菌或类酵母菌；多细胞真菌由菌丝和孢子组成，菌丝分枝交织形成菌丝体，孢子是真菌的繁殖结构。真菌种类繁多，形态大小不一。革兰氏染色为阳性。

大多数真菌不需复杂的营养就能生长，适宜生长温度为22℃~28℃，生长时需要较高的湿度和氧气。虽繁殖力较强，但生长速度较慢。一般需数日至十几日才能长出菌落。真菌的菌落有单细胞真菌的酵母型菌落、酵母样菌落，多细胞真菌的丝状菌落三种。

1. 酵母型菌落：类似一般细菌菌落，菌落光滑、湿润、柔软、致密，显微镜检查可见圆形或椭圆形芽生细胞，酵母菌及隐球菌多为此种菌落。

2. 酵母样菌落：外观性状同酵母型菌落。但在菌落表面除有芽生细胞外，还有假菌丝伸入培养基中，如白色念珠菌。

3. 丝状菌落：菌落疏松，呈棉絮状、绒毛状或粉末状，菌落正面和背面可显示各种不同的颜色，如白色、黄色、红色、紫色或灰色等，常作为鉴定菌种的参考。毛霉菌和皮肤丝状菌等多细胞真菌产生此型菌落。

霉菌（多细胞真菌）、酵母菌（单细胞真菌）与细菌在营养琼脂及玫瑰红钠琼脂平板上的菌落形态区别，见表4-1。

表4-1　霉菌、酵母菌与细菌的菌落形态

菌落	霉菌	酵母菌	细菌
大小	一般较大，亦有细小的菌落。在同一平板上生长的菌落大小有时不一致。	多数直径为1~2mm，在同一平板上生长的菌落大小有时不一致。	差别很大，在同一平板上可出现针尖大小至大于10mm菌落。
外观形态	多为圆形，有的蔓延生长为无定形。	培养基表面生长者多为圆形，内层生长者为圆形、铁饼、纺锤或三角形。	多样，小而突起或大而扁平。
色泽	小菌落灰白，大菌落形成孢子后颜色多样。菌落正反面颜色不同。	乳白或粉红色多见，在同一平板上色调较单一。	白、灰白或无色，亦有淡黄、淡褐及淡红色，菌落正反面颜色相同。
透明度	小菌落半透明，有明显折光性；大菌落不透明。	透明度较差	透明或不透明。
边缘	由菌丝体构成，多呈放射状。	整齐、低倍下可见球状、卵圆状或假菌丝状，细胞细密排列。	整齐或不整齐，呈放射状、树枝状、锯齿状或卷发状。低倍镜下一般见不到边缘。
气味	往往有霉味	多带酒香味	一般有臭味
与培养基结合	结合较牢固，不易挑起。	不结合，易挑起。	不结合
生长速度	较慢	较快	一般很快

第二节　微生物限度检查法

微生物限度检查法是指非灭菌制剂及其原、辅料受到微生物污染程度的一种检查方法，包括染菌量及控制菌的检查。

一、染菌限度检验原则

染菌限度检验是以规定的方法与步骤，测定药品中染菌的程度。必须遵循下述基本准则：

（一）供试品抽样、保存及检验量

供试品一般按批号随机抽样。每批取检验用量的 3 倍量。每批抽样应至少含有 2 个以上最小包装单位。抽样时，凡发现有异常的样品，应先抽取有疑问的样品；但机械损伤、明显破裂的包装，不能抽作样品。肉眼可见长螨、发霉、虫蛀及变质的药品，无需再抽样检查，可直接判为不合格。

供试品在检验前不得任意开启，以防再污染。所需样品必须保存在阴凉干燥处，勿冷藏或冷冻，以免引起原染菌状况发生变化。

各种药品检验取样量都有明确规定。所有剂型的检验量必须取自 2 个以上的包装单位，大蜜丸、膜剂应取 4 丸（片）以上样品；固体和半固体制剂检验量为 10g；液体制剂检验量为 10ml；中药膜剂检验量为 30～50cm^2。贵重的或微量包装的供试品检验量可酌减，但口服用药不得低于 3g，外用药不得低于 5g，液体制剂采用原液直接测定者不得低于 6ml，采用供试液稀释者，不得低于 3ml。

（二）检验条件

1. 培养温度：除另有规定外，细菌培养温度为 30℃～37℃，霉菌、酵母菌培养温度为 25℃～28℃，控制菌培养温度为 36℃±1℃。取供试液检验时，应注意摇匀，以便均匀取液。检品制成供试液后应在 1～2h 内进行检验。

2. 阴性对照：在药品卫生学检查前应先做阴性对照试验，以确定无菌技术的可靠性。方法是：取配制供试液用的稀释剂，分别按照细菌数、霉菌数及各控制菌检验方法培养，均无菌生长，说明无菌技术可靠；否则，说明无菌技术不过关，应查明原因。

3. 阳性对照：在规定控制菌检查中，应做阳性对照试验，目的是检查供试品对控制菌生长有无干扰，培养条件是否适宜。方法是：将供试液分为两组，一组中加入一定数量标准对照菌株，另一组不加对照菌株，两组平行培养，观察培养结果。如果已知阳性菌未检出，供试品的阴性结果应认为无效，而阳性结果需做具体分析或实验再作结论。

国家规定的各种控制菌的标准菌株是：大肠杆菌［CMCC（B）44102］、沙门氏菌［CMCC（B）50094］、铜绿假单胞菌［CMCC（B）10104］及金黄色葡萄球菌［CMCC（B）26003］。

对照用菌液的制备方法是：取相应菌株的新鲜培养物 1 取菌环，接种至营养肉汤培养基内，培养 18～20h 后，稀释至 1:10^6。对照菌的加入量为 50～100 个。

（三）供试液的制备

1. 液体中药制剂：取供试品 10ml，加入 90ml 稀释剂中，混匀，作为 1:10 供试液。油剂可加入适量聚山梨酯－80；气雾剂以适当方法使抛射剂导出后，加入适量稀释剂，混匀，吸取相当 10g 或 10ml 供试品，再稀释成 100ml 作为供试液；含蜂王浆或蜂蜜的合剂及滴眼剂可以原液作为供试液。

2. 固体或半固体中药制剂：取供试品 10g，置 0.9% 无菌生理盐水 100ml 中，用匀浆仪或其他适宜方法混匀后，作为供试液。在制备过程中，必要时可加适量聚山梨酯－80，并适当加温，但不应超过 45℃。

（1）非水溶性中药制剂：取供试品 5g（5ml），加入含溶化的无菌司盘－80 5g、单硬脂酸甘油酯 3g、聚山梨酯 - 80 10g 混合物的烧杯中，用无菌玻棒搅拌成团后，慢慢加入 45℃0.9%无菌氯化钠溶液约 80ml，边加边搅拌，使供试品充分乳化，作为供试液（1:20）。

（2）不溶于水的膜剂：取 30～50cm²，剪碎，加稀释剂 100ml（必要时可增加稀释剂），浸泡，振摇，即得。

（3）肠溶胶囊（片）：取供试品 10g，置含无菌磷酸盐缓冲液（pH6.8）100ml 的锥形瓶内，于 45℃±1℃水浴中，振摇，溶解，即得。

3. 含抑菌成分的中药制剂：供试品如干扰控制菌检验，可按以下方法处理后，再依法检查。

（1）稀释法：将供试液接种入较多的培养基中，使该供试液稀释至不具抑菌作用的浓度。

（2）离心沉淀集菌法：取规定量的供试液高速（3000r/min）离心沉淀 30min，弃去上清液，留底部集菌液约 2ml，再稀释成原规定量的供试液。如有不溶性药渣，可先低速（500r/min）离心沉淀 5min，取全部上清液，再行集菌处理。

（3）薄膜过滤法：取规定量的供试液，置 100ml 稀释剂中，摇匀，以无菌操作加入装有直径约 50mm、孔径不大于 0.45μm±0.02μm 微孔滤膜的过滤器内，减压抽干后，用稀释剂冲洗滤膜三次，每次 50～100ml，取出滤膜备检。

（4）中和法：凡含有硫胺、汞、砷类或防腐剂的中药制剂，可用相应的试剂中和毒性后制成供试液。

（四）检验报告单位

1. 细菌、霉菌、酵母菌数：个（菌落数）/g（ml）。
2. 膜剂：个/cm² 或"未检出"。
3. 控制菌：以 1g、1ml 或 10cm² 为单位，报告"检出"或"未检出"。

二、细菌、霉菌（酵母菌）计数

细菌、霉菌、酵母菌计数是检测规定单位的非灭菌中药制剂中污染活菌的数量，是判定药品受到微生物污染程度的重要指标，也是对药品生产企业的药品原辅料、设备器具、工艺流程、生产环境和操作人员卫生状况进行卫生学评价的综合依据之一。

细菌、霉菌与酵母菌计数均采用平板菌落计数法。由于检验中细菌计数用营养琼脂在 30℃～37℃需氧培养，霉菌与酵母菌计数用玫瑰红钠琼脂或酵母浸出粉胨葡萄糖琼脂在 25℃～28℃需氧培养，厌氧菌和嗜冷菌在此条件下不生长，有特殊营养要求的菌也受到限制，因而测定数只包括一群能在上述培养基生长的嗜中温、需氧和兼性厌氧菌的菌落总数。因此，测定时，必须严格按规定的条件操作，以免产生实验误差。

（一）培养基与试剂

营养琼脂培养基、玫瑰红钠琼脂培养基、酵母浸出粉胨葡萄糖琼脂培养基（YPD）；0.9% 无菌氯化钠或 pH7.2 的无菌磷酸盐缓冲液。

（二）检验程序

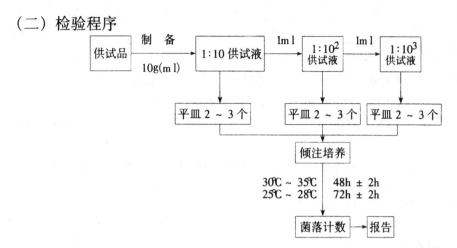

（三）操作步骤

1. 供试液制备：各类制剂按前述方法制备 1:10 供试液。

2. 供试液的稀释与注皿：用 1ml 无菌吸管，吸取混匀的供试液 1ml，沿管壁注入装有 9ml 无菌稀释剂的试管内，混成 1:100 的稀释液。按同法依次 10 倍递增稀释成 1:1000、1:10000 的稀释液备用。每一次稀释均需更换一支 1ml 吸管。根据对供试品污染程度的估计，选择 2~3 个适宜稀释度，用一支 1ml 无菌吸管，按高倍稀释至低倍稀释的顺序分别取各稀释度的液体 1ml，注入平皿内。每个稀释度应作 2~3 个平皿。

3. 倾注培养基：将预先配制好的培养基（细菌计数用营养琼脂，霉菌、酵母菌计数一般用玫瑰红钠琼脂，含蜂蜜、蜂王浆的液体制剂另加用 YPD 琼脂）熔化，冷却至 45℃ 时，倾注上述各平皿约 15ml，旋摇平皿使混合均匀。置水平台上待冷凝固。

4. 培养：细菌计数平板倒置于 30℃~37℃ 培养箱中培养 48h；霉菌、酵母菌计数平板于 25℃~28℃ 培养箱中培养 72h。

（四）菌落计数

1. 一般将平板置菌落计数器上或以肉眼仔细观察点计。不要漏计琼脂层内和平板边缘生长的菌落。注意细菌菌落和酵母菌菌落与药渣、培养基的沉淀物、气泡等的区别。必要时用放大镜检查或挑取可疑物涂片镜检。

2. 若平板上有 2 个或 2 个以上的菌落重迭，肉眼可辨别时仍以 2 个或 2 个以上菌落计数。有片状菌落或花斑样菌落蔓延生长及平板已被污染，不宜作为计数用。

3. 记录各稀释级平板的菌落数，求取各稀释级 2 或 3 个平板菌落的平均数。当菌落数在 15 以上，同稀释级 2 个平板菌落数又相差 1 倍以上时，该稀释级不宜采用；当 2 个平板菌落数均在 15 以下（含 15）时，每个平板菌落数的差值允许范围为 0~4，1~7，2~9，3~10，4~12，5~14，6~15。超出以上范围即视为操作误差，不得作为计数依据。

4. 供试品按营养琼脂平板点计细菌菌落数；固体供试品按玫瑰红钠琼脂平板点计霉菌数，一般液体供试品按玫瑰红钠琼脂平板点计霉菌及酵母菌总数；含蜂蜜及蜂王浆的合剂按玫瑰红钠琼脂平板点计霉菌菌落数，按 YPD 琼脂平板点计酵母菌菌落数，二者合并为霉菌及酵母菌数。

（五）菌数报告原则

细菌宜选取平均菌落数在 30～300 之间的稀释级，霉菌、酵母菌宜选取平均菌落数在 30～100 之间的稀释级作为菌落计数的依据。细菌总数报告原则如下：

1. 若有一个稀释级的平均菌落数在 30～300 时，将该稀释级的菌落数乘以稀释倍数报告（见表 4－2 例 1）。

2. 若有两个稀释级，其生长菌落数均在 30～300，应先计算两稀释级菌落数的比值。

$$比值 = \frac{高稀释级的平均菌落数 \times 稀释倍数}{低稀释级的平均菌落数 \times 稀释倍数}$$

若其比值 ≤2，应报告其平均数；若比值 >2，则以低稀释级的平均菌落数乘以稀释倍数报告（见表 4－2 例 2 及例 3）。

3. 若有 3 个稀释级的平均菌落数均在 30～300 之间时，采用后 2 个稀释级计算级间比值报告（见表 4－2 例 4 及例 5）。

4. 若所有稀释级的平均菌落数均大于 300，则应按稀释级最高的平均菌落数乘以稀释倍数报告（见表 4－2 例 6）。

5. 若所有稀释级的平均菌落数均不在 30～300 间，以最接近 30 或 300 的稀释级平均菌落数乘以稀释倍数报告（见表 4－2 例 7）。

6. 若所有稀释级的平均菌落数均少于 30，则应按稀释级最低的平均菌落数乘以稀释倍数报告。但若用原液为供试液，当 1∶10 稀释级平均菌落数等于或大于原液时，应以培养基稀释法测定，按测定结果报告（见表 4－2 例 8 及例 9）。

培养基稀释法：吸取供试液（原液或 1∶10 供试液）1ml，注入 5 个平皿内（每皿各 0.2ml），共作 3 份，15 个平皿。每皿注入熔化并冷至 45℃左右的琼脂培养基约 15ml，混匀，冷凝后按规定培养温度与时限培养，计数。每 1ml 注入的 5 个平板的菌落数之和，即为 1ml 的菌落数，共得 3 组数据，取其平均值乘以稀释倍数报告。

7. 若各稀释级的平板均无菌落生长或测定数在 10 个以下时，报告菌数为 <10 个/g（ml）（见表 4－2 例 10）。

霉菌（酵母菌）总数报告原则与细菌总数报告原则基本相同。如供试品原液平板均未生长霉菌及酵母菌，报告每毫升未检出霉菌及酵母菌。

（六）菌落数的报告

1. 菌落数在 100 以内时，按实有数据报告。

2. 菌落数大于 100 时，采用两位有效数字报告，第三位按数字修约规则处理。为简便计算，也可用 10 的指数报告。

（七）复试

供试品细菌数、霉菌及酵母菌数中任何一项一次检验不合格，应重新取 2 倍包装量供试品，依法作单项复试两份，以三次检验结果的平均值报告。

表 4-2　稀释度选择及细菌数报告规则举例

规则	原液	供试品稀释倍数			级间比值	菌落数	报告数书写
		10^{-1}	10^{-2}	10^{-3}			
例 1	—	1365	164	20	—	16400	16000 或 1.6×10^4
例 2	—	2760	295	46	1.6	37750	38000 或 3.8×10^4
例 3	—	2890	271	60	2.2	27100	27000 或 2.7×10^4
例 4	—	239	202	35	1.7	27600	28000 或 2.8×10^4
例 5	—	236	196	42	2.1	19600	20000 或 2.0×10^4
例 6	—	不可计	4650	513	—	513000	510000 或 5.1×10^5
例 7	—	不可计	305	12	—	30500	30000 或 3.0×10^4
例 8	—	24	19	12	—	240	240 或 2.4×10^2
例 9	22.3	27	7	—	—	270	270 或 2.7×10^2
例 10	—	0.6	0	0	—	6	< 10

（八）注意事项

一般情况下，以营养琼脂平板计数细菌数，玫瑰红钠琼脂平板计数霉菌、酵母菌数。但如果营养琼脂平板生长了霉菌、酵母菌，且多于玫瑰红钠琼脂平板的霉菌和酵母菌菌落数，则以营养琼脂平板的霉菌、酵母菌数报告；反之，如果玫瑰红钠琼脂平板生长了细菌，且多于营养琼脂平板的细菌菌落数，则以玫瑰红钠琼脂平板的细菌数报告。

（九）检验结论

按下列方式书写检验结论：本品按《中国药典》2000 年版微生物限度检查法检验，结果符合（或不符合）规定。

三、大肠杆菌检查法

大肠杆菌为肠杆菌科埃希氏菌属细菌，主要寄生于人和动物的肠道内，随粪便排出体外。药品中检出大肠杆菌，证明已被粪便污染，即可能污染肠道病原体。因此，大肠杆菌被列为粪便污染指示菌，是口服药品的控制菌之一。

（一）培养基与试剂

普通肉汤培养基、胆盐乳糖培养基（BL）、乳糖发酵管或 5% 乳糖发酵管、蛋白胨水培养基、磷酸盐葡萄糖蛋白胨水培养基、枸橼酸盐培养基、曙红亚甲蓝琼脂培养基（EMB）、麦康凯培养基（MacC）、三糖铁琼脂培养基（TSI）；欧－波氏试剂、甲基红指示剂、V－P 试剂、革兰氏染色液。

（二）检验程序

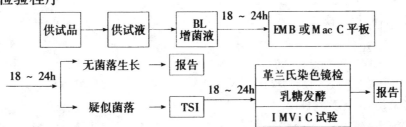

（三）操作步骤

1. 增菌培养：取均匀供试液 10ml，加入备妥的 100mlBL 增菌液内，培养 18～24h。

2. 分离培养：将上述增菌液摇匀，再用接种环沾取 1～2 环在 EMB 或 MacC 平板上划线接种，培养 18～24h，观察菌落生长情况。大肠杆菌在 EMB 琼脂平板上的典型菌落呈紫黑色或中心紫黑色，圆形，稍凸起，边缘整齐，表面光滑，湿润，常有金属光泽；在 MacC 平板上的典型菌落呈桃红色或中心桃红，圆形扁平，光滑湿润。但从药品中分离的菌株，常出现非典型的菌落，在 EMB 平板上呈浅紫色或粉红色，无明显暗红色中心，无金属光泽；在 MacC 平板上呈微紫色或粉色。因此，以上形态均应作为疑似菌落进行鉴定，切勿漏检。

分离平板上无菌落生长或无疑似菌落生长，可做出未检出报告。

3. 纯培养：用接种针从疑似菌落中心沾出少许，接种于三糖铁琼脂斜面上，培养 18～24h，供各鉴别试验用。

4. 革兰氏染色：取上述疑似大肠杆菌的纯培养物涂片，作革兰氏染色镜检。大肠杆菌为 G^- 无芽胞短杆菌。

5. 生化反应

（1）乳糖发酵试验：取上述斜面培养物接种于乳糖发酵管，培养 24～48h，取出观察结果。大肠杆菌应发酵乳糖产酸产气，或产酸不产气。产酸者，以酸性复红为指示剂的培养基显红色；以溴甲酚紫为指示剂的培养基显黄色。产气者，倒管内有气泡。

为避免迟缓发酵乳糖造成假阴性，可选用 5% 乳糖发酵管。绝大多数迟缓发酵乳糖的细菌可于 24h 出现阳性。

（2）IMViC 试验：

①靛基质试验（I）：取斜面培养物，接种于蛋白胨水培养基，培养 24～48h，沿管壁加入欧 – 波氏试剂数滴，轻微摇动试管，液面呈玫瑰红色为阳性，呈试剂本色为阴性。

②甲基红试验（M）：取斜面培养物，接种于磷酸盐葡萄糖蛋白胨水培养基，培养 48h。每 1ml 培养物中加入甲基红指示剂 1 滴摇匀，立即观察结果，呈鲜红色或桔红色为阳性，呈黄色为阴性。

③V – P 试验（Vi）：取斜面培养物，接种于磷酸盐葡萄糖蛋白胨水培养基中，培养 48h，每 2ml 培养液中加入 V – P 试剂甲液（6%α – 萘酚乙醇溶液）1ml，混匀，再加 V – P 试剂乙液（40%KOH）0.4ml，充分振摇，在 4h 内出现红色为阳性，无红色反应为阴性。

④枸橼酸盐利用试验（C）：取斜面培养物，接种于枸橼酸盐培养基斜面上，培养 48～72h，观察结果。斜面有菌落生长，培养基由绿色变为蓝色时为阳性，培养基颜色无改变，无菌落生长为阴性。

大肠杆菌 IMViC 反应模式为 + + – – 或 – + – –。

（四）结果报告：

完全符合以下结果时，判定为检出大肠杆菌。

1. 染色镜检是 G^- 无芽胞杆菌。

2. 发酵乳糖产酸产气，或产酸不产气。

3.IMViC 试验反应为 + + – – 或 – + – –。

四、沙门氏菌检查法

沙门氏菌为肠杆菌科沙门氏菌属细菌，是人畜共患的肠道传染病病原体。易引发伤寒、副伤寒、食物中毒和败血症等疾病。沙门氏菌可通过人、畜、禽的粪便或带菌者，直接或间接污染药品、生产环境及各生产环节，特别是以动物为原料的药品，污染几率较高。药品被沙门氏菌污染，不仅直接危害患者健康，而且可造成沙门氏菌的传染和流行。因此，沙门氏菌被列为药品的控制菌。

（一）培养基与试剂

营养肉汤培养基、四硫磺酸钠亮绿培养基（TTB）、胆盐硫乳琼脂培养基（DHL）、沙门、志贺菌属琼脂培养基（SS）、麦康凯琼脂培养基（MacC）、曙红亚甲蓝琼脂培养基（EMB）、三糖铁琼脂培养基（TSI）、蛋白胨水培养基、尿素琼脂培养基、氰化钾培养基、赖氨酸脱羧酶培养基、半固体营养琼脂、糖发酵培养基、沙门氏菌属 A – F "O" 多价血清、革兰氏染色液及欧 – 玻氏试剂。

（二）检验程序

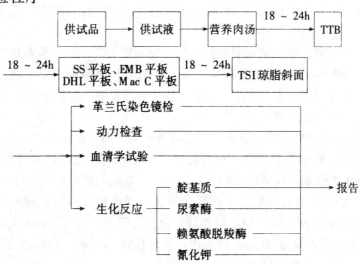

（三）操作步骤

1. 预增菌：取供试液 10ml，加入备妥的 100ml 营养肉汤内，混匀。培养 18～24h。

2. 增菌培养：轻微摇动上述培养液，取 1ml 加入四硫磺酸钠亮绿增菌液内，培养 18～24h。如有菌生长，增菌液变混浊。

3. 分离培养：轻微摇动增菌培养液，用接种环取 1～2 环接种于沙门、志贺菌属琼脂培养基（或 DHL）平板及麦康凯（或 EMB）平板各一个。倒置培养 18～24h。检查平板上有无疑似沙门氏菌菌落。上述鉴别培养基上，由于沙门氏菌不分解乳糖，故呈无色或浅橙色的菌落，产生硫化氢的菌株，在 SS（或 DHL）平板上，形成中心黑色的菌落。

由于药物的影响或非典型菌株的存在，沙门氏菌菌落可呈现非典型形态，如色泽变深，菌落粗糙等，应注意选择。

4. 初步鉴别实验：在鉴别平板上选取 2～3 个疑似菌落，用取菌针轻轻从菌落的中心沾取培养物，划线并穿刺接种于三糖铁琼脂斜面，培养 24h 观察结果。疑似沙门氏菌在 TSI 琼脂斜面的反应为：底层产酸产气或只产酸（黄色）、产生硫化氢（黑色）或不产生硫化氢，斜面不产酸呈碱性（红色）。取该斜面菌苔，作生化试验、血清学凝集试验及革兰氏染色镜检，沙门氏菌为 G⁻ 杆菌。

5. 生化反应：

（1）靛基质试验：同大肠杆菌检查法。沙门氏菌为阴性反应。

（2）尿素酶试验：用接种环沾取少许培养物，划线接种于尿素琼脂培养基斜面上。培养 24h，观察结果。斜面变为红色为阳性反应，不变色为阴性反应。沙门氏菌为阴性反应。

（3）氰化钾试验：将疑似沙门氏菌接种至营养肉汤培养基中，培养 24h，取 1 接种环培养物，接种至氰化钾培养基内，另取 1 环接种于不含氰化钾的对照培养基中。接种后立即用橡胶塞塞紧，培养 24～48h，观察结果。对照管有菌生长（混浊），而试验管也有菌生长为阳性。对照管有菌生长而试验管无菌生长（清亮）为阴性。沙门氏菌为阴性反应。

（4）赖氨酸脱羧酶试验：取疑似菌斜面培养物少许，接种于赖氨酸脱羧酶培养基中，同时接种对照培养基。培养 24～48h，观察结果。对照管应为黄色；试验管呈紫色为阳性，呈黄色为阴性。沙门氏菌应为阳性。

6. 动力检查：用接种针取疑似菌斜面培养物，穿刺接种于半固体营养琼脂培养基中，培养 24h，观察结果。细菌沿穿刺线向外周扩散生长，周围培养基混浊，为动力阳性；只沿穿刺线生长，周围培养基清晰，为动力阴性。动力阴性的培养物，应在室温保存 2～3 天后，再观察。大多数沙门氏菌具有周鞭毛，动力阳性。

7. 血清学试验：用取菌环取 2～3 环沙门氏菌属 A－F"O"多价血清，置于洁净载玻片的一端，再取疑似菌落斜面培养物少许，与血清混合，将载玻片旋摇使混合均匀，观察结果。如出现凝集，应以生理盐水与同株培养物作对照试验，对照无凝集现象方可判定为阳性反应。阳性反应，通常在 3min 内出现凝集，有时反应迟缓，需将玻片与湿棉球同置平皿内，约过 20min，再观察。仍未出现凝集时，应取斜面培养物，置于含少量生理盐水的试管中，制成浓菌混悬液，在 100℃水浴中保温 30min，以除去可能存在的 Vi 抗原，冷却后再作凝集试验。如出现凝集，应判为阳性，否则为阴性。

（四）结果报告

1. 供试品培养物为 G⁻ 杆菌，三糖铁琼脂斜面反应及生化反应符合沙门氏菌属反应，沙门氏菌属 A－F"O"多价血清凝集试验阳性，报告供试品检出沙门氏菌。

2. 供试品培养物三糖铁琼脂斜面反应或生化反应不符合沙门氏菌属反应，沙门氏菌属 A－F"O"多价血清凝集试验阴性，报告供试品未检出沙门氏菌。

3. 供试品培养物生化反应符合沙门氏菌属反应，沙门氏菌属 A－F"O"多价血清凝集试验阴性；或生化反应不符合沙门氏菌属反应，沙门氏菌属 A－F"O"多价血清凝集试验阳性，均应进一步鉴定后做出结论。

五、铜绿假单胞菌检查法

铜绿假单胞菌俗称绿脓杆菌，该菌分布广泛，在土壤、空气、水、人体皮肤、呼吸道和肠道都有存在，故可通过生产的各个环节污染药品。该菌是常见的化脓性感染菌，并对许多抗菌药物有天然的耐药性。烧伤、烫伤、眼科疾患及其他外伤，常由该菌引起继发感染。因此，眼科用制剂及一般外用药，不得检出铜绿假单胞菌。

（一）培养基与试剂

胆盐乳糖培养基（BL）、溴代十六烷基三甲胺琼脂培养基、营养琼脂培养基、绿脓菌素测定用培养基（PDP）、明胶培养基、硝酸盐胨水培养基；1%盐酸二甲基对苯二胺液、盐酸（1mol/L）、氯仿。

（二）检验程序

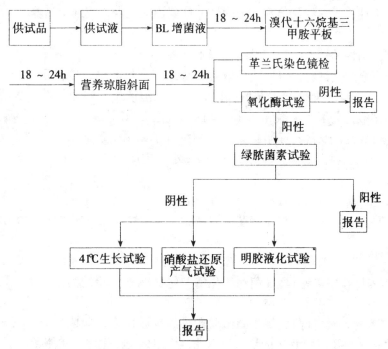

（三）操作步骤

1. 增菌培养：取供试液 10ml，加入 100ml 胆盐乳糖（BL）增菌液中，培养 18～24h。如有铜绿假单胞菌生长，培养液的上部常呈黄绿色或蓝绿色，液面大多有一层菌膜。

2. 分离培养：轻轻摇动上述增菌液，用取菌环，取 1～2 环增菌液（如有菌膜，应挑取微量），划线接种于溴代十六烷基三甲胺琼脂平板，培养 18～24h。铜绿假单胞菌在此平板上的典型菌落为扁平、微黄色或略显草绿色、湿润、无定形，周边略呈扩散现象，相邻菌落常相互融合。菌落周围常有水溶性蓝绿色素扩散，使培养基呈蓝绿色，但也有不产色素的菌株。菌落还有粘液型、粗糙型及侏儒型等，应注意挑选。

若分离平板无菌落生长，可报告供试品未检出铜绿假单胞菌。

3. 纯培养：以取菌针取分离平板上的疑似菌落2~3个，分别接种于营养琼脂斜面，培养18~24h。

4. 革兰氏染色镜检：铜绿假单胞菌为 G⁻杆菌，长短不一，无芽胞。

5. 生化试验：

（1）氧化酶试验：取一小块洁净的滤纸片置平皿内，以无菌玻璃棒挑取营养琼脂斜面培养物少许，涂在滤纸上，随即加新配制的 1%盐酸二甲基对苯二胺 1 滴，阳性者在 30s 内，纸片上的培养物出现粉红色，并逐渐变为紫红色。阴性者，培养物不变色，可报告供试品未检出铜绿假单胞菌。

（2）绿脓菌素试验：取营养琼脂斜面培养物，接种于测定绿脓菌素专用 PDP 培养基斜面上，培养 24h 后，观察斜面有无色素产生。如有色素，加 3~5ml 氯仿于试管内，搅碎培养基并充分振摇，使培养物中的色素完全萃取在氯仿液内。静置片刻，用吸管将氯仿移至另一试管，并在该管中加入 1mol/L 盐酸约 1ml，振摇后静置片刻，若在盐酸液层内出现粉红色，即为绿脓菌素试验阳性；无粉红色出现，为阴性。如斜面无色素，应继续培养 1~2 天后，再按上法试验。

绿脓菌素试验阴性的培养物，应继续做以下试验。

（3）硝酸盐还原产气试验：以取菌环取营养琼脂斜面培养物，接种于硝酸盐胨水培养基中，培养 24h，观察结果。如在培养基的杜氏管中有气泡产生，即为阳性，表明该菌能还原硝酸盐，并将亚硝酸盐分解产生氮气。杜氏管内无气泡为阴性。

（4）41℃生长试验：取营养琼脂斜面培养物少许于无菌生理盐水中，制成菌悬液，再取菌悬液接种于营养琼脂斜面上，立即置41℃±1℃水浴中培养24~48h，斜面有菌生长者为阳性，否则为阴性。

（5）明胶液化试验：以接种针取营养琼脂斜面培养物，穿刺接种于明胶培养基内，培养24h。取出置冰箱内 10~30min。如培养基呈溶液状，为阳性；如呈凝固状，为阴性。

（四）结果报告

1. 供试品培养物经证实为 G⁻杆菌、氧化酶及绿脓菌素试验均为阳性者，即可报告检出铜绿假单胞菌。

2. 供试品培养物为 G⁻杆菌、氧化酶试验阳性、绿脓菌素试验阴性时，其硝酸盐还原产气试验、41℃生长试验及明胶液化试验均为阳性，应报告检出铜绿假单胞菌。

六、金黄色葡萄球菌检查法

金黄色葡萄球菌为葡萄球菌属的一种，广泛分布于自然界，如土壤、空气、日用品、人及动物的皮肤表面、鼻腔、咽部、肠道等，生产各环节均易污染药品。该菌是化脓性感染的主要病原菌，比其他葡萄球菌的致病力更强。因此，药典规定，外用药品和滴眼剂中不得检出金黄色葡萄球菌。

（一）培养基与试剂

营养肉汤培养基、营养琼脂斜面培养基、亚碲酸钠肉汤培养基、卵黄氯化钠琼脂培养基、甘露醇氯化钠琼脂培养基、血浆－生理盐水（1:1）。

（二）检验程序

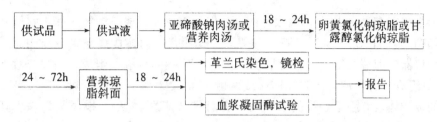

（三）操作步骤

1. 增菌培养：取供试液 10ml，加入 100ml 亚碲酸钠肉汤或营养肉汤培养基中，培养 18~24h。若有菌生长，增菌液变混浊。

2. 分离培养：轻轻摇动上述增菌液，用接种环取 1~2 环增菌液划线接种于卵黄氯化钠琼脂或甘露醇氯化钠琼脂平板，培养 24~72h。在卵黄氯化钠琼脂平板上，该菌的典型菌落为金黄色，圆形凸起，边缘整齐，外周有白色沉淀圈，直径 1~2mm；在甘露醇氯化钠琼脂平板上为金黄色，圆形凸起，边缘整齐，外周有黄色环，直径 0.7~1mm。但有的菌株也可显橙黄或无色，要注意选择。

若分离平板无菌落生长，可报告供试品未检出金黄色葡萄球菌。

3. 纯培养：以取菌针取分离平板上的典型或疑似菌菌落 2~3 个分别接种至营养琼脂斜面，培养 18~24h。

4. 革兰氏染色镜检：金黄色葡萄球菌为 G^+ 球菌，排成不规则葡萄状。

5. 血浆凝固酶试验：取无菌小试管 3 支，每支加血浆－生理盐水（1:1）0.5ml，其中 1 支加待检菌的肉汤培养物或生理盐水菌悬液 0.5ml，另 1 支加阳性菌肉汤培养物或生理盐水菌悬液 0.5ml 作阳性对照，最后 1 支加肉汤或生理盐水 0.5ml 作阴性对照。将 3 管同时放在 37℃ 培养，3h 后开始检查，以后每隔适当时间观察一次，直至 24h。检查时，轻轻将试管倾斜仔细观察，凡阴性对照管的血浆流动自如，试验管血浆凝固者为阳性；不凝固者为阴性。每次试验，阳性对照管应出现血浆凝固，阴性对照管应不凝固。否则，应另制备血浆，重新试验。

（五）结果报告

1. 供试品中培养物为 G^+ 球菌，血浆凝固酶试验阳性，报告检出金黄色葡萄球菌。
2. 不是 G^+ 球菌，或血浆凝固酶试验阴性，报告未检出金黄色葡萄球菌。

第三节　活螨检查法

螨属于节肢动物门蛛形纲蜱螨目，其种类多，分布广，在土壤、水、动植物、食品和药品中均可发现。药品可因其原料、生产过程、包装、运输、贮存等条件不良，受到螨的污染。药品染螨后，可在短期内发霉变质失效，一些螨类还可直接引起皮炎、肺螨、肠螨等疾病。

因此，药品特别是中成药，不得检出活螨。

一、螨的形态特征

螨的体形小，多在1mm以下，肉眼可察见，但需用放大镜或显微镜才能观察鉴别。螨的形状一般呈卵圆形或椭圆形，无头、胸、腹界限。幼虫足三对，成螨足多数为四对。足通常有六节组成。口器向前端突出，螯肢常呈螯钳状，有齿，由2~3节组成。须肢节数因种类而异，由1~5节组成。有些种类在躯体前端或两侧有1~2对眼。躯体两侧对称，表面被有坚硬的几丁质的板。体表有刚毛。螨的形态因种类而异（见图4-6）。螨类与蜘蛛、昆虫（如书虱），外形比较近似，应注意区别（见表4-1）。

表4-1　螨与蜘蛛、昆虫主要形态区别

特征	成螨（如腐食酪螨）	蜘蛛	昆虫（如书虱）
分类	蛛形纲　蜱螨目	蛛形纲　蜘蛛目	昆虫纲　啮虫目
足	4对	4对	3对
触角	无	无	1对
体段	头、胸、腹无界限	分头胸部和腹部二部分	分头、胸、腹三部分

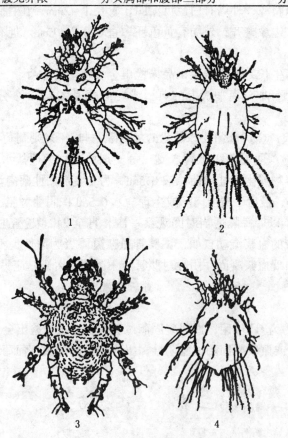

图4-6　螨的形态

1. 粉螨（腹）　2. 粉螨（背）　3. 肉食螨　4. 嗜甜螨

二、活螨的检查

(一) 活螨的一般检查方法

1. 漂浮法：将供试品放入盛有适量饱和盐水的漂浮瓶中，搅拌均匀。再缓慢加入饱和盐水，至液面略高于瓶口（为防止水溢出，可将漂浮瓶放在培养皿内），上覆以洁净的载玻片，使玻片与液面接触，沾取液面上的漂浮物，将载玻片迅速翻转，置显微镜下观察。

2. 直检法：取供试品先用肉眼观察，若有疑似活螨的白点或其他颜色的点状物，可用 5～10 倍放大镜或实体显微镜检查。有螨者，用解剖针、发丝针或小毛笔挑取活螨放在滴有一滴稀甘油的载玻片上，置显微镜下观察。

3. 分离法：也称烤螨法，将供试品置于附有适宜孔径筛网的玻璃漏斗内，利用活螨避光、怕热的习性，在漏斗的广口上面放一个 60～100W 的灯泡，距离药品 6cm 处，照射 1～2h。活螨可沿漏斗底部细颈内壁向下爬，用小烧杯装半杯稀甘油，放在漏斗的下口处，收集爬出的活螨。

发丝针的制作：取长约 10cm 的小金属棒一根和长约 1.5cm 的头发丝一根，以头发丝长度的一半紧贴在金属棒的尖端上，用细线将其缠紧，然后粘上加拿大树脂或油漆晾干，即得。

(二) 不同剂型中药制剂活螨的检查

各剂型供试品，每批应抽取 2 瓶或 2 盒以上的包装单位；贵重或微量包装的供试品，取样量可酌减。必要时，可再次抽样，或选取有疑问的样品进行检查。

1. 大蜜丸：将药丸外壳（蜡壳或纸蜡壳）置酒精灯小火焰上，转动，适当烧灼（杀灭外壳可能污染的活螨）后，小心打开。表面完好的药丸，用消毒的解剖针刺入药丸，手持解剖针，在放大镜或实体显微镜下检查，同时注意检查丸壳的内壁或包丸的油纸有无活螨；有虫粉的药丸，可用放大镜或实体显微镜直接检查，也可用漂浮法检查。

2. 小蜜丸、水丸：表面完好的药丸，可将供试品放在预先衬有洁净黑纸的培养皿或小搪瓷盘中，用直检法检查，如未能检出活螨时，可再用漂浮法或烤螨法检查；有虫粉的药丸，可用直检法或漂浮法检查，同时注意检查药瓶内壁及内盖有无活螨。

3. 散剂、颗粒剂和胶囊剂：先直接检查药品内盖及塑料袋的内侧有无活螨，再将药品放在衬有洁净黑纸的培养皿或搪瓷盘中，使成薄层，直接检查。必要时可再用漂浮法检查，并注意检查瓶口及内壁是否有活螨。

4. 块状颗粒剂：直接检查供试品的包装蜡纸、玻璃纸或塑料袋的内侧有无活螨。有虫粉者，用直检法配合漂浮法检查。

5. 液体制剂及半固体膏剂：先用 75% 乙醇将药瓶的外盖螺口周围消毒后小心旋开外盖，用直检法，检查药瓶外盖内侧、瓶口内外的周围与内盖有无活螨。必要时配合漂浮法和烤螨法检查。

三、活螨卵的检查

螨卵极小，一般在 0.1mm 以下，乳白色，卵圆形，显微镜下才能察见。对可疑供试品，未检出活螨时，应注意检查活螨卵。可采用检查活螨的直检法或漂浮法检查。如发现可疑螨卵时，小心挑取，放入中央滴有 2 滴稀甘油的载玻片上，置显微镜下检查。为验证挑取物是否为活螨卵，可将上述载玻片置培养皿中，加盖。25℃～30℃培养 10 天，每天上、下午定时用显微镜检查，如在稀甘油中孵出幼螨，则判断为检出活螨卵。

四、检验报告

供试品按上述规定检查，检出活螨，应作检出活螨报告；未检出活螨，但检出活螨卵，也按检出活螨处理。

为保留阳性结果备查，可将检出的螨按下法处理保存：将活螨放在预先滴有 1 滴 75% 乳酸液的载玻片上，盖上盖玻片，在酒精灯小火焰上来回移动，缓缓加热片刻，使其适当透化，即可镜检。鉴定后的螨体，可放入 70% 的乙醇中保存，或作固定处理。

第四节　卫生学检查的基本要求和技术

一、无菌室技术要求

1. 无菌操作室应有一个良好的位置和适当的内部构造，附近应无污染源。

2. 室内墙壁、天花板和地板应光滑平整，无缝隙。表面可贴瓷砖或用光滑的硬漆涂刷。必须安装严密的门窗。

3. 无菌室外应设缓冲间，其结构同无菌室。

4. 无菌室内必须装有供空气消毒的紫外线灯，对紫外线的消毒效果应定期检查，及时更换失效的灯管。室内应定期用乳酸蒸熏，彻底消毒。

5. 无菌室操作台面的洁净度应达到 100 级。

6. 无菌室内温度应控制在 25℃±2℃，湿度应控制在 45%～60%。

7. 工作人员进入无菌室前应换专用鞋、专用衣。在无菌室内进行操作时，应戴口罩，口罩每次用后应消毒。

二、无菌操作技术

1. 所有器具必须经严格灭菌，使用过程中不得与外界未消毒物品接触，一旦接触应立即换用。切忌长时间暴露于空气中。

2. 微生物限度检查的整个过程均须在无菌室、超净工作台或接种罩内进行（特殊情况例外）。

3. 灭菌的试管及玻璃瓶每次打开和关闭时，口部均应在火焰上通过 1～2 次，以杀灭可能从空气中落入的杂菌。

4. 接种环或接种针每次使用前后，均应在火焰上彻底烧灼灭菌，金属棒或玻璃棒亦须转动着通过火焰三次。

5. 皮肤表面及口腔内常存在有大量杂菌，故在检验时切忌用手接触标本及已灭菌的器材内部，也勿用口吸、吹。吸管上端应塞以棉花，以防其他杂菌混入培养物中。

三、培养用器皿的使用和清洗方法

1. 吸管：可将染菌吸管置入3%来苏液内浸泡30min，再用肥皂水洗涤一次，最后以清水冲洗干净。

2. 培养皿：有细菌生长的培养皿，应放在搪瓷桶中，经高压蒸汽灭菌，冷却后进行洗涤，用小刀等刮去琼脂培养基，再用热肥皂水刷洗，最后用自来水冲洗。烘干或晾干后，底盖相配，备用。

3. 试管：先经高压蒸汽灭菌，趁热倒出其中的培养基，置热水中用5%肥皂水刷洗，然后用清水冲净。

4. 无菌试验用的刻度吸管、滴管、乳钵、三角烧瓶、量筒等：用纸包扎好（或装在适宜的容器内），高压蒸汽灭菌，干燥，或150℃~160℃干热灭菌2h，备用。

5. 新的玻璃器皿：因含游离碱，应在清洁液或2%盐酸中浸泡数小时，再用清水冲洗干净。

四、常用试剂的配制

1. 革兰氏染色液

（1）结晶紫染液：取结晶紫1.0g，溶于20ml乙醇中，与1%草酸铵水溶液80ml混合，即得。

（2）卢戈氏染液：先将碘化钾2g溶于10ml蒸馏水中，再加碘1g，待全部溶解后，加蒸馏水至300ml，即得。

（3）沙黄染液：取沙黄0.25g，加乙醇10ml，使完全溶解后，加水至100ml。

2. 0.9%无菌氯化钠溶液：取氯化钠9g，加蒸馏水1000ml溶解，121℃灭菌20min。

3. pH7.2无菌磷酸盐缓冲液：取磷酸氢二钠25.8g与磷酸二氢钠4.4g，加水稀释至1000ml，121℃灭菌20min。

4. 欧-波氏试剂：取对二甲氨基苯甲醛1.0g，加入乙醇95ml，充分振摇，使完全溶解后，取浓盐酸20ml徐徐滴入，边加边振摇，以免骤热导致溶液色泽变深，置冰箱保存，备用。

5. 0.02%甲基红试剂：取甲基红0.1g，乙醇300ml，蒸馏水适量，使溶解后，加水至500ml。

6. V-P试剂：①甲液：取α-萘酚6.0g，加无水乙醇100ml使溶解；②乙液：取氢氧化钾40.0g，加水100ml使溶解。

7. 1%盐酸二甲基对苯二胺液：取盐酸二甲基对苯二胺0.1g，加水10ml使溶解，即得。此液应新鲜少量配制，冰箱避光保存。变成红褐色，不可再用。

复习思考题

1. 细菌有哪些基本结构和特殊结构？各有哪些功能？

2. 细菌的生长繁殖需要哪些条件？繁殖方式和速度怎样？

3. 真菌菌落有几种形态？各种形态的特点是什么？

4. 为什么要对非灭菌制剂进行染菌量检查？如何检查？

5. 如何根据试验结果判断药品中有无大肠杆菌、铜绿假单胞菌、金黄色葡萄球菌等控制菌？

6. 中药制剂为什么不得含有活螨？活螨及活螨卵的检查方法有哪几种？

第五章 中药制剂定量分析技术

中药制剂定量分析技术是利用各种化学和仪器分析的方法对中药制剂中有代表性的成分、有效成分或毒性成分进行含量测定的技术。目前常用的定量分析方法主要有化学分析法、紫外-可见分光光度法、薄层扫描法、气相色谱法及高效液相色谱法等。

第一节 化学分析法

化学分析法是以物质的化学反应为基础的经典分析方法。化学分析法的优点是准确度高，精密度高，在严格的操作条件下，其相对误差不大于0.2%；缺点是灵敏度不够高，仅能用于常量组分的测定。根据操作方法的不同，化学分析法可分为重量分析法和滴定分析法两大类。

一、重量分析法

重量分析法是采用适当的方法使待测组分从样品中分离出来，并转化为一种称量形式，根据称量形式的重量，计算待测组分含量的方法。按分离方法的不同，重量分析法又可分为挥发法、萃取法和沉淀法等。

（一）挥发法

挥发法又称气化法或干燥法，是将一定重量的样品加热或与某种试剂作用，使待测组分挥发逸出，然后根据样品减少的重量，计算待测组分的含量；或者采用某种吸收剂将挥发性物质吸收，根据吸收剂增加的重量，计算待测组分的含量。中药制剂分析中水分的测定（烘干法）、灰分的测定、浸出物的测定、炽灼残渣的测定、干燥失重的测定等均属挥发法。

（二）萃取法

萃取法又称提取法或抽提法，是利用适宜的有机溶剂将待测组分从样品中萃取出来，然后将溶剂蒸干，称量干燥的待测组分的重量，并计算待测组分的含量。如冰硼散中冰片的测定、姜流浸膏中醚溶性物质的测定、昆明山海棠片中总生物碱的测定等均采用萃取法。

例：冰硼散中冰片的含量测定

取本品2.5g，精密称定，置离心管中，用无水乙醚提取三次（6ml、3ml、2ml），每次用细玻棒搅拌，置离心机中，离心约5min，合并上层醚液，置已称定重量的蒸发皿中，在15℃~25℃放置1h，称其重量，即得冰片的含量。药典规定，本品每1g含冰片不得少于35mg。

（三）沉淀法

沉淀法是利用沉淀反应将待测组分转化为难溶化合物，以沉淀形式从溶液中分离出来，沉淀经滤过、洗涤、干燥后，转化为称量形式，称其重量，据此计算待测组分的含量。其操作步骤包括：样品的称取、溶解和沉淀，沉淀的滤过、洗涤和干燥，以及分析结果的计算。沉淀形式与称量形式可以相同，也可以不同。为保证分析结果的准确性，沉淀法对沉淀形式和称量形式都有一定的要求。

1. 对沉淀形式的要求：①沉淀在溶剂中的溶解度要小，使沉淀的溶解损失≤0.2mg，以便使待测组分沉淀完全；②沉淀要纯净，尽量避免其他物质的玷污；③沉淀要容易滤过和洗涤，以利于最后得到纯净的沉淀；④沉淀应易于转化为称量形式。

2. 对称量形式的要求：①称量形式的组成应固定，有确定的化学式，这是计算分析结果的基础；②称量形式的化学稳定性要高，不易风化、吸湿、分解，也不易被空气中的氧气所氧化；③称量形式的分子量要大，这样称量误差小，分析结果准确度高。

3. 应用实例：地奥心血康胶囊中甾体总皂苷的含量测定

取本品内容物，混合均匀，精密称取适量（约相当于于甾体总皂苷元0.12g），置150ml圆底烧瓶中，加硫酸40%乙醇溶液（取60ml硫酸，缓缓注入适量40%乙醇溶液中，放冷，加40%乙醇溶液至1000ml，摇匀）50ml，水浴回流5min，放冷，加水100ml，摇匀，用已称定重量的4号垂熔玻璃坩埚滤过，沉淀用水洗涤至滤液不显酸性，105℃干燥至恒重，精密称定，计算，即得。本品每粒含甾体总皂苷以甾体总皂苷元计，不得少于35mg。

（四）常用仪器

1. 分析天平：分析天平是精确测定物体质量的计量仪器。正确使用分析天平、熟练掌握称量技术是中药制剂分析工作者的一项基本功。

根据杠杆原理制成的天平称为机械天平，如TG-328A型全机械加码电光天平；根据电磁力平衡原理，直接显示质量读数的天平称为电子天平，如MettlerAE-163型电子天平。

天平的灵敏度是指在天平的一侧秤盘增加1mg时，指针的平衡点移动的格数（格/mg）。也可用感量（或分度值）来表示，感量是指使指针偏移一格所需的质量（mg/格）。感量愈小，灵敏度愈高。精密分析天平的感量为0.1mg、0.01mg、0.001mg。

（1）分析天平的使用方法：①根据称取物质的量和称量精度的要求，选择适宜级别的天平；②使用天平前，先检查天平各部件是否处在正确位置上，读数盘是否对准零位，调整，然后清洁灰尘，检查并调整天平水平；③测定天平的零点和灵敏度，并调整至允许误差范围内；④只能用同一台天平和砝码完成一次实验的全部称量，被称物品和砝码只能从侧门取放，应放在秤盘的中央；⑤被称物品应放在一定的器皿中称量，具有吸湿性、挥发性或腐蚀性的物质，要加盖密封后称量；⑥被称物品温度应与天平室温度一致；⑦启开或关闭天平时，动作要轻缓，不宜在天平启开后取放物品，转动读数盘时，动作不要太快，应逐挡进行加减，读数时，应关闭所有天平门，记录读数结果；⑧称量结束后，关闭天平，将读数盘全部回转至零位，取出物品和砝码，关好天平门，拔去电源插头，罩好罩子，填写使用登记。

（2）电子天平的使用方法：①接通电源，打开电源开关和天平开关，预热30min以上；

②天平预热后，按使用说明调整零点，一般电子天平均装有自动调零钮，轻轻按动即可自动调零；③电子天平不能称量有磁性和带静电的物质。

（3）分析天平的称量方法：①减量法：将被称物品装入称瓶中，置于天平盘上，称量（W_1），然后取出所需的量，再称剩余物和称瓶的量（W_2），两次重量之差（$W_1 - W_2$）即为取出样品的重量。采用减量法可连续称取若干份样品，节省称量时间。②增量法：将称瓶置于天平盘上，称量（W_1），将需称量的样品装入称瓶中，再称量（W_2），两次重量之差（$W_2 - W_1$）即为称取样品的重量。称取指定重量的样品，常采用增量法。

（4）分析天平的维护：应注意防尘、防潮、防热、防震、防腐蚀。①保持天平及台面的清洁；②天平框罩内应放置硅胶干燥剂，并定期更换；③所称重量不得超过天平的最大载荷；④天平搬动时，应将横梁、吊耳、内阻尼筒、秤盘、灯罩等取下包好，其他零件，不得随便乱拆；⑤天平发生故障时，应立即停止使用，待专业人员修复后再用。

2. 称瓶：为称量时用于盛放物品的带磨口塞的玻璃器皿，有高型和扁型两种。

3. 干燥器：为一种具有磨口盖子的厚玻璃器皿。其内装有一带孔瓷盘，用于放置坩埚或干燥物品；底部放置干燥剂如五氧化二磷、硅胶、无水氯化钙、高氯酸镁、浓硫酸等。

4. 滤器：包括滤纸、垂熔玻璃坩埚和古氏坩埚等。

（1）滤纸：也叫无灰滤纸或定量滤纸，这种滤纸灼烧后留下的灰分小于 0.1mg。

（2）垂熔玻璃坩埚：也叫微孔玻璃坩埚，底部是用玻璃粉烧结成的滤板，耐酸能力强而耐碱能力差，180℃干燥使用。

（3）古氏坩埚：为底部有小圆孔的瓷坩埚，使用前需将处理好的石棉纤维铺在孔上并抽干作为滤层。

二、滴定分析法

滴定分析法是将已知准确浓度的试剂溶液，滴加到待测组分的溶液中，直到所加的试剂溶液与待测组分定量反应完全，根据试剂溶液的浓度和消耗的体积，计算待测组分含量的方法。已知准确浓度的试剂溶液称为标准溶液（在滴定分析法中称滴定液）。将标准溶液从滴定管滴加到样品溶液中的过程称为滴定。滴入的标准溶液与待测组分按照反应方程式所表示的化学计量关系定量作用的点，称为化学计量点（简称计量点）。

滴定时，化学计量点是通过指示剂变色来判定的，在滴定过程中，指示剂发生颜色变化的转变点称为滴定终点。化学计量点（理论终点）与滴定终点（实际终点）不一定能恰好符合，二者之间的差别称为终点误差。

滴定分析法对化学反应的要求：①反应要定量进行，一般要达到 99.9% 以上；②反应要迅速，在滴定过程中瞬间即可完成；③有简便可靠的方法判定化学计量点，即有适宜的指示剂可供选用；④不能有干扰性杂质存在。

（一）分类

根据反应的类型，滴定分析法可分为下列四类：

1. 酸碱滴定法：又称中和法，它是以酸碱中和反应为基础的一种滴定方法。酸碱滴定法可以用酸作标准溶液，测定碱及碱性物质；也可以用碱作标准溶液，测定酸及酸性物质。

2. 沉淀滴定法：是以沉淀反应为基础的一种滴定方法。其实质是离子与离子形成难溶性的盐。沉淀滴定法中最常用的是银量法，用硝酸银标准溶液测定卤化物的含量。

3. 氧化 – 还原滴定法：是以氧化 – 还原反应为基础的一种滴定方法。可用氧化剂作标准溶液，测定还原性物质，也可用还原剂作标准溶液，测定氧化性物质。氧化 – 还原滴定法可分为碘量法、高锰酸钾法及亚硝酸钠法等。

4. 配位滴定法：是以配位反应为基础的一种滴定方法。其中，最常用的是用氨羧配位剂作标准溶液测定多种金属离子的含量。

非水溶液滴定法是在除水以外的溶剂中进行滴定的分析方法，常用的是非水酸碱滴定法。

（二）标准溶液

1. 标准溶液与基准物质

（1）标准溶液：是已知准确浓度的溶液。在滴定分析和仪器分析法中都离不开标准溶液，否则无法计算分析结果。因此，掌握标准溶液的配制和标定方法，对中药制剂分析检验极为重要。在滴定分析中，标准溶液的浓度用"mol/L"表示。

（2）基准物质：是用于直接配制或标定标准溶液的物质。基准物质必须符合下列要求：纯度高（99.99%），组成恒定，性质稳定，参与反应时能定量进行。

2. 标准溶液的配制方法

（1）直接法：准确称取一定量的基准物质，溶解后配成一定体积的溶液，根据基准物质的质量和溶液的体积，直接计算出标准溶液的准确浓度。

（2）间接法：也称标定法，先按一定计量关系配制近似浓度的标准溶液，再用基准物质或另一标准溶液来确定其准确浓度，这一过程称为标定。

（三）常用仪器

1. 滴定管：滴定管是准确测量滴定时放出液体体积的仪器。在滴定管的下端有一玻璃活塞的称为酸式滴定管，带有尖嘴玻璃管和胶管连接的称为碱式滴定管。酸式滴定管适用于装酸性和中性溶液，不宜装碱性溶液，因玻璃活塞易被碱性溶液腐蚀，而难以转动。碱式滴定管适用于装碱性溶液，与胶管起作用的氧化性溶液如高锰酸钾、碘、硝酸银等溶液不能装入碱式滴定管。需要避光的溶液要装入棕色滴定管。

2. 容量瓶：容量瓶是一种细颈梨形的平底玻璃瓶，带有玻璃磨口塞或塑料塞，颈上有一环形标线，表示在指定的温度（一般为 20℃）下液体充满标线时，液体的体积恰好等于瓶上所标明的体积。容量瓶常用来把某一数量的浓溶液稀释到一定体积，或将一定量的固体物质配成一定体积的溶液。

3. 移液管：移液管又称吸量管，用于准确移取一定体积的溶液。通常有两种形状：一种移液管中部膨大，下端为拉尖的细长玻璃管，称为胖肚吸管。另一种是刻有许多刻度的直形玻璃管，称为刻度吸管。

（四）应用实例

例：益元散中朱砂的含量测定

取本品约2.5g，精密称定，置250ml烧瓶中，加硫酸10ml与硝酸钾1.5g，小心加热使朱砂溶解，放冷，加1%硝酸溶液10ml，摇匀，冷却后，用垂熔漏斗滤过，用1%硝酸溶液40ml分次洗涤漏斗和烧瓶，洗液并入滤液中，滴加1%高锰酸钾溶液至溶液显粉红色（以2min内不消失为度），再滴加2%硫酸亚铁溶液恰至红色消失，加硫酸铁铵指示液2ml，用硫氰酸铵滴定液（0.05mol/L）滴定。每1ml硫氰酸铵滴定液（0.05mol/L）相当于5.815mg的硫化汞。本品含朱砂以硫化汞（HgS）计，应为3.5%～4.2%。

第二节　紫外－可见分光光度法

一、基本原理

紫外－可见分光光度法是根据物质分子对紫外－可见光区（200～760nm）的电磁辐射的吸收特性建立起来的一种光谱分析法。它是中药制剂定性鉴别、杂质检查及含量测定的常用方法，具有较高的灵敏度和准确度，检出限可达10^{-7}g/ml，相对误差通常为1%～5%，设备简单，操作简便，易于掌握和推广。

（一）吸收光谱

吸收光谱又称吸收曲线，它是在不同波长下测定物质对光的吸收程度（吸收度），以波长为横坐标，以吸收度为纵坐标所绘制的曲线（如图5-1所示）。测定的波长范围在紫外和可见光谱区，称紫外－可见吸收光谱。图中凸起的部分称为吸收峰，凹陷的部分称为谷，二者所对应的波长分别称为最大吸收波长（λ_{max}）和最小吸收波长（λ_{min}）。在吸收峰的旁边有一个

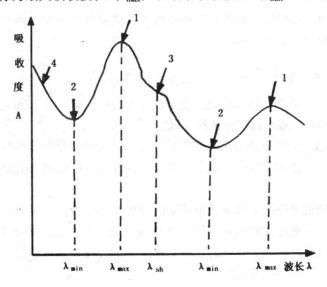

图5-1　吸收光谱示意图

1. 吸收峰　2. 谷　3. 肩峰　4. 末端吸收

小的曲折称为肩峰，其对应波长为λ_{sh}。在吸收曲线短波长端呈现的不成峰形的较强吸收，称为末端吸收。不同的物质有不同的吸收光谱及特征参数，它们是物质定性分析的依据。

（二）朗伯－比尔定律

紫外－可见分光光度法的定量分析依据是朗伯－比尔定律。其物理意义是：当一束平行的单色光通过均匀的非散射体系的低浓度溶液时，在单色光强度、溶液温度等条件不改变的情况下，吸收度与液层的厚度（光路长度）和吸光物质浓度的乘积成正比。其数学表达式为：

$$A = \lg \frac{1}{T} = KCL$$

式中：A为吸收度；T为透光率；K为吸收系数；C为吸光物质浓度；L为液层厚度。

吸收系数是指吸光物质在单位浓度及单位厚度时的吸收度。吸收系数的大小，取决于物质（溶质、溶剂）的本性及单色光波长。在一定条件下（单色光波长、溶剂、温度等确定时），吸收系数是物质的特性常数。不同物质对同一波长的单色光，有不同的吸收系数，吸收系数越大，表明吸光物质的吸光能力越强，吸收系数是中药制剂定性和定量分析的依据。

吸收系数可分为百分吸收系数和摩尔吸收系数两种。百分吸收系数又称为比吸收系数，是指在一定波长下，溶液浓度为1%（g/ml），液层厚度为1cm时的吸收度，用$E_{1cm}^{1\%}$表示；摩尔吸收系数是指在一定波长下，溶液浓度为1mol/L，液层厚度为1cm时的吸收度，用ε表示。

两种吸收系数之间的关系是：$\varepsilon = \dfrac{M}{10} \times E_{1cm}^{1\%}$

式中：M为待测物质的摩尔质量。吸收系数不能直接测定，需配制准确浓度的纯品稀溶液测定其吸收度，再进行换算求得。

二、仪器简介

分光光度计主用于测量溶液的透光率和吸收度。它通常由光源、单色器、吸收池、检测器、显示器和数据处理系统等部分组成。

（一）分光光度计的基本部件

1. 光源：其功能是提供足够强度的、稳定的连续光谱。紫外光区和可见光区通常分别用氢灯（或氘灯）和钨灯（或卤钨灯）两种光源。

2. 单色器：其功能是将光源发出的复合光分解，并从中分出测量所需波长的单色光。一般由色散元件、狭缝、准直镜及聚光透镜等组成。色散元件有棱镜和光栅两种；狭缝有入射狭缝和出射狭缝两个。

3. 吸收池：其功能是盛装溶液和确定液层的厚度。一台分光光度计配有几组厚度不同的吸收池，以供选用。可见光区的测量一般用玻璃吸收池，紫外光区的测量须用石英吸收池，因普通玻璃吸收紫外线，影响准确测定。用于盛装参比溶液和供试品溶液的一组吸收池必须相互匹配，即有相同的厚度与透光性。

4. 检测器：其功能是通过光电转换元件检测透过光的光通量大小，并将光信号转变成电信号。常用的光电转换元件是光电管、光电倍增管及光二极管阵列检测器。

5. 显示器：其功能是把检测到的信号以适当的方式显示或记录下来。常用的显示方式有数字显示、荧光屏显示、曲线扫描及结果打印等多种。高性能的仪器还带有数据站，可进行多功能操作。

（二）分光光度计的类型

分光光度计的分类方法有多种。按光路系统可分为单光束和双光束分光光度计；按测量方式可分为单波长和双波长分光光度计。

1. 单光束分光光度计：单光束仪器只有一束单色光，参比溶液和供试品溶液的测定，是在同一位置用同一束单色光先后进行。单光束仪器结构简单，操作简便，但对光源强度的稳定性要求较高。

2. 双光束分光光度计：双光束仪器的参比溶液和供试品溶液分别位于参比光路和测量光路。检测器在不同的瞬间接受和处理参比信号和供试品信号，其信号差经对数转换系统处理后由显示器显示出透光率、吸收度、浓度或进行波长扫描，记录吸收光谱。双光束分光光度计不仅可以自动扫描绘制供试品的吸收光谱，而且可以减少或消除因光源强度不稳而引入的误差。

3. 双波长分光光度计：双波长分光光度计是具有两个并列单色器的仪器，用两束不同的单色光交替照射到供试品溶液，测定供试品溶液中待测组分在这两个波长下的吸收度差值△A，根据△A，求出供试品溶液中待测组分的浓度。

三、定量分析

（一）单组分供试品的定量分析方法

1. 对照品比较法：在相同条件下，配制供试品溶液和对照品溶液，在选定波长处分别测定供试品溶液和对照品溶液的吸收度。按下式计算供试品溶液中待测组分的浓度：

$$C_X = \frac{A_X}{A_R} \times C_R$$

式中：A_R 为对照品溶液的吸收度；A_X 为供试品溶液的吸收度；C_R 为对照品溶液的浓度；C_X 为供试品溶液的浓度。

此法操作简便，但要求供试品溶液与对照品溶液的浓度相近，且在标准曲线的线性范围之内，才可获得准确的测量结果。

2. 吸收系数法：当已知某物质在一定条件下的吸收系数 $E_{1cm}^{1\%}$ 后，可在相同条件下，按规定方法配制该供试品溶液，在规定的波长处测定其吸收度，然后根据朗伯－比尔定律直接计算待测组分的含量。

$$C_X = \frac{A}{E_{1cm}^{1\%} \times L}$$

用本法测定时，应注意仪器的定期校正和检定，并严格控制测定条件（如溶剂、溶液浓度及酸碱度等）。

例如，维生素 B_{12} 的水溶液在 361nm 处的 $E_{1cm}^{1\%}$ 值是 207，盛于 1cm 吸收池中，测得溶液的吸收度为 0.414，求该溶液浓度。

解：$C（\%） = \frac{0.414}{207 \times 1} = 0.002g/100ml$

3. 标准曲线法：配制一系列不同浓度的标准溶液，选择合适的参比溶液，在相同条件下分别测定各标准溶液的吸收度。以吸收度为纵坐标，浓度为横坐标，绘制 A – C 曲线，即标准曲线，或称工作曲线（如图 5 – 2 所示）。在做精密测量时，用标准溶液的浓度与相应的吸收度进行线性回归，求出回归方程，绘出回归直线代替标准曲线，以尽量消除偶然误差。然后在完全相同的条件下测定供试品溶液的吸收度，从标准曲线（或回归直线）上查出供试品溶液的对应浓度，或代入回归方程，求出供试品溶液的浓度。

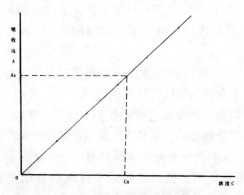

图 5 – 2　标准曲线

标准曲线法适用于批量样品的测定，在固定仪器和方法的条件下，绘制的标准曲线可使用多次，不必每次实验都重新绘制，除非测定条件发生变化。

（二）多组分供试品的定量分析方法

利用分光光度法可同时测定供试品中两种或两种以上组分的含量，不需化学分离，方法简便可靠。要求待测组分彼此不发生化学反应，同时每一组分须在一定波长范围内符合比尔定律。根据吸收定律的加和性，可分别测定各组分的含量。当溶液中同时存在两组分 a 和 b 时，它们的吸收峰相互重叠的程度如图 5 – 3 所示。

1. 两组分在最大吸收峰处互不重叠：如图 5 – 3 （1），可分别在 λ_1 和 λ_2 处用单组分供试品的测定方法，先后测定组分 a 和 b 的浓度。

2. 两组分在最大吸收峰处部分重叠：如图 5 – 3 （2），在 λ_1 处，组分 b 无吸收，在 λ_2 处，组分 a 和 b 均有吸收。则可先在 λ_1 处用单组分供试品的测量方法，测定供试品溶液中组分 a 的浓度；然后在 λ_2 处测定供试品溶液的吸收度 A_2^{a+b}，根据吸收度的加和性原则，计算组分 b 的浓度 （C_b）。

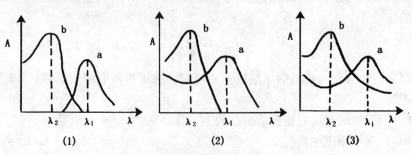

图 5 – 3　混合组分吸收光谱重叠示意图

$$\because A_2^{a+b} = A_2^a + A_2^b = \epsilon_2^a Ca + \epsilon_2^b C_b,$$

$$\therefore C_b = \frac{A_2^{a+b} - \epsilon_2^a Ca}{\epsilon_2^b}$$

式中，a、b两组分在 λ_2 处的吸收系数 ϵ_2^a 与 ϵ_2^b 需事先求得。

3. 两组分在最大吸收峰处相互重叠：如图 5－3（3），常采用解线性方程组法。该法是混合组分的经典测定方法。选择两个测定波长 λ_1 和 λ_2，首先测定两组分在两波长处的吸收系数 ϵ_1^a、ϵ_1^b、ϵ_2^a 及 ϵ_2^b 的值，然后在两波长处测定供试品溶液的吸收度 A_1^{a+b} 和 A_2^{a+b}，最后用解线性方程组的方法求出两组分的浓度。

$$\because A_1^{a+b} = A_1^a + A_1^b = \epsilon_1^a C_a + \epsilon_1^b C_b,$$

$$A_2^{a+b} = A_2^a + A_2^b = \epsilon_2^a Ca + \epsilon_2^b C_b$$

$$\therefore C_a = \frac{A_1^{a+b} \cdot \epsilon_2^b - A_2^{a+b} \cdot \epsilon_1^b}{\epsilon_1^a \cdot \epsilon_2^b - \epsilon_2^a \cdot \epsilon_1^b}$$

$$C_b = \frac{A_2^{a+b} \cdot \epsilon_1^a - A_1^{a+b} \cdot \epsilon_2^a}{\epsilon_1^a \cdot \epsilon_2^b - \epsilon_2^a \cdot \epsilon_1^b}$$

式中浓度 C 的单位依据所用的吸收系数而定。测定时要注意，在所选测定波长处各组分的吸收系数差别要大，而且都具有良好的重现性，这样可得到比较准确的测定结果。本法在理论上可用于三组分或更多组分混合物的测定，其繁杂的运算过程可由计算机来完成。但在实际应用中，多组分共存时，吸收峰相互重叠的情况很复杂，难以选择合适的测定波长。

4. 等吸收双波长测定法：对于图 5－3（3）的情况，还可利用等吸收双波长测定法对其中一种组分或两种组分同时进行测定。

（1）原理：先把一种组分的吸收设法消去，测定另一组分的浓度，如图 5－4 所示。

在图 5－4 中，测定 b 组分时，选择 b 组分的最大吸收波长作测定波长 λ_1，由 b 的峰顶 λ_1 向横坐标作垂线与 a 吸收曲线的一侧相交，从相交点作横坐标的平行线与 a 吸收曲线的另一侧相交，交点所对应的波长为参比波长 λ_2。在 λ_1 和 λ_2 处分别测定吸

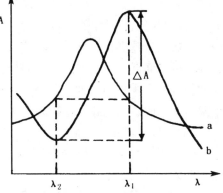

图 5－4　等吸收双波长测定法示意图

收度 A_1^{a+b} 与 A_2^{a+b}，然后相减求 ΔA^{a+b}。其数学表达式为：

$$\Delta A^{a+b} = A_1^{a+b} - A_2^{a+b} = A_1^a + A_1^b - A_2^a - A_2^b = \Delta A^a + \Delta A^b$$

$$\epsilon_1^a = \epsilon_2^a$$

$$\Delta A^a = (\epsilon_1^a - \epsilon_2^a) \cdot L \cdot C_a = 0$$

$$\Delta A^{a+b} = \Delta A^b = (\epsilon_1^b - \epsilon_2^b) \cdot L \cdot C_b = KC_b$$

在两波长处 a 组分的吸收度相等 $\Delta A^a = 0$，b 组分的吸收度差值 ΔA^b 与 b 组分的浓度呈正比。测组分 a 时，可用相同的方法选择 b 组分具有等吸收的两个波长，消去 b 的干扰，测定 a 组分的浓度。本法不仅适用于干扰组分有等吸收点的测定，还适用于浑浊溶液的测定。

（2）操作步骤：

①选择参比与测定波长：用混合物中两组分的对照品，分别配成一定浓度的对照品溶液，测出各自的吸收光谱，按波长选择原则，选出合适的两个波长 λ_1 和 λ_2。

②绘制标准曲线：配制一系列不同浓度的待测组分对照品混合液，在各组分的选定波长处测定吸收度差值 ΔA。用 ΔA 对 C 作标准曲线，或求出一元回归方程。

③含量测定：在各组分的选定波长处测定供试品溶液的吸收度差值 ΔA，根据标准曲线或一元回归方程，求出各组分的相应浓度。

5. 导数光谱法：导数光谱法又称微分光谱法，也是一种消除光谱干扰的方法。以吸收度 A 对波长 λ 的吸收光谱称为零阶光谱，对吸收光谱进行一级微分，即可得到 $dA/d\lambda - \lambda$ 曲线，称为一阶导数光谱，以同样方法可得到二阶导数光谱 $d^2A/d\lambda^2 - \lambda$ 曲线，三阶导数光谱 $d^3A/d\lambda^3 - \lambda$ 曲线，四阶导数光谱 $d^4A/d\lambda^4 - \lambda$ 曲线。如图 5 - 5 所示。

（1）原理：在导数光谱中，导数信号与浓度成正比，即：$dA/d\lambda \propto C$，$d^2A/d\lambda^2 \propto C$，$d^3A/d\lambda^3 \propto C$，$d^4A/d\lambda^4 \propto C$。

信号对浓度的灵敏度取决于吸收系数在特定波长下的变化率，即：$d\epsilon/d\lambda$，$d^2\epsilon/d\lambda^2$，$d^3\epsilon/d\lambda^3$，$d^4\epsilon/d\lambda^4$，导数光谱的测量法有几何法和代数法。在几何法中，导数光谱的定量参数是振幅。

导数光谱的微分阶数 n 越大，峰形越尖锐，分辨率越强，但信噪比将降低，通常不超过四阶。导数光谱的波长间隔 $\triangle\lambda$ 越大，灵敏度越高，但分辨率降低。一般选 1～2nm 为宜。导数光谱的中间波长 λm 的选择原则是：干扰组分在此波长处的导数值最好为零，而且通过选择适宜的波长和求导条件，可消除背景吸收、杂质和共存物的干扰。

（2）操作步骤：

①干扰情况考查：按处方配比，分别测定各味原药模拟液的各阶导数光谱图，确定干扰组分和干扰程度。

②选择测定条件：光谱扫描波长、微分阶数、波长间隔、中间波长。

③绘制标准曲线：配制一系列不同浓度的待测组分对照品混合液，在待测组分的选定条件下测定相应的导数光谱，然后测其峰 - 谷振幅值 D，用 D 对 C 作标准曲线，或求出一元回归方程。

④测定：取供试品适量，按绘制标准曲线同样的条件操作，测峰 - 谷振幅值 D，根据标准曲线或一元回归方程，求出各组分的相应浓度。

6. 差示光谱法（ΔA 法）：

（1）原理：先提供一个近似理想的参比溶液，然后使待测组分发生特征光谱变化，而其他共存组分却不引起光谱变

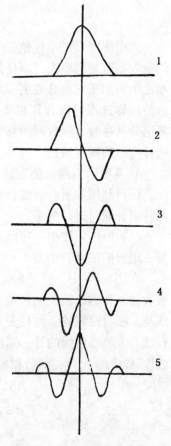

图 5 - 5　各阶导数光谱的
基本曲线图

1　零阶　2　一阶　3　二阶
4　三阶　5　四阶

化，由此消除其干扰。

（2）操作步骤：取两份相等的供试液，在一份中加酸或加碱，形成不同的酸碱介质环境；或加入能与待测组分发生反应的试剂，使待测组分以不同的形式存在，吸收光谱发生显著变化，将两份供试液稀释至同样浓度，分别置于样品池与参比池中，于选定波长处测其吸收度差值 ΔA。在一定浓度范围内，ΔA 与待测组分浓度 C 呈线性关系，即：$\Delta A = KC$

四、应用实例

药典采用紫外 – 可见分光光度法进行含量测定的中药制剂主要有：

1. 标准曲线法：如复方皂矾丸中硫酸亚铁的测定；排石颗粒、益心酮片中芦丁的含量测定；桂林西瓜霜中盐酸小檗碱的含量测定；益母草口服液中盐酸水苏碱的含量测定。

2. 吸收系数法：如香连丸、左金丸、驻车丸中盐酸小檗碱的含量测定；六味地黄丸、前列舒丸中丹皮酚的含量测定。

3. 对照品比较法：如华山参片中生物碱的含量测定；新清宁片中蒽醌衍生物的含量测定。

4. 差示光谱法：如含牛黄中药制剂中胆红素的含量测定；止咳宝片中吗啡的含量测定。

5. 混合组分等吸收双波长法：如喉痛消炎丸中靛蓝、靛玉红的含量测定。

6. 混合组分解线性方程组法：如银黄口服液中黄芩苷和绿原酸的含量测定。

第三节　薄层扫描法

一、基本原理

薄层扫描法是在薄层色谱法的基础上，用薄层扫描仪对色谱斑点进行扫描，将扫描得到的图谱及积分数据用于药品的鉴别、杂质检查或含量测定的方法。在紫外、可见光区有吸收或经显色后有吸收的化合物采用吸收测定方式，具有荧光的化合物采用荧光测定方式。由于斑点不经洗脱，在薄层板上经扫描即可得到一种或几种成分的含量，因而具有快速、简便、灵敏度高、选择性好等优点，在中药制剂分析中得到广泛应用。

（一）吸收测定原理

本法用透射法或反射法测定薄层斑点的峰面积进行定量。由于薄层板是许多细小的颗粒组成的半透明物体，光照射到薄层表面，除透射光、反射光外，还有许多不规则的散射光存在，所以与光照射全透明的溶液不同，吸收度与物质浓度的关系不服从朗伯 – 比尔定律。

在透射法测量中，薄层色谱斑点的吸收度 $A = -\lg \dfrac{T}{T_0}$

式中：T 为斑点透光率；T_0 为空白板透光率。

在反射法测量中，薄层色谱斑点的吸收度 $A = -\lg \dfrac{R}{R_0}$

式中：R 为斑点反射率；R_0 为空白板反射率。

在 T 和 R 的测定中，涉及两个参数，散射参数 SX 和吸收参数 KX。散射参数 SX 与薄层厚度（X）及散射系数（S）有关。不同厂家的吸附剂和薄层板，其 SX 值不同。吸收参数 KX 与吸附剂的吸收系数（K）及薄层厚度（X）有关。待测组分的浓度是通过 KX 来反映的，即 KX = C（浓度）。用 A 对 KX 作图所得曲线即为薄层扫描定量分析的吸收度－浓度曲线。该曲线是一条弯曲的线，其弯曲度与 SX 呈正比，SX 值愈大，弯曲度愈大；当 SX = 0 时，该曲线是一直线，如图 5 - 6 所示。当 SX ≠ 0 时，可利用 SX 值将曲线校正为直线，用校正后的直线进行定量分析。如图 5 - 7 所示。

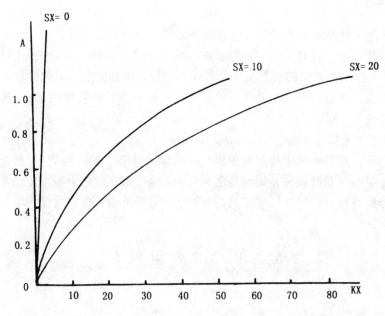

图 5 - 6　不同 SX 时，吸收度与 KX 间关系曲线

（二）荧光测定原理

用一定波长的激发光照射展开后的薄层，测定薄层斑点在固定发射波长下的荧光强度，进行定量分析，荧光强度与物质浓度的关系式为：

$$F = \Phi I_0 abc$$

式中：F 为荧光强度；Φ 为荧光效率；I_0 为入射光强度；a 为吸收系数；b 为薄层厚度；c 为样品浓度。

二、仪器简介

薄层扫描仪（TLC - Scanner）是薄层扫描法的专用仪器，主要由光源、单色器、样品室、薄层板台架、检测器、记录仪及数据处理系统等部分组成。

1. 光源：提供紫外、可见光区的连续光谱。常用的是氘灯（200～370nm）、钨灯（370～700nm）或氙灯，有的还加有汞灯。光源的转换通过转动反射镜来完成。

2. 单色器：将光源发出的复合光分解，并从中分出测量所需波长的单色光。一般由光栅和狭缝组成，入口狭缝固定，出口狭缝可根据需要调整其高度与宽度。

3. 样品室：样品室包括薄层板台架及驱动装置，薄层板台架可使薄层板作 X 轴和 Y 轴方向的移动。

4. 检测器：包括监测用光电倍增管及反射测定与透射测定用的光电倍增管。

反射测定时，光束在未照射到薄层板上的斑点前，一部分光被石英窗板反射由监测光电倍增管接受；另一部分光照射到薄层板上的斑点，除部分光被样品吸收外，其反射光为反射光电倍增管所接受。两检测器输出信号之比，经对数转换器转换后作为吸收度信号。

透射测定时，由透射光电倍增管代替反射光电倍增管，它的输出信号与监测光电倍增管的输出信号之比，经对数转换器转换后得到透射测定的吸收度信号。

5. 数据处理：设定适当参数，采集检测器的吸收度信号进行积分计算，通常仪器上还具有对信号作不同处理的功能，如背景校正、提高信噪比、工作曲线直线化等。可按要求进行数据的再处理，然后送至打印机，打印图谱及报告。

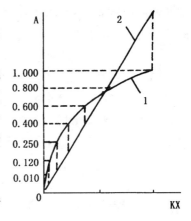

图 5-7　线性校正
1. 校正前的标准曲线
2. 校正后的标准曲线

三、操作步骤

薄层扫描法常用于中药制剂的含量测定，其操作一般分为供试品预处理、点样、展开、薄层扫描和数据处理等。

（一）供试品预处理

按各品种项下规定的方法进行，但应取样两份，平行操作。

（二）点样

原点直径以 1~3mm 为宜。定量点样时，应尽可能在同一块薄层板上交叉点上供试品和对照品，一同展开，降低因色谱条件不同而引起的误差。供试品点样不得少于 4 个，对照品每一浓度不得少于 2 个。

（三）展开

将薄层板与展开槽进行预饱和，可得到重现的色谱图。展开距离以 15cm 左右为宜，且每次的展开距离应保持恒定。控制被分离物质的 R_f 值在 0.2~0.8 之间。展开过程中，温度变化不宜太大，展开剂需经预处理。

（四）薄层扫描

1. 检测方法的选择：吸光度法适用于在紫外-可见光区有吸收的化合物；荧光法适用于荧光物质及荧光衍生物。

2. 扫描条件的选择

（1）波长的选择：分离效果好、无背景干扰的薄层用单波长法；否则选用双波长法，即用两种波长的单色光交替照射斑点，测定斑点对两种波长单色光吸收度之差。一般选择被测成分最大吸收波长为供试品波长，用对该成分无吸收或最小吸收波长为参比波长。

（2）测定方式的选择：普通板用反射法，电泳谱用透射法。

（3）扫描方式的选择：线性扫描是用一束比斑点略长的光带照射薄层板的一端，薄层板相对于光带作直线运动至另一端，适用于较规则的圆形或条形斑点；锯齿扫描是用截面积为正方形的光束照射薄层板，光束的运行轨迹为锯齿形或矩形，由于光束反复通过斑点，积分值较大，重复性较好，适用于形状欠规则及浓度分布不均匀的斑点定量，但扫描速度较慢。

（五）数据处理

1. 预先设定参数、狭缝的宽度和高度、扫描起始位置、扫描波长等。
2. 列出检测到的峰及峰面积。
3. 打印出色谱图、参数及峰面积结果。
4. 制作标准曲线。
5. 计算待测成分含量。

四、定量分析

（一）外标法

首先做待测组分的标准曲线，其纵坐标为各斑点的峰面积积分值 A，横坐标为相应各斑点的物质量（μg）。考察标准曲线的线性范围及标准曲线是否通过原点。标准曲线通过原点，分析样品时用一点法定量；若不通过原点，分析样品时用两点法定量。

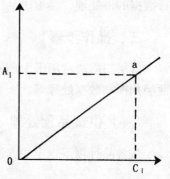

图 5-8　外标一点法

1. 外标一点法：当标准曲线通过原点时，只需点一个量的标准品点，其量为 C_1（2~4 个平行点），测出其峰面积平均值 A_1，可得出图 5-8 中的 a 点，连接 oa 两点即为标准曲线。其直线方程为：$C = FA$

式中：C 为某组分的浓度或质量；A 为该组分的峰面积积分值；F 为直线的斜率或比例常数。

2. 外标两点法：若标准曲线不通过原点，点两个不同量的标准品 C_1 和 C_2（各 2~4 个平行点），分别求出其峰面积平均值 A_1 和 A_2。定出图 5-9 中 b、d 点或 e、f 点，连接两点即式

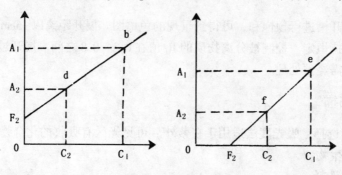

图 5-9　外标两点法

中：为标准曲线。其直线方程为：$C = F_1A + F_2$

式中：F_1 为直线的斜率或比例常数；F_2 为直线与纵坐标（或横坐标）的截距；C、A 的含义同外标一点法。

（二）内标法

首先选择一个内标物，其要求是纯度高、不含杂质、化学性质稳定，在薄层上能与对照品很好分开，便于称量的物质。

配制两份不同浓度的含不同量内标物的标准溶液，并在一定量供试品溶液中加入已知量的内标物。将这两份溶液分别点在薄层上，展开后，内标物与标准品分开。用标准品与内标物的峰面积比为纵坐标，用二者的浓度比为横坐标，所得曲线即为标准曲线。

五、应用实例

药典中采用薄层扫描法进行含量测定的中药制剂主要有：

1. 吸收单波长外标两点法：如清胃黄连丸中盐酸小檗碱的测定。

2. 吸收双波长外标一点法：如九分散中士的宁的测定；葛根芩连微丸中盐酸小檗碱的测定。

3. 吸收双波长外标两点法：如明目地黄丸、六味地黄丸、知柏地黄丸、桂附地黄丸中山茱萸的测定；马钱子散中士的宁的测定；六味木香散中胡椒碱的测定；穿心莲片中脱水穿心莲内酯的测定；龟龄集、舒胸片、脑得生丸中人参皂苷的测定；天麻首乌片中大黄素的测定；血脂宁丸、山楂化滞丸中熊果酸的测定；复方扶芳藤合剂中黄芪甲苷的测定；夏天无片中原阿片碱的测定；消银片中苦参碱的测定；黄氏响声丸中贝母素乙的测定；清肺消炎丸中盐酸麻黄碱的测定。

4. 荧光扫描外标两点法：如生血丸、三妙丸中盐酸小檗碱的测定（激发波长分别为 313nm、365nm）；导赤丸、芎菊上清丸、黄连上清丸、香连片中盐酸小檗碱的测定（激发波长为 366nm）；枳实导滞丸中橙皮苷的测定（激发波长为 300nm）。

第四节 气相色谱法

气相色谱法是以气体作为流动相的色谱法，适用于分离和测定气体及易挥发性成分。具有分离效能高，选择性好，灵敏度高，分析速度快等特点。只要化合物有适当的挥发性，且在操作温度下有良好的稳定性，都可用气相色谱法分析。但本法也存在一些局限性，它对于挥发性差和遇热易分解破坏的物质难以分析。

气相色谱法按固定相状态或分离机理可分为气－固色谱法和气－液色谱法；按色谱柱粗细可分为填充柱色谱法和毛细管柱色谱法。

一、气相色谱分析流程

气相色谱仪主要由以下五部分组成：载气系统、进样系统、分离系统、检测系统和记录系统。其分析流程如图 5 – 10 所示。载气（有氮气、氦气、氩气、氢气等）保存在高压气体钢瓶中，经减压阀减压后，通过一系列净化干燥装置去除载气中的杂质及水分。进样系统接受样品和载气，试样用微量注射器或进样阀由进样器进入，如果样品为液体，进样后在高温汽化室瞬间气化为气体，随后被载气携带进入色谱柱。分离发生在色谱柱中，各组分在柱内经分离后依次流出色谱柱进入检测器。检测器可连续检测流出组分，输出一电信号，用记录仪或其他示值装置显示。样品经检测器检测后放空。

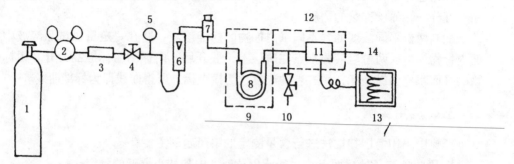

图 5 – 10　气相色谱仪示意图

1. 载气瓶　2. 减压阀　3. 净化器　4. 稳压阀　5. 柱前压力表　6. 转子流量计

7. 进样器　8. 色谱柱　9. 色谱柱恒温箱　10. 馏分收集口　11. 检测器

12. 检测器恒温箱　13. 记录仪　14. 尾气出口

气相色谱的分离检测过程通常是在高温下进行的，进样、分离和检测系统都须控制在确定的恒温条件下（几十度至二、三百度），所以它们被安装在电热恒温箱中。

二、基本原理

（一）基本概念

1. 色谱流出曲线：检测器能将组分的浓度（或质量）随时间的变化量转变为易测量的电信号（电压或电流），经放大器放大后，由记录仪或数据处理装置记录下来，从而得到电信号 – 时间曲线，称为色谱流出曲线或色谱图，如图 5 – 11 所示。

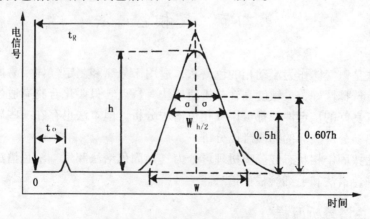

图 5 – 11　气相色谱流出曲线图

2. 基线：在操作条件下，色谱柱中没有样品组分流出时，记录仪记录的色谱流出曲线为基线。它反映仪器（主要是检测器）的噪音随时间不同发生的变化，稳定的基线应是一条平行于横轴的直线。

3. 色谱峰：在操作条件下，样品组分由色谱柱流出进入检测器时，记录仪记录的流出曲线上突起的部分称为色谱峰。它反映检测器响应信号随时间不同而发生的变化。正常色谱峰为对称的正态分布曲线。

4. 峰高与峰面积：色谱峰的顶点与基线之间的距离称为峰高，用 h 表示。色谱峰与基线之间所包含的面积称为峰面积，用 A 表示。色谱峰的峰高和峰面积是定量分析的依据。

5. 色谱峰区域宽度：色谱峰区域宽度是色谱柱的柱效参数，它直接反映了色谱柱的分离效能。区域宽度越窄，色谱柱的分离效能越好。通常用以下三种方法表示色谱峰区域宽度。

（1）标准差（σ）：峰高的 0.607 倍处色谱峰宽度的一半。

（2）半峰宽（$W_{h/2}$）：峰高一半处的色谱峰宽度，又称半宽度，这是常用的一种表示区域宽度的方法。它与标准差之间的关系是：$W_{h/2} = 2.355\sigma$。

（3）峰宽（W）：又称基线宽度，是通过色谱峰两侧的转折点（拐点）所作的切线与基线相交部分的宽度。它与标准差之间的关系是：$W = 4\sigma$。

6. 保留值：保留值用来描述色谱峰在色谱图上的位置，是色谱定性参数，通常用时间或体积来表示。

（1）保留时间（t_R）：指待测组分从进样开始到柱后出现浓度最大点的时间，即从进样开始到这个组分的色谱峰顶点的时间间隔。

（2）死时间（t_0）：指不与固定相作用的惰性物质（如空气），从进样开始到柱后出现浓度最大点的时间。t_0 表示气体流经色谱柱空隙所需的时间，可以理解为某待测组分在流动相的停留时间。

（3）调整保留时间（t_R'）：指扣除死时间后的保留时间，即：$t_R' = t_R - t_0$

调整保留时间是组分在固定相停留的时间。当实验条件一定时，调整保留时间仅取决于组分的性质。

（4）保留体积（V_R）：指从进样开始到柱后待测组分出现浓度最大点（色谱峰顶点）时，通过色谱柱的载气体积。保留体积是保留时间 t_R 和载气流速 F_C（ml/min）的乘积，即 $V_R = t_R F_C$

（5）死体积（V_0）：指不与固定相作用的惰性物质从进样开始到色谱峰顶点时，所需的载气体积。也就是从进样器经色谱柱到检测器出口的流路中，由气相所占有的体积。死体积是死时间和载气流速的乘积，即 $V_0 = t_0 F_C$

（6）调整保留体积（V_R'）：指扣除死体积后的保留体积：$V_R' = t_R' F_C$ 或 $V_R' = V_R - V_0$

保留时间与载气流速呈反比，载气流速变大，保留时间缩短，但两者的乘积不变。故保留体积与载气流速无关，在理论上要比保留时间准确。但测量保留体积不如测量保留时间方便，一般情况下均测量保留时间。

（7）相对保留值（$r_{2,1}$）：某组分 2 的调整保留值与组分 1 的调整保留值之比，称为相对保留值。

$$r_{2,1} = \frac{t_{R2}'}{t_{R1}'} = \frac{V_{R2}'}{V_{R1}'}$$

相对保留值只与柱温、固定相性质有关，与柱长、柱径、流动相流速、填充情况都无关。

（二）色谱过程

在一定温度下组分在两相之间达到分配平衡时的浓度之比称为分配系数（K），即：

$$K = \frac{C_S}{C_m}$$

式中：C_S 为组分在固定相中的浓度；C_m 为组分在流动相中的浓度。K 值与组分的性质、固定相的性质、流动相的性质及温度有关。

色谱过程是样品中各组分在两相间相对运动，不断产生分配平衡的过程。若混合物中两个组分的分配系数不同，则两组分被流动相携带移动的速度就不同，从而使两组分得到分离。分配系数小的组分先流出色谱柱，分配系数大的组分后流出色谱柱。塔板理论是由马丁和辛格于 1941 年建立的一种半经验理论。在塔板理论中，把色谱柱内每达成一次分配平衡所需要的柱长称为理论塔板高度（H），将色谱柱总长以 L 表示，则这根色谱柱的理论塔板数（n）为：

$$n = \frac{L}{H}$$

一根色谱柱的柱长可以测量，理论塔板数（n）可由色谱图中的保留值和半峰宽或峰宽求得：

$$n = 5.54 \left(\frac{t_R}{W_{h/2}}\right)^2 \quad 或 \quad n = 16 \left(\frac{t_R}{W}\right)^2$$

式中：t_R，$W_{h/2}$ 或 W 用同一单位（时间或色谱图上的距离）。

只要在色谱图上测出某物质的保留值和峰宽，就可以计算出该色谱柱对此物质的理论塔板数（n）。色谱峰越窄，保留时间越长，n 越大，柱效也就越高，则达成分配平衡的次数越多，两个分配系数不同的组分就越容易彼此分离。若用 t_R' 代替 t_R 计算塔板数，称为有效理论塔板数（$n_{有效}$），求得的塔板高度称为有效理论塔板高度（$H_{有效}$）。

三、色谱柱

色谱柱由固定相和柱管组成。根据柱管粗细把色谱柱分为填充柱和毛细管柱。填充柱内径一般为 2～4mm，长 1～10m，由不锈钢或玻璃等材料制成，形状为 U 形或螺旋形；毛细管柱又可分为空心毛细管柱和填充毛细管柱。空心毛细管柱是将固定液直接涂在毛细管内壁上；填充毛细管柱是将固定液装在一根厚壁玻璃管内，然后加热，拉制成毛细管。毛细管柱内径仅为 0.05～0.5mm，长 10～300m，由石英、玻璃及化学聚合材料等制成，形状为螺旋形。

色谱柱固定相也有两种，气－固色谱柱的固定相和气－液色谱柱的固定相。固定相的选择是色谱柱的关键。

（一）气－液色谱固定相

气－液色谱填充柱的固定相是涂渍在载体上的固定液。

1. 固定液：固定液一般都是一些高沸点的有机化合物，在操作温度下为液态，在室温时为固态或液态。

（1）对固定液的要求：①选择性高：对试样中性质（沸点、极性或结构）相近的不同组分有尽可能高的分离能力；②化学稳定性高：不与担体、载气及待测组分发生化学反应；③挥发性小，热稳定性高：在使用的温度下，基本不挥发也不分解，以免因固定液挥发流失或热分解使色谱柱的寿命缩短，组分保留值的重现性降低，每种固定液都有规定的最高使用温度，选用时应根据操作条件选择挥发性小、热稳定性合适的固定液；④对试样中各组分有适当的溶解能力，即有大小适宜的 K 值：K 值太小，组分易被载气带走而起不到分配作用，K 值太大，保留时间拖得太长。

（2）固定液的分类：固定液有几百种，常用的有几十种。固定液常用的分类法是按极性分类和按化学类型分类。按固定液的相对极性，可分为非极性、中等极性、强极性和氢键型四种类型。非极性固定液常用的有角鲨烷、十六烷、硅油等；中等极性固定液常用的有甲基苯基硅油（OV – 17）、邻苯二甲酸二壬酯（DNP）等；强极性固定液如丁二酸二乙二醇聚酯（DEGS）等；氢键型固定液常用的有聚乙二醇 20M 等（分子量 20000 为 20M，聚乙二醇分子量 300～20000，分子量越大，羟基比例越小，极性越小）。按化学类型可分为烃类，如角鲨烷、$C_{30}H_{62}$；硅氧烷类，如甲基硅油、OV – 17；醇类，如甘油、聚乙二醇；酯类，如 DEGS、DNP。

（3）固定液的选择：固定液的选择目前尚无严格的规律可循，主要靠实践经验及由此归纳出来的经验规律。一般认为可根据"相似性原则"来选择，即按被分离组分的极性或官能团与固定液相似的原则来选择。

按极性相似选择：分离非极性组分，一般选用非极性固定液，试样中各组分按沸点顺序先后流出色谱柱，沸点低的组分先流出色谱柱；分离中等极性组分，选用中等极性的固定液，组分基本上按沸点顺序流出色谱柱，如样品中有沸点相同的组分时，则非极性组分先流出；分离强极性组分，选用强极性固定液，试样中各组分主要按极性顺序流出色谱柱，极性大的后流出，极性小的先流出。

按化学官能团相似选择：若被分离化合物为酯（如果分离多种不饱和脂肪酸、亚麻酸、亚油酸等，可先将脂肪酸甲酯化），则可选用酯和聚酯类固定液（如 DEGS）；若被分离化合物为醇、酚、胺等易形成氢键的组分，则可选用氢键型固定液（如聚乙二醇等）。

2. 载体（又称担体）：载体是一种化学惰性的多孔性固体微粒，它的作用是提供一个大的惰性表面，用于支撑固定液，使固定液在其表面形成一均匀薄层。对载体的基本要求是：①比表面积较大，表面多孔且分布均匀，使固定液与试样有较大的接触面；②具有化学惰性，即表面没有吸附中心或吸附性很弱，与样品组分不起化学反应；③具有一定的机械强度，热稳定性好，粒度均匀，大小适中（60～80 目）。

气相色谱用的载体大致分为非硅藻土型和硅藻土型两类。非硅藻土型有氟载体、玻璃微球载体、高分子多孔微球及素瓷等，其应用范围较小，通常是利用其特殊性能作一些特殊分析，如氟载体用于分析腐蚀性气体，玻璃微球用于分析高沸点和易分解物质；硅藻土型载体，是天然硅藻土经煅烧而成的，分为红色载体和白色载体。

红色载体由硅藻土和粘合剂直接煅烧而成。因煅烧后天然硅藻土中所含的铁形成氧化铁，使载体呈淡红色。红色载体机械强度好，表面孔穴密集，孔径较小，比表面积大，吸附性较强，一般用来涂渍非极性固定液，分析非极性或弱极性物质。

白色载体是在煅烧前于硅藻土原料中加入少量助熔剂碳酸钠，煅烧后，其中的氧化铁生成无色的铁硅酸钠配合物，使硅藻土呈白色。白色载体颗粒疏松，机械强度差，表面孔径较大，比表面积小，吸附性弱，故一般用来涂渍极性固定液，分析极性或氢键型物质。

3. 气－液色谱填充柱的制备：气－液色谱填充柱的分离效能高低，不仅与固定液和载体的选择有关，还与填充柱的制备技术有关。填充柱的简单制备步骤如下：

(1) 固定液的涂渍：根据固定液的配比（一般为 5% ~ 25%），称取一定量的固定液和载体，将固定液溶解于适量的挥发性溶剂中，常用的溶剂有乙醚、氯仿、乙醇、丙酮、苯等。然后在通风柜中将载体加入到固定液的溶液中，使载体完全浸没在溶液中，不时地轻轻摇动或搅拌，让溶液中的溶剂均匀挥发，以保证固定液能均匀分布在载体表面，必要时可在红外灯下加热除去溶剂。

(2) 色谱柱的填充：把清洗后的色谱柱的后端（接检测器一端）塞上玻璃棉，接真空泵，前端（接汽化室一端）接一小漏斗，在泵的抽吸下，慢慢加入固定相，并用木制小棒轻轻敲击柱管，直到固定相不再进入为止，使固定相装得均匀而紧密。色谱柱装好后，在柱的前端也塞上玻璃棉。

(3) 色谱柱的老化：为了彻底除去柱填料中存留的溶剂及挥发性杂质，并促使固定液均匀牢固地分布在载体表面，装填好的色谱柱在使用前还要进行老化。老化的方法是：将色谱柱的前端与色谱仪的气化室出口连接，后端要与检测器断开，接通载气，在低于最高允许柱温 20℃ ~ 30℃的条件下老化 4 ~ 8h，待老化好后将柱子的后端也接上检测器，继续加热。直到记录仪上基线平直后，方可开始作样品分析。

（二）气－固色谱固定相

常见的气－固色谱固定相有吸附剂、分子筛、高分子多孔微球及化学键合相等。吸附剂常用石墨化炭黑、硅胶及氧化铝；分子筛是一种特殊的吸附剂，兼有吸附和分子筛两种作用，吸附剂和分子筛多用于永久性气体及低分子量化合物的分离；高分子多孔微球由苯乙烯和二乙烯苯聚合而成，既可作吸附剂，又可作载体，是一种优良的固定相，其分离机制一般认为具有分配、吸附、分子筛三种作用，可用于有机物中微量水分的测定，酊剂中含醇量的测定；化学键合相具有分配与吸附两种作用，柱效高、分离效果好，但价格较贵，在气－固色谱固定相中应用不多。

四、检测器

检测器是气相色谱仪的另一重要部件，其作用是把载气中各组分的含量变化转变成可测量的电信号（电流或电压）变化。

常用的检测器有热导检测器（TCD）、氢焰离子化检测器（FID）、电子捕获检测器（ECD）、火焰光度检测器（FPD）、氮磷检测器（NPD）等。在中药制剂分析中，一般被分析物质含量都很低，热导检测器灵敏度不够，应用不多，氢焰离子化检测器应用较多。

（一）氢焰离子化检测器

该检测器简称氢焰检测器，是目前最常用的一种高灵敏度检测器。它是利用有机物在氢气燃烧的高温火焰（约 2100℃）中，化学电离成正负离子，在外加电场的作用下正负离子定向流动形成离子流。有机物化学电离的程度与待测组分的性质有关，离子流强度与单位时间内进入离子室的待测组分质量成正比，因此在组分一定时，测定电流（离子流）强度可对组分进行定量测定。

在使用氢火焰检测器时，要注意调节好适合的极化电压，调节好适当的载气（N_2）、氢气及空气流速，调节好检测器的温度。另外，要注意安全，氢气钢瓶一定要用专用钢瓶，氢气管路不能漏气。

火焰离子化检测器的主要优点是对大多数有机化合物都有很高的灵敏度，其检出限可达 $10^{-12}g/s$，此外，还具有结构简单，稳定性好，响应快，线性范围宽等优点，所以氢焰离子化检测器是目前应用最广泛的检测器。火焰离子化检测器对在氢火焰中不电离的无机化合物以及永久性气体无响应（如 CO、CO_2、SO_2、NH_3 等），不能分析测定。

（二）电子捕获检测器

是一种对电负性物质有高选择性和高灵敏度的检测器、它是利用电负性物质捕获电子的能力，使基流降低，产生负信号而形成倒峰。组分浓度愈高，倒峰愈大，即电子捕获检测器的信号与载气中组分浓度成正比，这是浓度型检测器的特点。

在使用中要注意防止空气中电负性物质或样品中高沸点、难挥发的电负性物质污染检测器，平时不用时要将检测器出口堵住，防止空气扩散进去，或一直低速度通高纯氮。进样量不宜过大（尤其当心高沸点难挥发电负性物质）。

电子捕获检测器只对含有卤素、硫、磷、氮、氧等电负性强的元素的物质有响应，对饱和烃类几乎无响应，化合物所含元素的电负性越强，灵敏度越高，是一种专属性的高灵敏度检测器。

（三）火焰光度检测器

该检测器是一种对含硫和含磷的有机化合物具有高选择性和高灵敏度的质量型检测器。

当含硫或含磷的试样被载气带入检测器，并在富氢火焰（$H_2:O_2 > 3:1$）中燃烧时，含硫化合物会发出 394nm 的特征谱线，而含磷化合物会发出 526nm 的特征谱线。当测定含硫或含磷的化合物时，分别采用不同的滤光片，使发射光通过滤光片而照射到光电倍增管上，光电倍增管将光转变成电流，电流经放大后，被记录仪作为检测信号记录下来。试样中含硫或含磷量越大，则特征谱线强度越大，检测信号就越强。

在使用 FPD 检测器时，由于使用氢气，要注意安全。点火时，检测器温度应在 100℃ 以上，氢气和氧气比例要保持富氧，以防止燃烧室积水和点火时爆鸣。滤光片等光学部件要保持干净和干燥，以防止发霉。

五、定性鉴别

气相色谱法一般依据每个组分的保留值来定性，这就需要用已知标准物的保留值来进行对照。所以保留值定性只适用于组分范围已知的混合试样，近年来，采用色谱与质谱、光谱联用，为未知物的定性分析开辟了新的前景。

（一）用已知的纯物质对照定性

利用已知的纯物质作对照进行定性鉴别是实际工作中最常用的定性方法。只有当没有纯物质时，才用其他方法。

1. 利用保留值定性：保留值是定性参数，它是由物质本身的性质决定的。在相同的条件下（实际操作时往往在同一色谱柱和同一实验中进行比较，以保证完全相同的条件），分别测定纯物质和待测组分的保留值（如 t_R、t_R'、V_R、V_R'），加以比较，若待测组分与纯物质的保留值相同，则可初步认为它们是同一物质，此法是普遍采用的最简便的方法。

2. 利用加入已知纯物质增加峰高定性：当样品比较复杂，相邻的组分保留值接近，或操作条件不易控制时，可以在得到未知试样的色谱图后，将某种已知纯物质直接加入试样中，在相同条件下再次进行分析，并对比前后两色谱图。如果某一待测组分的峰高增加，则表示样品中可能含有所加入的已知物。

3. 双柱（多柱）定性：在一根色谱柱上用保留值定性得出的结论有时不一定可靠，因为不同物质有可能在同一色谱柱上具有相同的保留值，所以要想使定性结果更加可靠，应采用双柱或多柱法进行定性，即采用两根或多根极性不同的色谱柱进行分离，观察未知物和标准物的保留值是否始终重合。

（二）利用文献保留值数据定性

当没有纯物质样品时，有时就只好利用文献上发表的保留值定性，即通过对照测得的样品物质保留值与文献所载的物质保留值，进行定性，其中最重要的文献保留值是相对保留值和保留指数。

相对保留值（$r_{2,1}$）是一种物质的调整保留值与另一种标准物质的调整保留值之比。由于相对保留值只受柱温和固定液的影响，与其他操作条件无关。各物质在某种固定液中的相对保留值，可以从文献上查到。将实验测得的相对保留值与文献上查到的相对保留值对照，就可以确定待测组分。需注意的是：实验测定时，必须使用与文献中完全一致的柱温和固定液，若两者数值相等，可认为是同一物质。

保留指数（I_i）是把一个物质的保留行为换算成相当于含几个碳的正构烷烃的保留行为的一个相对数值。将待测组分的保留指数，与文献查得的保留指数对照，即可定性。

（三）与其他仪器分析方法结合定性

当对未知样品中所含组分不了解时，用上述保留值定性法有一定困难。此时可与质谱、红外光谱等仪器联用进行定性。气相色谱是将混合物分离为纯组分的重要手段，而红外、核磁共振、质谱等方法适用于鉴定未知物的结构，但被鉴定的未知物必须是纯组分。因此，这两种方法联用，是解决复杂未知物定性问题的最有效工具。

六、定量分析

在一定的操作条件下，进入检测器的待测组分 i 的质量 m_i 与检测器的响应信号（峰面积 A_i）成正比，这就是气相色谱定量分析的依据。

若在一定进样量范围内半峰宽不随组分含量改变，峰形较窄且呈正态分布时，也可以用峰高定量。

（一）峰面积的测定

1. 峰高乘半峰宽法：当色谱峰为正常的对称峰时可采用此法。此法简便、快速、应用最普遍。对于较尖锐的峰，最好用读数显微镜测半峰宽以减小误差。计算公式为：

$$A = 1.065 \times W_{h/2} \times h$$

2. 峰高乘峰宽法：此法测得的峰面积为真实面积的 0.98 倍。对于又矮又宽的峰，此法更准确些。计算公式为：

$$A = \frac{W \times h}{2}$$

3. 峰高乘平均峰宽法：对于不对称的色谱峰，可采用此法，以减小误差，得到较准确的结果。所谓平均峰宽是指在峰高 0.15 和 0.85 处分别测定的峰宽，然后取平均值。计算公式为：

$$A = \frac{W_{0.15} + W_{0.85}}{2} \times h$$

4. 自动积分仪法：目前的气相色谱仪都带有数字处理机或色谱工作站，可自动积分测量各种形状色谱峰的面积，并将峰面积、峰高及保留时间的数据自动打印或显示出来。这类仪器的精密度与准确度高（RSD 为 0.2% ~ 1%）。

（二）校正因子的测定

由于同一检测器对不同的物质具有不同的响应值，所以两个等量的不同物质得出的峰面积往往不相等，这样就不能用一种物质的色谱峰面积直接计算另一种物质的含量，因此要引入"校正因子"对响应值进行校正。校正因子分为绝对校正因子 f_i' 和相对校正因子 f_i。

$$f_i' = \frac{m_i}{A_i}$$

式中：m_i 表示进入检测器的 i 组分的质量；A_i 表示 i 组分的峰面积；f_i' 表示单位峰面积所代表的物质量。

f_i' 主要由仪器灵敏度决定，受操作条件影响，既不容易准确测定，也无法直接应用，所以在实际应用中都采用相对校正因子。

相对校正因子是某物质 i 与标准物质 S 的绝对校正因子之比：

$$f_i = \frac{f_i'}{f_s'}$$

平常所说的校正因子都是指相对校正因子，"相对"两字通常略去。

相对校正因子只与试样、标准物质及检测器类型有关，而与操作条件无关，因而是一个能通用的常数，许多化合物的相对校正因子可以从气相色谱的文献书籍中查阅。也可准确称取一定量的待测物质和标准物质，混合后，取一定量在实验条件下进行分析，分别测出相应的峰面积，然后按上述校正因子的计算公式求出。

（三）定量分析方法

1. 归一化法：样品中所有组分都能流出色谱柱，并都能产生响应信号得到相应的色谱峰时，可用归一化法公式，计算各组分的百分含量。

$$C_i\% = \frac{m_i}{m} \times 100\% = \frac{m_i}{\sum m_n} \times 100\% = \frac{\sum f_i A_i}{\sum f_n A_n} \times 100\%$$

式中：A_1、A_2……A_n 分别为试样中各组分的峰面积；f_1、f_2……f_n 分别为试样中各组分的相对校正因子；$C_i\%$ 为试样中 i 组分的百分含量；m_i 为试样中 i 组分的量；m 为试样中各组分的总量。

归一化法的优点是方法简便，进样量多少及操作条件的微小变化对测定结果的影响可忽略不计。但样品中各组分不能全部显示色谱峰时，本法不适用。

2. 外标法：也称标准曲线法，用待测组分的纯品作对照物质配成一系列不同浓度的对照品溶液，分别取一定体积进行分析，从所得色谱图上测得响应信号（峰面积或峰高），绘制响应信号（纵坐标）对浓度（横坐标）的关系曲线，即标准曲线。分析试样时，在同样操作条件下，进入同样体积量的试样，从色谱图上测得试样的响应信号，由上述标准曲线即可查得待测组分的浓度。标准曲线常用于确定方法的线性范围和线性关系，定量时可用外标一点法或外标两点法代替。

此法的优点是操作简便，计算方便，不必求校正因子，与样品中其他组分是否出峰无关，也不必加内标物。分析结果的准确度取决于进样量的重现性和操作条件的稳定性。

3. 内标法：外标法常因进样量不准或操作条件不易控制而引起误差，为了克服这一缺点，可采用内标法，即将一定量的纯物质作为内标物，加入到准确称量的试样中，根据内标物及试样的质量以及色谱图上的峰面积计算待测组分的含量，计算公式推导如下：

$$\frac{m_i}{m_s} = \frac{f_i A_i}{f_s A_s}$$

$$m_i = \frac{f_i A_i}{f_s A_s} m_s$$

$$C_i\% = \frac{m_i}{m} \times 100 = \frac{f_i A_i}{f_s A_s} \times \frac{m_s}{m} \times 100$$

式中：C_i 为待测组分的含量；m_s、m 分别为内标物和试样质量；A_i、A_s 分别为待测组分和内标物的峰面积；f_i、f_s 分别为待测组分和内标物的相对校正因子。

内标法的优点是定量准确，操作条件不必严格控制，进样量也不必十分准确，缺点是每次分析时，样品及内标物都要准确称量，且理想的内标物不易寻找。

内标物的选择原则是：①内标物应是试样中不存在的纯物质；②内标物色谱峰的位置应在各待测组分色谱峰中间或与之接近，并与待测组分色谱峰完全分开；③内标物与样品互溶；④内标物的含量与待测组分含量接近。

4. 内标对比法（已知浓度样品对照法）：该法是内标法在校正因子未知的情况下的一种应用。先配制已知浓度的对照品溶液，加入一定量的内标物，在供试品溶液中也加入等量的内标物，分别进样，由下式计算供试品溶液中待测组分的含量。

$$(C_i\%)_{样品} = \frac{(A_i/A_s)_{样品}}{(A_i/A_s)_{对照品}} \times (C_i\%)_{对照品}$$

此法不必测出校正因子，又消除了某些操作条件的影响，也不要求严格定量进样，适用于大量液体样品的常规分析。比内标法简单方便，但仍要选用一个内标物。

（四）色谱工作站

色谱工作站是在色谱仪中进行色谱数据处理和色谱分析过程控制的装置，它由计算机、计算机–色谱仪接口、打印机和专用软件等构成。

在色谱数据处理方面，色谱工作站一般具有以下特点或功能：

1. 具有色谱数据处理器，可多窗口同时收集和显示多台色谱仪的色谱数据和图谱，进样后可动态地显示图谱；有强大的图谱处理能力，图谱可以放大、浏览和比较，可以作基线修正、不规则峰和拖尾峰的处理等；有自动和手动积分功能；可以作各种定量计算，包括归一化法、内标法、外标法等。

2. 用流行的微软视窗系统环境，可以同时做许多工作，例如，可以在收集数据的同时进行数据处理。

3. 可以作各种形式的分析报告，数据和结果可永久保存。

（五）应用实例

气相色谱法测定中药制剂中的易挥发化合物一般以聚乙二醇（PEG）–20M 为固定相，涂布浓度为 10%。如十滴水软胶囊中樟脑的测定（柱温 150℃，采用内标法定量，内标物为薄荷脑）；麝香祛痛搽剂中樟脑的测定（柱温为程序升温 85℃ ~ 165℃，采用外标一点法定量）；马应龙麝香痔疮膏中龙脑和异龙脑的测定（不锈钢柱 2m × 3mm，柱温 115℃，采用内标法定量，内标物为萘）；冠心苏合丸中龙脑和异龙脑的测定（柱温 140℃，采用内标法定量，内标物为正十五烷）。

第五节　高效液相色谱法

一、概述

液相色谱法是以液体为流动相的色谱法。经典液相色谱法采用普通规格的固定相，流动相常压输送。高效液相色谱法（HPLC）是以经典液相色谱法为基础，引入了气相色谱的理论与实验技术，流动相改为高压泵输送，采用高效固定相及高灵敏度检测器，发展而成的分离分析方法。该法具有分离效能高、分析速度快、检测灵敏度高、适用范围广等特点，因此被称为高效液相色谱法。

高效液相色谱法只要求样品能制成溶液而不需要气化，因此不受样品挥发性的约束，适用的样品类型广泛。可以分离离子型化合物、极性或非极性化合物以及高分子化合物等。

高效液相色谱仪由输液泵、进样器、色谱柱、检测器及色谱数据处理系统组成，如图 5 –12 所示。输液泵将贮液器中的流动相以高压连续不断地泵入装有固定相的色谱柱；进样器一般采用带有定量管的六通进样阀；色谱柱管一般为直形不锈钢管，常量柱内径 2～6mm，长度 5～30cm，柱温为室温；检测器一般为紫外吸收检测器。

二、固定相

固定相（填充剂、填料）是高效液相色谱法的关键组成部分。它直接关系到色谱柱的柱效及分离度。高效液相色谱法的固定相应是耐高压、粒度小而均匀的球形颗粒。

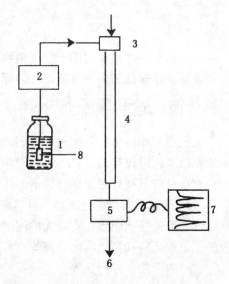

图 5－12　高效液相色谱仪示意图
1. 流动相贮瓶　2. 输液泵　3. 进样器　4. 色谱柱
5. 检测器　6. 废液出口　7. 记录装置　8. 过滤器

（一）液－固吸附色谱的固定相

液－固吸附色谱法用的固定相，多是具有吸附活性的吸附剂，如硅胶和高分子多孔微球。

1. 硅胶：分为表孔硅胶或称薄壳玻珠（YBK）、无定形全多孔硅胶（YWG）、球形全多孔硅胶（YQG）、堆积硅珠亦称全多孔型（YQG）等多种类型，如图 5－13 所示。

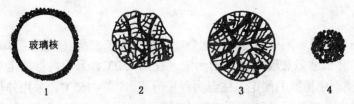

玻璃核

1　　　　　2　　　　　3　　　　　4

图 5－13　各种类型硅胶示意图
1. 表孔硅胶　2. 无定形全多孔硅胶　3. 球形全多孔硅胶　4. 堆积硅珠

2. 高分子多孔微球：高分子多孔微球也称有机胶，国产品代号 YSG，进口品如日立 3010 胶。常用的有机胶由苯乙烯与二乙烯苯交联而成，兼有吸附与分配作用，可用于分离芳烃、杂环、生物碱等化合物及分子量较小的高分子化合物。其特点是选择性好，峰形好。

（二）液－液分配色谱的固定相

液－液分配色谱的固定相由载体和固定液构成。按两者的结合方式不同分为机械涂层固定相和化学键合固定相。机械涂层固定相是将固定液涂在载体上，使用过程中，固定液极易流失，目前已淘汰。化学键合固定相是将固定液通过化学反应键合在载体上。其优点是：使用过程中不流失，化学稳定性好，热稳定性好，可选用的流动相范围广。

化学键合固定相在高效液相色谱法中占有极其重要的地位。根据键合相官能团的极性可分为：①非极性键合相：如十八烷基硅烷键合硅胶（ODS 或 C_{18}）、辛烷基硅烷键合硅胶（C_8）、甲基与苯基硅烷键合硅胶（可诱导极化）等；②中等极性键合相：如醚基硅烷键合硅胶（ROR'）；③极性键合相：如氨基硅烷键合硅胶（NH_2）、氰基硅烷键合硅胶（CN）等；④离子型键合相：如强酸性磺酸型键合硅胶（$-SO_3H$）、强碱性季铵盐型键合硅胶（$-NR_3Cl$）等。

三、流动相

在气相色谱法中，可供选择的载气只有三至四种。在液相色谱法中，可供选择的溶剂有几十种，而且还可组成多元溶剂与不同配比，选择余地很大，固定相确定时，改变流动相的种类及配比，能大大改善分离效果。

对流动相的基本要求：①不与固定相发生化学反应，与固定相互不相溶；②对供试品有适宜的溶解度，以保证有适宜的洗脱速度；③与检测器相适应，如用紫外检测器时，不能使用对紫外光有吸收的溶剂；④溶剂纯度高，粘度小。

（一）液－固吸附色谱的流动相

在液－固吸附色谱法中，流动相对分离的影响比较显著，控制分离选择性和洗脱速度主要靠选择合适的流动相来实现。一般采用二元以上的混合溶剂系统，在低极性溶剂如烃类中，加入适量极性溶剂如醇类等，以调节溶剂系统的极性。

（二）化学键合色谱的流动相

在液－液色谱法中，流动相极性小于固定相极性称为正相色谱；流动相极性大于固定相极性称为反相色谱。正相色谱适用于分离溶于有机溶剂的极性至中等极性的分子型化合物；反相色谱适用于分离非极性至中等极性的分子型化合物。在中药制剂分析中，反相色谱应用最广。在反相色谱法中，由于固定相是非极性的，所以，流动相极性越弱，其洗脱能力越强。典型的反相色谱法是用非极性固定相，如十八烷基硅烷键合相（ODS 或 C_{18}），流动相常用甲醇－水或乙腈－水。洗脱时，极性大的组分先流出色谱柱，极性小的组分后流出色谱柱。非典型的反相色谱法，用弱极性固定相。

（三）洗脱方式

1. 恒组成溶剂洗脱：恒定组成及配比的溶剂系统洗脱是最常用的色谱洗脱方式。该法操作简便，色谱柱易再生，但仅适用于简单试样的分离，不能满足性质差异较大的组分的分离要求。

2. 梯度洗脱：在一个分析周期内，按一定的程序不断改变流动相的组成、配比及 pH 值等，称为梯度洗脱。梯度洗脱可使复杂试样中性质差异较大的组分，都能在各自适宜的分离条件下分离。

四、检测器

HPLC 与 GC 所用的检测器都是反映色谱过程中组分在流动相中浓度变化的部件。在中药制剂分析中应用最广的是紫外检测器（UVD），其次是示差折光检测器（RID）和荧光检测器（FLD）等。

（一）紫外检测器

该检测器适用于对紫外光有吸收的组分的检测。其原理是：进入检测器的组分，对特定波长的紫外光能产生选择性吸收，组分的浓度与吸收度的关系符合朗伯－比尔定律。检测器由光源、流通池（吸收池）及记录器组成。

紫外检测器分为固定波长型、可调波长型及二极管阵列检测器三种。固定波长型用低压汞灯作光源，检测波长固定为254nm；可调波长型的检测波长可根据需要任意选择，一般选择组分的最大吸收波长作检测波长；二极管阵列检测器可进行波长快速扫描，不仅可选择适当的检测波长，还可记录组分的紫外吸收光谱，并通过计算机获得光谱－色谱三维图谱，光谱图用于定性，色谱图用于定量。

（二）示差折光检测器

该检测器是利用样品池和参比池之间折光率的差别来对组分进行检测，测定的折光率差值与样品组分的浓度成正比。由于每种物质都有各自不同的折光率，理论上任何物质都可用示差折光检测器进行检测。其主要缺点是折光率受温度影响较大，且检测灵敏度不够高。

（三）荧光检测器

该检测器是基于某些物质吸收一定波长的紫外光后发射出荧光，在一定条件下其荧光强度与待测组分浓度呈正比，通过测定荧光强度来进行检测。

五、定性定量分析

（一）定性鉴别

HPLC 与 GC 的定性鉴别方法有许多相似之处，可分为色谱鉴别法和非色谱鉴别法等类型。

1. 色谱鉴别法：此法是根据对照品与供试品在相同的色谱条件下测定的保留时间或相对保留时间的一致性进行定性分析的方法。

2. 化学鉴别法：此法是利用专属性化学反应对分离后收集的组分进行定性鉴别的方法。由于 HPLC 收集组分比 GC 容易，因而该法是较实用的方法。

3. 两谱联用法：是把 HPLC 作为制备手段，制备纯组分，再用光谱仪器鉴别。当相邻组分的分离度足够大时，分别收集各组分的洗脱液，除去流动相，获得纯组分，再用红外光谱、质谱或核磁共振谱等分析手段进行鉴别。

（二）定量分析

HPLC 的定量分析方法与 GC 相同，常用的是外标法和内标法。

1. 外标法：用待测组分的纯品配制一系列不同浓度的对照品溶液，准确进样，记录色谱图，测量峰面积（或峰高），以峰面积为纵坐标，浓度为横坐标绘制标准曲线。考察标准曲线的线性范围及标准曲线是否通过原点。标准曲线通过原点，分析样品时用外标一点法定量，若不通过原点，分析样品时用外标两点法定量。常用的外标一点法操作如下：

精密称（量）取对照品和供试品，配制成对照品溶液和供试品溶液，取相同量的对照品和供试品溶液注入色谱仪，记录色谱图，分别测定对照品和供试品中待测组分的峰面积（或峰高），按下式计算含量：

$$C_X = \frac{A_X}{A_R} C_R$$

式中：A_R 为对照品的峰面积（或峰高）；A_X 为供试品中待测组分的峰面积（或峰高）；C_R 为对照品的浓度；C_X 为供试品中待测组分的浓度。

2. 内标法加校正因子：内标法可抵消不同仪器的性能差异、进样量不准确等引起的系统误差。其方法是准确称量一定量的纯物质（化学结构及理化性质与待测组分相似）作为内标物，加入到准确称量的供试品溶液中，混匀，进样。根据内标物及供试品的质量以及色谱图上的峰面积，计算待测组分的含量。内标法又分为工作曲线法、内标一点法、校正因子法等，药典普遍采用内标法加校正因子测定中药制剂的成分含量，简介如下：

（1）校正因子的测定：精密称（量）取待测组分的对照品和内标物，分别配成溶液，精密量取各溶液，配成校正因子测定用的对照溶液。取一定量注入仪器，记录色谱图，分别测定对照品和内标物的峰面积（或峰高），按下式计算校正因子（f）：

$$f = \frac{A_S/C_S}{A_R/C_R}$$

式中：A_S 为内标物的峰面积（或峰高）；A_R 为对照品的峰面积（或峰高）；C_S 为内标物的浓度；C_R 为对照品的浓度。

（2）含量测定：取含有内标物的供试品溶液，注入色谱仪，记录色谱图，分别测定供试品溶液中待测成分和内标物的峰面积（或峰高），按下式计算含量：

$$C_X = f \frac{A_X}{A_S} C_S$$

式中：A_X 为供试品中待测组分峰面积（或峰高）；C_X 为供试品中待测组分的浓度；f、A_S、C_S 的意义同上。

（三）应用实例

中药制剂的含量测定多采用非极性的十八烷基硅烷键合硅胶为填充剂，不同组成及配比的极性混合溶剂为流动相，紫外检测器，外标一点法定量。如一清颗粒、牛黄解毒丸等制剂中黄芩苷的测定；四物合剂、八珍丸等制剂中芍药苷的测定；更年安片中大黄素的测定；藿香正气水、香砂养胃丸等制剂中厚朴酚的测定；愈风宁心片、心痛口服液中葛根素的测定；桂龙咳喘宁胶囊、桂枝茯苓丸中肉桂酸的测定；复方黄连素片、瘾清片中盐酸小檗碱的测定；乳疾灵颗粒中淫羊藿苷的测定；七厘散中血竭素的测定；全天麻胶囊中天麻素的测定；复方丹参滴丸中丹参素的测定，等等。

思考与练习

1. 重量分析的实质是什么？一般可分为哪几类？
2. 滴定分析的基本条件是什么？
3. 化学计量点与滴定终点有何不同？什么叫终点误差？
4. 紫外吸收光谱有什么特征？定性参数有哪些？

5. 解释下列名词：吸收度、透光率、摩尔吸收系数、百分吸收系数。

6. 朗伯 – 比尔定律的适用条件是什么？

7. 薄层扫描法有几种检测方法？各适用哪些化合物？

8. 气相色谱仪的基本结构主要有哪几部分？各部分有什么作用？

9. 组分的色谱峰可用哪些参数描述？各个参数有什么意义？

10. 一色谱柱长度为 2m，测得不被固定相保留的空气的保留时间为 30s，某组分的保留时间为 5.5min，该组分的基线宽度为 10mm，已知记录纸速度为 20mm/min。求有效塔板数和有效塔板高度。

11. 高效液相色谱法与气相色谱法相比有何特点？

12. 什么是反相色谱法？反相色谱法适于分析哪些化合物？

第六章　中药制剂中各类化学成分的含量测定

第一节　生物碱的含量测定

生物碱是中药制剂分析中常用的化学成分。根据生物碱的结构和性质，可采用重量分析法、滴定分析法、色谱法或光谱法测定中药制剂中生物碱的含量。

一、重量分析法

（一）萃取法

本法适用于测定中药制剂中脂溶性总生物碱的含量，但对具挥发性、遇热易分解破坏或在溶剂处理过程中易水解的生物碱不宜采用。

1. 测定方法

（1）取样：根据中药制剂的类型及取样要求取样，取样后用分析天平称取一定量的供试品，并准确记录其数值（m_S）。如为丸剂、片剂、胶囊剂，应将样品重量折算成丸数、片数、胶囊数，以便计算含量。

（2）提取：中药制剂中的生物碱大多以盐的形式存在，提取时常选用酸水、乙醇、水等溶剂，也可先用碱水浸泡，使生物碱盐全部转变成游离形式后，再用有机溶剂提取。

（3）萃取：分离生物碱主要选用两相溶剂萃取法，两相溶剂中一相为水，另一相为与水不相混溶的有机溶剂。水相常用的溶剂有水、硫酸水溶液、盐酸水溶液及氢氧化钠水溶液。有机溶剂相常用的溶剂有乙醚、氯仿、石油醚等。酸水提取后的滤液经浓缩，在碱性条件下用有机溶剂萃取，可除去水溶性和非碱性的脂溶性干扰物质。

萃取时，应按规定操作，避免产生乳化现象。如产生乳化现象，可采取加热、搅拌、超声处理等方法，消除乳化现象后，再将两相溶剂分开。溶剂萃取时使用的酸性水溶液、碱性水溶液应有特定的 pH 值，保证生物碱全部转变成盐或游离形式，以便较好地与干扰物质分离。

（4）称重：将萃取后的有机溶剂相，低温水浴蒸干，除去沉淀残留的溶剂，置恒温干燥箱中干燥。干燥时温度不宜过高，以免生物碱结构被破坏。干燥至恒重后准确称量生物碱重量（m）。

（5）计算：中药制剂中生物碱含量的计算公式为：

$$\omega = \frac{m}{m_S} \times 100\%$$

式中，ω为供试品中待测组分的百分含量（%）；m为供试品中待测组分的纯品重量；m_S为供试品重量。

2.应用实例：昆明山海棠片中总生物碱的含量测定

处方组成：本品为昆明山海棠经加工制成的浸膏片。

取本品60片，除去糖衣，精密称定，研细，精密称取适量（约相当于25片），置200ml锥形瓶中，加硅藻土适量（每取本品1g，加硅藻土0.2g），混匀，加乙醇70ml，加热回流40min，放冷，滤过，滤渣中再加入乙醇50ml，加热回流30min，放冷，滤过，合并滤液，置水浴上蒸干，残渣加盐酸溶液（1→100）30ml，置水浴上搅拌使溶解，放冷，滤过，残渣再用盐酸溶液（1→200）同法提取3次（20ml、15ml、15ml），合并滤液于分液漏斗中，加氨试液使溶液呈碱性，用乙醚振摇提取4次（40ml、30ml、25ml、20ml），合并乙醚液，用水振摇洗涤2次，每次10ml，乙醚液用滤纸滤过，滤液置于已称定重量的蒸发皿中，低温水浴蒸去乙醚，残渣加少许无水乙醇，蒸干，100℃干燥至恒重，称定重量，计算，即得。本品每片含总生物碱不得少于1.0mg。

（二）沉淀法

本法是利用生物碱能与某些化学试剂产生沉淀的性质，使生物碱转变成沉淀后，称其重量，间接求出中药制剂中生物碱含量的方法。本法的优点是取样量少、灵敏度高；缺点是操作复杂、费时。因此，常用于纯生物碱的含量测定。

1.测定方法

（1）取样：同萃取法。

（2）沉淀：制备生物碱沉淀时所选用的化学试剂有两类，一类是生物碱沉淀试剂，如：碘化铋钾、碘化汞钾等重金属盐类，苦味酸、硅钨酸等大分子酸类及四硼酸钠、雷氏铵盐等。这类试剂沉淀范围较广，除与大多数生物碱产生沉淀外，还可与氨基酸、蛋白质或鞣质产生沉淀，因此选用这类试剂时，应采用溶剂萃取法除去上述三种干扰物质。另一类沉淀试剂是选择性较强的试剂，这类试剂只与某一种或具有某一结构特征的生物碱反应，如氯化汞只与颠茄类生物碱反应生成沉淀。选用这类试剂时，一般不须除去干扰物质，但必须除去制剂中的赋形剂。由于某些生物碱产生沉淀的组成，随试剂浓度、反应温度、溶液的pH值等条件的不同而异，所以制备沉淀时，应严格控制反应条件，使生物碱沉淀完全，并形成组成相同的沉淀。

（3）称重：制备的沉淀用适当溶剂洗涤，然后蒸去溶剂，置恒温干燥箱中干燥。干燥时温度不宜过高，以免生物碱结构被破坏。干燥后准确称量沉淀重量（m）。

（4）计算：由于最后的称量形式不是生物碱，因此应将称量形式换算成生物碱的含量。一般用化学因数进行换算，化学因数计算公式如下：

$$化学因数 = \frac{生物碱的分子量}{称量形式分子量}$$

生物碱的重量计算公式：生物碱的重量＝沉淀重量（m）×化学因数（k）

供试品中生物碱含量的计算公式：$\omega = \dfrac{km}{m_S} \times 100\%$

2.应用实例：苦参片中总生物碱的含量测定

取苦参片 10 片（每片相当于 1g），精密称定后研细，再称约 1/2 量，计算出相当苦参碱的片数，加入 20% 氢氧化钠碱化至潮湿状，置索氏提取器中加氯仿 200ml，水浴回流提取生物碱，回收氯仿至干，用稀盐酸溶解后滤过，移至 100ml 量瓶中，加稀盐酸至刻度。精密量取 40ml 置烧杯中，加热煮沸，稍放冷，逐滴加入 10% 硅钨酸至沉淀完全。静置至溶液澄清，用恒重的 G4 垂熔玻璃漏斗滤过，沉淀用 1% 盐酸和蒸馏水各冲洗 3 次，并在 100℃ 干燥至恒重，精密称定沉淀重量（m），计算，即得。每片含苦参碱不得低于 10mg。

二、滴定分析法

本法是利用生物碱能发生酸碱中和反应、沉淀反应、配合反应的性质，测定中药制剂中生物碱含量的方法。用于测定生物碱含量的滴定分析法有水溶液酸碱滴定法、非水溶液酸碱滴定法、双相滴定法、络合滴定法和沉淀滴定法等，其中以水溶液酸碱滴定法最为常用。

水溶液酸碱滴定法是在水溶液中以强酸或强碱为滴定液，用直接或间接的滴定方式测定中药制剂中生物碱含量的方法。

由于生物碱多不溶于水，因此通常先将生物碱溶于过量的酸性水溶液中，再用强碱滴定液回滴过量的酸，称为反滴定法或剩余滴定法。如果游离生物碱能溶于水或水 – 乙醇溶液中，碱性较强（解离常数 $K_a > 10^{-9}$），则可直接用标准强酸滴定液滴定。

应用本法的关键是正确选择指示剂，所选指示剂的变色范围应与被测生物碱等当点时的 pH 相当。一般生物碱的解离常数多在 $10^{-6} \sim 10^{-9}$ 之间，属弱碱，故生物碱的酸碱滴定应选用在酸性范围内变色的指示剂。例如：甲基红的变色范围在 pH4.2 ~ 6.3，由红变黄色；溴酚蓝的变色范围在 pH3.0 ~ 4.6，由黄变蓝色。其中，以甲基红最为常用。

例 1：止喘灵注射液中总生物碱的含量测定

处方组成：麻黄、洋金花、苦杏仁、连翘。

精密量取本品 10ml，置分液漏斗中，加 1mol/L 氢氧化钠溶液 0.5ml，用氯仿提取 4 次（10ml、10ml、5ml、5ml），合并氯仿液，置具塞锥形瓶中，精密加硫酸滴定液（0.01mol/L）10ml 及新沸过的冷水 10ml，充分振摇，加茜素磺酸钠指示液 1 ~ 2 滴，用氢氧化钠滴定液（0.02mol/L）滴定至淡红色，并将滴定结果用空白试验校正。每 1ml 硫酸滴定液（0.01mol/L）相当于 3.305mg 的麻黄碱。本品每 1ml 含总生物碱以麻黄碱（$C_{10}H_{15}NO$）计，应为 0.50 ~ 0.80mg。

例 2：北豆根片中总生物碱的含量测定

处方组成：本品为北豆根中提取的总生物碱经加工制成的片剂。

取本品 20 片，精密称定，研细，精密称取适量（约相当于总生物碱 80mg），置具塞锥形瓶中，加醋酸乙酯 25ml，振摇 30min，滤过，用醋酸乙酯 10ml 分三次洗涤容器及滤渣，洗液与滤液合并，置水浴上蒸干，加无水乙醇 10ml 使溶解，精密加硫酸滴定液（0.01mol/L）25ml 及甲基红指示液 2 滴，用氢氧化钠滴定液（0.02mol/L）滴定，即得。每 1ml 硫酸滴定液（0.01mol/L）相当于 6.248mg 的蝙蝠葛碱。本品含生物碱以蝙蝠葛碱（$C_{38}H_{44}N_2O_6$）计，应为标示量的 90.0% ~ 110.0%。

三、紫外 – 可见分光光度法

（一）测定条件的选择

测定条件包括测定波长、狭缝宽度、吸收度读数范围和参比溶液。

1. 测定波长的选择：首先绘制纯生物碱的紫外 – 可见吸收光谱图，通过吸收光谱选择吸收系数大、干扰少的波长作测定波长，通常选 λ_{max}，这样可获得较高的测定灵敏度。当最大吸收波长处有干扰或最强吸收峰的峰形尖锐时，为减少谱带宽度对测定的影响，消除干扰，常选用吸收峰稍低、峰形较平坦的次强峰或肩峰的波长进行测定，以减小对比尔定律的偏离。

2. 狭缝宽度的选择：高精度仪器的狭缝宽度是可调的。狭缝宽度直接影响测定的灵敏度和工作曲线的线性范围。狭缝宽度过大，入射光单色性变差，测定的灵敏度下降，工作曲线偏离比尔定律，吸收光谱的精细结构消失；狭缝宽度过小，光通量减小，须对检测信号进行放大，同时放大了噪音，影响测定的准确度。合适的狭缝宽度，应以减小狭缝宽度时试样的吸光度不再增加为标准。通常，狭缝宽度大约为吸收峰半宽度的十分之一较合适。

3. 吸收度读数范围的选择：由于透光率与供试品浓度的关系为对数关系，测定结果的相对误差不仅取决于透光率测量误差 ΔT，还取决于透光率 T 本身的大小。因而在不同的透光率范围，测量误差 ΔT 所引起的分析结果相对误差是不同的。

为提高测量的准确度，首先应选择高精度、低噪音的光度计（ΔT 小）。在 ΔT 确定的条件下，选择合适的透光率读数范围。当透光率在 65% ~ 20%（吸光度约为 0.2 ~ 0.7）的范围内，测定结果的相对误差（$\Delta C/C$）较小，当透光率为 36.8%（吸光度为 0.434）时，测定结果的相对误差最小。这种在不同的吸收度范围内引入的误差称为光度误差。

4. 参比溶液的选择：在测量供试液的吸收度之前，需用参比溶液（或称空白溶液）调节透光率为 100%（仪器的吸收度零点），其作用不仅能抵消吸收池和溶剂对入射光的影响，还可以抵消溶液中其他共存组分（包括显色剂、基体成分、辅助试剂等）在测定波长处产生吸收所引起的干扰。所以，在分析中应视供试液的性质确定合适的参比溶液。

（1）溶剂参比：当供试液中只有待测成分在测定波长下有吸收，其他共存组分无吸收时，可采用蒸馏水作为参比溶液。

（2）试剂参比：若显色剂或其他辅助试剂在测定波长下有吸收时，可按照与显色反应相同的条件，在没有试样存在的情况下，同样加入显色剂和其他辅助试剂作为参比溶液，消除各种试剂对测定的干扰。大多数显色反应均采用试剂参比。

（3）供试品参比：若供试品基体有颜色，而显色剂不与供试品基体显色，在测定波长下也无吸收时，可按与显色反应相同的条件，在没有显色剂存在的情况下，供试液加各种辅助试剂作为参比溶液，消除供试品基体中共存组分对测定的干扰。

（4）平行操作参比：用不含待测组分的供试品，按照与供试品测定相同的条件与供试品平行操作，测定时用前者作参比溶液，称为平行操作参比。

（二）定量分析方法

1. 单一组分的定量分析：如果中药制剂中无干扰组分，或干扰组分已排除，可采用单一组分的定量分析方法，如标准曲线法、吸收系数法和对照品比较法等（详见第五章）。

2.多组分的定量分析：同时测定两种或两种以上不同组分的含量时，可根据混合物中各组分吸收峰特性的不同，采用解线性方程组法、双波长法、三波长法、差示光谱法、导数光谱法等测定中药制剂中生物碱的含量。

（三）应用实例

例1：戊己丸中生物碱的含量测定（吸收系数法）

处方组成：黄连、吴茱萸（制）、白芍（炒）。

取本品粉末（过三号筛）0.7～0.9g，精密称定，置索氏提取器中，加盐酸－甲醇（1:100）适量，加热回流至提取液无色，提取液浓缩后移至25ml量瓶中，加乙醇稀释至刻度，摇匀。精密量取5ml，置氧化铝柱（内径约0.9cm，中性氧化铝5g，湿法装柱，用乙醇30ml预洗）上，用乙醇35ml洗脱。收集洗脱液，置50ml量瓶中，加乙醇稀释至刻度，摇匀，精密量取2ml，置50ml量瓶中，用0.05mol/L硫酸溶液稀释至刻度，摇匀，照分光光度法，在345nm波长处测定吸收度，按盐酸小檗碱的吸收系数为728计算，即得。本品按干燥品计算，每1g含生物碱以盐酸小檗碱（$C_{20}H_{18}ClNO_4$）计，不得少于30mg。

例2：桂林西瓜霜中盐酸小檗碱的含量测定（标准曲线法）

处方组成：西瓜霜、硼砂（煅）、黄柏、黄连等14味药。

（1）对照品溶液的制备：精密称取经105℃干燥至恒重的盐酸小檗碱对照品8mg，置10ml量瓶中，用甲醇溶解并稀释至刻度，摇匀，精密量取1ml，置25ml量瓶中，加乙醇至刻度，摇匀，即得（每1ml含盐酸小檗碱32μg）。

（2）标准曲线的制备：分别精密量取对照品溶液1.0ml、2.0ml、3.0ml、4.0ml、5.0ml，置于10ml量瓶中，加0.1mol/L盐酸溶液至刻度，摇匀。以相应的试剂为空白，在345nm波长处测定吸收度，以吸收度为纵坐标，浓度为横坐标，绘制标准曲线。

（3）供试品溶液的制备：取本品约4g，精密称定，置具塞锥形瓶中，精密加入甲醇50ml，称定重量，超声处理30min，时时振摇，放冷，再称定重量，用甲醇补足减失的重量，摇匀，放置，滤过，精密量取续滤液5ml，置中性氧化铝柱（5g，内径约1cm，湿法装柱，用乙醇30ml预洗）上，用乙醇洗脱，收集洗脱液，置50ml量瓶中，至洗脱液近刻度时为止，加乙醇至刻度，摇匀，即得。

（4）测定：精密量取供试品溶液2ml，置10ml量瓶中，加0.1mol/L盐酸溶液至刻度，摇匀。以相应的试剂为空白，在345nm波长处测定吸收度，计算，即得。本品每1g含总生物碱以盐酸小檗碱（$C_{20}H_{18}ClNO_4$）计，不得少于4.0mg。

四、色谱法

常用于测定中药制剂中生物碱含量的色谱法有高效液相色谱法、薄层扫描法及气相色谱法等。

（一）高效液相色谱法

1.测定条件的选择：生物碱的高效液相色谱分析，多采用反相色谱。其固定相由硅胶与吸附在硅胶表面的有机溶剂组成；流动相为水与有机溶剂组成的混合溶剂，可以是中性、碱性、酸性或酸加碱系统。碱性系统中常用三乙胺，酸性系统多选择磷酸或磷酸盐缓冲溶液，生物碱的离子对色谱的流动相采用辛磺酸钠或十二烷基磺酸钠表面活性剂。由于硅胶表面有硅醇基，具弱酸性，能与生物碱发生非吸附作用的化学反应，影响定量结果，为此常采用下列方法加以改进。

（1）固定相方面的改进：常在硅胶中加入填料。加填料时，应选择碳链较短的键合相，使硅胶的碳链较短，含有较多的基团，对硅胶中的硅醇基有较好的屏蔽作用，减小游离硅醇基与生物碱的接触机会。

（2）流动相方面的改进：通常是加入硅醇基的抑制剂或扫尾剂，包括碱性物质、离子对试剂和酸性物质。碱性物质有三乙胺、季铵盐试剂（溴化四甲基胺）等，碱性物质与硅醇基产生化学作用，将硅醇基掩蔽起来，使生物碱不再与硅醇基反应；离子对试剂与生物碱作用转变成离子对，使生物碱不再与硅醇基反应；酸性物质的酸性强于硅胶的酸性，使生物碱转变成盐，不再与硅醇基发生反应。

（3）增加流动相的脂溶性：使生物碱在流动相中的分配系数增大，减少生物碱与硅胶的接触时间，防止发生反应。

2．测定方法：生物碱的高效液相色谱定量法，由于缺少校正因子，故采用外标法、内标法、已知浓度供试品的对照法及内加法。

高效液相色谱法虽然本身具有一定的分离作用，但如果供试液中的干扰物质太多，会影响测定结果，因此在测定前要对样品进行预处理。预处理的方法常采用沉淀法、液－液分配色谱法和液－固分配色谱法。经分离纯化后的生物碱溶液，加无水硫酸钠干燥、蒸发、浓缩、定容后方可使用。

根据待测组分的性质，选择固定相和流动相，按高效液相色谱法的操作规程，将经初步分离的供试品溶液，加到高效液相色谱柱上，进行洗脱、定量。如采用色谱法纯化生物碱，可将纯化的色谱装置与高效液相色谱柱连接在一起，使纯化与定量融为一体。采用离子对色谱法测定含量时，由于色谱系统偏酸性，必须立即清洗色谱柱，避免过夜，以延长色谱柱的使用寿命。

根据采用的定量方法，选择计算公式，求出中药制剂中生物碱的含量。

3．应用实例：疏风定痛丸中士的宁的含量测定

处方组成：马钱子（制）、麻黄、乳香、没药等十五味药。

（1）色谱条件与系统适用性试验：用硅胶为填充剂；正己烷－二氯甲烷－无水甲醇－三乙胺（47.5∶47.5∶5∶0.4）为流动相；检测波长为280nm。理论塔板数按士的宁峰计算应不低于2000。

（2）对照品溶液的制备：精密称取士的宁对照品适量，加醋酸乙酯制成每1ml含0.1mg的溶液，即得。

（3）供试品溶液的制备：取本品约1.5g，剪碎，混匀，精密称定，置具塞锥形瓶中，加入氨试液15ml，氯仿20ml，超声处理15min，使分散均匀，移至分液漏斗中，分取氯仿层，碱液再用氯仿振摇提取5次（20ml、15ml、10ml、10ml、10ml，乳化后可超声处理破乳），合并氯仿液，用硫酸溶液（3→100）提取5次，每次15ml，合并硫酸溶液，加浓氨试液调节pH

值至 9～10，用氯仿振摇提取 5 次（20ml、15ml、10ml、10ml、10ml），合并氯仿液，蒸干，放冷，残渣用醋酸乙酯溶解，移至 10ml 量瓶中，加醋酸乙酯至刻度，摇匀，即得。

（4）测定：分别精密吸取对照品溶液和供试品溶液各 10μl，注入液相色谱仪，测定，即得。本品每丸含马钱子以士的宁（$C_{21}H_{22}N_2O_2$）计，应为 3.6～4.8mg。

（二）薄层扫描法

本法测定中药制剂中生物碱的含量，具有测定速度快、灵敏度高、选择性好、误差小、应用范围广等优点，适用于对紫外、可见光有吸收或经显色后有吸收以及具有荧光的生物碱的测定。

1. 测定方法

（1）供试品的预处理：由于中药制剂化学成分复杂，成分含量低，用薄层色谱法难以检出。为提高待测成分浓度，常需对提取液进行纯化和浓缩。提取时常采用溶剂提取法，纯化时多采用溶剂萃取法、液－固色谱法、液－液色谱法和生物碱沉淀法等。

（2）测定方法：薄层扫描的操作过程包括选择测定波长、配制供试品及对照品溶液、选择固定相及流动相、点样、展开、显色、扫描、绘制标准曲线和计算待测成分含量等。

①测定波长的选择：测定波长有单波长和双波长两种，单波长适用于斑点清晰、薄层板均匀，无背景干扰，或因以硫酸显色，背景碳化而颜色太深，无法选用双波长测定含量的；双波长适用于斑点轮廓不清、有干扰组分、多组分、薄层厚薄不匀等，不宜采用单波长测定含量的。

②供试品及对照品溶液的配制：一般选择对供试品与对照品溶解度大、易挥发的溶剂，如乙醇、氯仿、乙醚等，在相同条件下，配制供试品与对照品溶液。

③点样：可用点样器进行点样，点样时原点的扩展应一致，样品与对照品斑点的大小应一致。

④展开：在薄层色谱过程中，应避免产生边缘效应、拖尾现象、R_f 值不稳定及混合物没有完全分离等现象。展距要适当，R_f 值以 0.3～0.8 为宜。

⑤显色：常用的生物碱显色试剂有生物碱沉淀试剂、生物碱显色试剂等，如苦味酸、碘化铋钾等。

⑥扫描：展开并清除溶剂后，才能对斑点进行扫描。显色薄层扫描时，应在色泽稳定的时间内进行。

⑦绘制标准曲线：根据扫描结果，绘制出浓度与吸收度的标准曲线，或相当于浓度与吸收度的标准曲线。

（3）计算含量：根据光的吸收定律，通过标准曲线求出样品中生物碱的浓度，再求出中药制剂中生物碱的含量。

2. 应用实例：葛根芩连微丸中生物碱的含量测定

处方组成：葛根、黄芩、黄连、炙干草。

（1）供试品溶液的制备：取本品适量，研细（过四号筛），60℃干燥 1h，取约 0.5g，精密称定，置锥形瓶中，加乙醇 50ml，加热回流 2h，趁热滤过，滤渣和容器用热乙醇洗涤 2 次，每次 10ml，合并滤液与洗液，回收乙醇，蒸干，残渣加 1% 盐酸甲醇溶液溶解，移至 10ml 量瓶中，并稀释至刻度，摇匀，即得。

（2）对照品溶液的制备：取盐酸小檗碱对照品，精密称定，加 1% 盐酸甲醇溶液制成每 1ml 含 0.4mg 的溶液，即得。

（3）测定：精密吸取供试品溶液 2μl、对照品溶液 4μl，分别交叉点于同一用羧甲基纤维素钠为粘合剂的硅胶 G 薄层板上，以正丁醇 – 冰醋酸 – 水（7:1:2）为展开剂，展开，取出，晾干。扫描波长：$\lambda_S = 425nm$，$\lambda_R = 550nm$，分别测定供试品与对照品的吸收度积分值，计算，即得。本品每 1g 含黄连以盐酸小檗碱（$C_{20}H_{18}ClNO_4$）计，不得少于 10.0mg。

第二节　黄酮类成分的含量测定

黄酮类成分是指分子中含有 $C_6 - C_3 - C_6$（C_6 为苯环）结构的一系列化合物，其定量分析方法主要有分光光度法、薄层扫描法及高效液相色谱法等。

一、可见分光光度法

本法又称比色法，是利用黄酮类成分对可见光的吸收特性，测定中药制剂中黄酮类成分含量的方法。适用于本身有颜色或与化学试剂反应而显色的黄酮类成分的含量测定。测定时可采用单波长测定法，测定单一组分黄酮类成分的含量；也可采用双波长测定法、三波长测定法、差示光谱法、导数光谱法等测定多组分黄酮类成分的含量。

（一）测定方法

1. 供试品的预处理：比色法测定含量时，需要纯度较高的物质，因此，必须除去干扰物质，制得较纯的供试品溶液。

黄酮类成分有苷和苷元两种存在形式，提取时要根据情况选择不同的提取溶剂。如果黄酮类成分以苷的形式存在，可选用碱水、水、乙醇等溶剂提取，也可用酸或酶将黄酮苷类水解成苷元，再用乙醇、醋酸乙酯等有机溶剂提取；如果黄酮类成分以苷元的形式存在，可选用乙醇、醋酸乙酯、乙醚等有机溶剂提取；如果既有苷类又有苷元存在，可选用碱水、乙醇提取，也可将苷类先水解，再用有机溶剂提取。

除去干扰物质的常用方法有 pH 梯度萃取法、色谱法等。pH 梯度萃取法适于分离酸性差别较大的黄酮类成分；色谱法可选用硅胶或聚酰胺为固定相，不同浓度的甲醇、乙醇、醋酸乙酯、苯、甲酸或其混合溶剂为流动相，进行液 – 固分配层析，也可选用纤维素、硅胶为载体的液 – 液分配层析，其固定相为水，流动相可选用酸性系统，如正丁醇 – 醋酸 – 水（4:1:5）、醋酸 – 水（6:4）、醋酸乙酯 – 甲酸 – 水（8:2:3）上层，也可选用中性系统如醋酸乙酯 – 水、氯仿 – 水、正丁醇 – 水。由于色谱法分离效果较好，常把色谱法与分光光度法联合应用，即先用柱色谱法、薄层色谱法或纸色谱法，对中药制剂中的各种组分进行分离除去干扰物质后，再进行比色。

2. 测定方法：根据供试品的特点，选择合适的测定波长、参比溶液、吸收度范围及定量分析方法进行黄酮类成分的含量测定。

3．计算含量：先求出吸收度或浓度，再计算含量。

（二）应用实例

例：消咳喘糖浆中黄酮类成分的含量测定（单波长标准曲线法）

处方组成：本品为满山红制成的糖浆剂。

（1）对照品溶液的制备：精密称取在 120℃减压干燥至恒重的芦丁对照品 30mg，置 100ml 量瓶中，加 60%乙醇使溶解并稀释至刻度，摇匀。精密量取 10ml，置 50ml 量瓶中，加 60% 乙醇至刻度，摇匀，即得（每 1ml 含无水芦丁 60μg）。

（2）标准曲线的制备：精密量取对照品溶液 0.5ml、1.0ml、2.0ml、3.0ml、4.0ml 与 5.0ml，分别置 10ml 量瓶中，各加 0.1mol/L 三氯化铝溶液 2ml、1mol/L 醋酸钾溶液 3ml，加 60%乙醇至刻度，摇匀，放置 30min，以相应的溶液为空白，在 420nm 波长处测吸收度，以吸收度为纵坐标，浓度为横坐标，绘制标准曲线。

（3）测定：精密量取本品 2ml，置 50ml 量瓶中，加 60%乙醇至刻度，摇匀，精密量取 1ml，置 10ml 量瓶中，加 0.1mol/L 三氯化铝溶液 2ml、1mol/L 醋酸钾溶液 3ml，加 60%乙醇至刻度，摇匀，放置 30min。另精密量取本品 2ml，置 50ml 量瓶中，加 60%乙醇稀释至刻度，摇匀，精密量取 1ml，置 10ml 量瓶中，加 60%乙醇至刻度，摇匀，作空白。在 420nm 波长处测定吸收度，从标准曲线上读出供试品溶液中芦丁的重量，计算，即得。本品每 1ml 中含总黄酮以芦丁（$C_{27}H_{30}O_{16}$）计，不得少于 2.0mg。

二、紫外分光光度法

黄酮类成分中多具有交叉共轭体系，在紫外光区产生两个特征吸收。吸收带 I 在较长波长区（300~400nm），是由 B 环的桂皮酰基引起的；吸收带 II 在较短的波长区（240~280nm），是由 A 环的苯甲酰基引起的。吸收带 I 与吸收带 II 的最大吸收波长因黄酮类成分的结构不同而异，见表 6-1 所示。

表 6-1　黄酮类成分的紫外吸收波长范围

类型	吸收带 I 的波长范围（nm）	吸收带 II 的波长范围（nm）
黄酮	304~350	250~270
黄酮醇	358~385	250~270
二氢黄酮	310~330（较弱）	275~290
二氢黄酮醇	弱	270~290
异黄酮	无	250~270（较弱）
查尔酮	360~390（较强）	240~260（较弱）
橙酮	370~430（较强）	弱

一般黄酮类成分结构中共轭体系延长，羟基数目增加，吸收带向长波长移动。黄酮类成分与三氯化铝、硼酸钠、醋酸钠等化学试剂作用生成配合物时，吸收峰也向长波长移动。

根据待测成分的结构特点，选择合适的测定波长、参比溶液、吸收度读数范围及定量分析方法测定黄酮类成分含量。定量方法常采用标准曲线法、比较法和对照法。

例：银黄口服液中黄芩苷和绿原酸的含量测定

处方组成：金银花提取物（以绿原酸计）12g、黄芩提取物（以黄芩苷计）24g。

精密量取银黄口服液 2ml，置 100ml 量瓶中，加水至刻度，摇匀，精密量取 2ml，置 100ml 量瓶中，加 0.2mol/L 盐酸溶液至刻度，摇匀，按分光光度法，在 278nm 与 318nm 的波长处分别测定吸收度，得 E_{278} 和 E_{318}。

按下式计算：

$$C_1 = 2.599 \times E_{318} - 1.522 \times E_{278}$$

$$C_2 = 2.121 \times E_{278} - 0.9169 \times E_{318}$$

$$绿原酸的含量（mg/ml）= \frac{C_1 \times 100 \times 100}{100 \times 2 \times 2}$$

$$黄芩苷的含量（mg/ml）= \frac{C_2 \times 100 \times 100}{100 \times 2 \times 2}$$

式中：C_1 为供试品溶液中绿原酸的浓度（mg/100ml）；C_2 为供试品溶液中黄芩苷的浓度（mg/100ml）；E_{278} 为供试品溶液在 278nm 波长处测得的吸收度；E_{318} 为供试品溶液在 318nm 波长处测得的吸收度。

本品每支含金银花提取物以绿原酸（$C_{16}H_{18}O_9$）计，不得少于 0.108g；含黄芩提取物以黄芩苷（$C_{21}H_{18}O_{11}$）计，不得少于 0.216g。

三、薄层扫描法

本法系将黄酮类成分用薄层色谱法展开后，利用黄酮类成分对可见或紫外光的吸收特性或荧光特性，直接在薄层上进行扫描，测得吸收度或荧光强度，测定中药制剂中黄酮类成分含量的分析方法。扫描时，一般选用可见光或紫外光为光源，用单波长或双波长扫描。当待测成分对可见光或紫外光有最大吸收时，可直接进行扫描，测定含量，反之可先加显色试剂显色后，再进行扫描。常用的显色试剂有碱性化合物、金属盐类等，对于不同的黄酮类成分，应选用不同的光源测定含量。

1. 测定方法：薄层扫描法测定黄酮类成分含量时，需对供试品进行提取并除去干扰物质，黄酮类成分预处理的方法同可见分光光度法。

薄层扫描法的测定过程包括选择薄层色谱的固定相和流动相，制备对照品和供试品溶液，点样，展开，显色和扫描。

（1）色谱条件的选择：可选用硅胶或聚酰胺为固定相，也可选用硅藻土、纤维素与水组成固定相。前者为液－固吸附层析，后者为液－液分配层析。吸附层析的展开剂有醇类、醇－水、醋酸乙酯、氯仿等。黄酮类成分的极性较强时，可选用醇或醇与水的混合溶剂为展开剂；黄酮类成分极性较弱时，可选用醋酸乙酯、氯仿等有机溶剂为展开剂。分配层析与吸附层析的展开剂类似，由于黄酮类成分多具有酸性，分配层析中展开剂常加入醋酸、甲酸等有机酸，以保持酸性。

（2）对照品和供试品溶液的制备：用乙醇、醋酸乙酯、乙醚等溶剂溶解供试品与对照品，制成供试品溶液及对照溶液，溶液浓度一般为 1μg/μl。

（3）展开：展开时，要控制好展开条件，避免出现边缘效应、拖尾等现象，展开距离以 R_f 值在 0.3～0.8 为宜，展开完毕后，取出晾干。

（4）显色：有颜色的黄酮类化合物不用显色，无颜色的黄酮类化合物要显色后才能扫描，显色试剂有三氯化铝、醋酸镁、氨气或碳酸钠等。显色试剂应在溶剂挥尽后喷洒，喷洒应均匀，易氧化退色的斑点，可用另一块玻璃板盖上，垫上纸条，四周用胶布封固。

（5）扫描：展开并彻底清除溶剂后，才能扫描。显色薄层扫描时，要在色泽稳定的时间内进行。

（6）绘制标准曲线：根据扫描结果，绘制出浓度与吸收度的标准曲线，或相当于浓度与吸收度的标准曲线。

根据光的吸收定律，通过标准曲线求出样品中黄酮类成分的浓度，再计算中药制剂中黄酮类成分的含量。

3. 应用实例：枳实导滞丸中橙皮苷的含量测定

处方组成：枳实（炒）、大黄、黄连（姜汁炒）、黄芩等八味药。

（1）供试品溶液的制备：取本品粉末（过三号筛）约 0.5g，精密称定，置索氏提取器中，加甲醇 90ml，加热回流 4h，趁热滤过至 100ml 量瓶中，用少量甲醇洗涤容器，洗液与滤液合并，放冷，加甲醇至刻度，摇匀，精密量取 5ml，置 25ml 量瓶中，加甲醇至刻度，摇匀，即得。

（2）对照品溶液的制备：精密称取橙皮苷对照品，加甲醇制成每 1ml 含 0.05mg 的溶液，即得。

（3）测定：精密吸取供试品溶液 5μl、对照品溶液 2μl 与 5μl，分别点于同一聚酰胺薄膜上，以甲醇为展开剂，展开，展距约 3cm，取出，晾干，喷以 1% 三氯化铝的甲醇溶液，放置 3h，在紫外光灯（365nm）下定位，照薄层扫描法进行荧光扫描。激发波长：$\lambda = 300nm$，线性扫描，测定供试品与对照品荧光强度的积分值，计算，即得。本品按干燥品计算，每 1g 含枳实以橙皮苷（$C_{28}H_{34}O_{15}$）计，不得少于 20.0mg。

四、高效液相色谱法

本法具有分析速度快、分离效能高等许多优点，而黄酮类化合物在紫外光区有较强的吸收，因此，用高效液相色谱法分离后用紫外分光法检测灵敏度极高。中药制剂中的黄酮类成分，无论是以游离苷元的状态存在，还是与糖结合成苷的形式存在，只要经过适当的预处理，都可用正相或反相高效液相色谱法进行分离和含量测定。

1. 测定方法

（1）供试品的预处理：同可见分光光度法。

（2）测定方法：根据待测成分的性质，从外标法、内标法、已知浓度对照法、内加法中选择一种方法。固定相与流动相的选择同薄层色谱法。将配制好的供试品溶液注入柱中，进行洗脱，收集不同时间的洗脱液，根据图谱测定含量。

（3）计算含量：先求出黄酮类成分在供试品溶液中的浓度，再计算中药制剂中黄酮类成分的含量。

2. 应用实例：双黄连口服液中黄芩苷的含量测定

处方组成：金银花、黄芩、连翘。

（1）色谱条件与系统适用性试验：用十八烷基硅烷键合硅胶为填充剂；甲醇 - 水 - 冰醋

酸（50:50:1）为流动相；检测波长 274nm。理论塔板数按黄芩苷峰计算应不低于 1500。

（2）对照品溶液的制备：精密称取黄芩苷对照品 10mg，置 100ml 量瓶中，加 50%甲醇适量，置水浴中振摇使溶解，放置至室温，稀释至刻度，摇匀，即得（每 1ml 中含黄芩苷 0.1mg）。

（3）供试品溶液的制备：精密量取本品 1ml，置 50ml 量瓶中，加 50%甲醇适量，超声处理 20min，放置至室温，加 50%甲醇稀释至刻度，摇匀，即得。

（4）测定：分别精密吸取对照品溶液与供试品溶液各 5μl，注入液相色谱仪，测定，即得。本品每支含黄芩以黄芩苷（$C_{21}H_{18}O_{11}$）计，不得少于 80mg。

第三节 其他成分的含量测定

一、蒽醌类成分的含量测定

蒽醌类成分的含量测定方法主要有紫外－可见分光光度法、荧光分光光度法、薄层扫描法及高效液相色谱法等。

（一）紫外－可见分光光度法

蒽醌类成分一般都具有颜色或荧光，在碱性溶液中可生成较为稳定的红色物质，在紫外－可见光区有吸收。常利用此性质，用紫外－可见分光光度法测定中药制剂中蒽醌类成分的含量。

例：新清宁片中总蒽醌类成分的含量测定

处方组成：本品为熟大黄经加工制成的片剂。

（1）对照品溶液的制备：精密称取1,8－二羟基蒽醌对照品 25mg，置 50ml 量瓶中，加冰醋酸适量使溶解，并稀释至刻度，摇匀。精密量取 2ml，置 100ml 量瓶中，加混合碱溶液（10%氢氧化钠溶液与 4%氨溶液等量混合）至刻度，摇匀，在暗处避光放置 30min，即得（每 1ml 含1,8－二羟基蒽醌 10μg）。

（2）供试品溶液的制备：取本品 10 片，除去糖衣，精密称定，研细，精密称取 25mg，置 100ml 圆底烧瓶中，加混合酸溶液（取冰醋酸 10ml 与 25%盐酸溶液 2ml，混匀）6ml，置沸水浴中回流提取 15min，立即冷却，用乙醚分 3 次振摇提取（30ml、5ml、5ml），乙醚液经同一脱脂棉滤入分液漏斗中，药渣再加混合酸溶液 4ml，继续加热回流 15min，立即冷却，用乙醚分 3 次振摇提取（20ml、20ml、5ml），用同一脱脂棉滤入上述分液漏斗中，乙醚提取液用水洗涤 2 次，每次 20ml，弃去水层。乙醚液用混合碱溶液分 3 次振摇提取（50ml、20ml、20ml），合并提取液，置 100ml 量瓶中，加混合碱溶液至刻度，摇匀，取约 20ml 置 100ml 锥形瓶中，称定重量，置沸水浴中回流 15min，立即冷却至室温，再称定重量，用氨试液补足减失的重量，混匀，即得。

（3）测定：分别取供试品溶液和对照品溶液，在 525nm 波长处立即测定吸收度，计算，即得。本品每片含总蒽醌衍生物以1,8－二羟基蒽醌（$C_{14}H_8O_4$）计，不得少于 7mg。

（二）薄层扫描法

将蒽醌类成分的对照品与供试品溶液在相同的条件下进行薄层展开，然后进行光谱扫描测定含量。

例：天麻首乌片中大黄素的含量测定

处方组成：天麻、白芷、何首乌、熟地黄、丹参及川芎等 14 味药。

（1）供试品溶液的制备：取本品 40 片，除去包衣，精密称定，研细，取粉末适量（约相当于 15 片的重量），精密称定，加 5mol/L 硫酸溶液 30ml，加热回流 1.5h，放冷，加氯仿80ml，加热回流 1.5h，放冷，分取氯仿层，酸水层用氯仿提取 3 次，每次 30ml，合并氯仿提取液，通过装有无水硫酸钠的漏斗，滤器用少量氯仿洗涤，洗液并入滤液中，置水浴上蒸干，残渣加甲醇适量使溶解，置 5ml 量瓶中，并加甲醇至刻度，摇匀，即得。

（2）对照品溶液的制备：取大黄素对照品，加甲醇制成每 1ml 含 0.1mg 的溶液，即得。

（3）测定：照薄层色谱法，吸取供试品溶液 8μl、对照品溶液 2μl 与 6μl，交叉点于同一硅胶 G 薄层板上，以正己烷 – 醋酸乙酯 – 甲酸（6:2:0.1）为展开剂，展开，取出，晾干。进行薄层扫描，扫描波长 $\lambda_S = 445nm$、$\lambda_R = 700nm$，测量供试品吸收度积分值与对照品吸收度积分值，计算，即得。本品每片含何首乌以大黄素（$C_{15}H_{10}O_5$）计，不得少于 10μg。

（三）高效液相色谱法

蒽醌类成分的定量分析方法较多，但供试品的制备分离比较困难，尤其是结构相似的蒽醌类成分更不易分开。而蒽醌类成分在高效液相色谱的固定相与流动相之间反复分配，分离效率高，因此，蒽醌类成分的含量测定多采用高效液相色谱法。

例：三黄片中蒽醌类成分的含量测定

处方组成：大黄、盐酸小檗碱、黄芩浸膏（相当于黄芩苷 15g）。

（1）色谱条件与系统适用性试验：用十八烷基硅烷键合硅胶为填充剂；甲醇 – 0.1％磷酸溶液（85:15）为流动相；检测波长为 254nm。理论塔板数按大黄素峰计算应不低于 2000。

（2）对照品溶液的制备：分别精密称取大黄素和大黄酚对照品适量，加无水乙醇 – 醋酸乙酯（2:1）制成每 1ml 含大黄素 0.01mg、大黄酚 0.025mg 的混合溶液，即得。

（3）供试品溶液的制备：取本品 20 片，除去包衣，精密称定，研细（过三号筛），精密称取适量（约相当于 1 片的重量），置锥形瓶中，精密加乙醇 25ml，密塞，称定重量，置水浴上加热回流 1h，放冷，用乙醇补足减失的重量，滤过，精密量取续滤液 10ml，置烧瓶中，水浴蒸干，加 30％乙醇 – 盐酸（10:1）溶液 15ml，置水浴中加热水解 1h，立即冷却，用氯仿强力振摇提取 4 次，每次 15ml，合并氯仿液，置水浴上蒸干，残渣用无水乙醇 – 醋酸乙酯（2:1）溶解，移至 25ml 量瓶中，并稀释至刻度，摇匀，用微孔滤膜（0.45μm）滤过，取续滤液，即得。

（4）测定：分别精密吸取对照品溶液和供试品溶液各 10μl，注入液相色谱仪，测定，即得。本品每片含大黄以大黄素（$C_{15}H_{10}O_5$）和大黄酚（$C_{15}H_{10}O_4$）总量计算，不得少于1.55mg。

二、皂苷类成分的含量测定

皂苷类成分大多在紫外光区无明显的吸收,故直接用紫外分光光度法测定其含量不多,而薄层色谱法在皂苷类成分的分析中占主导地位,同时高效液相色谱法、气相色谱法也广泛应用于皂苷类成分的含量测定。

(一)测定方法

中药制剂中皂苷类成分的含量测定可分为总皂苷测定、皂苷元测定和单体皂苷测定。

总皂苷的含量测定一般先用适当的溶剂和方法提取、分离得到总皂苷,再根据皂苷各自的特征,选择含量测定方法。总皂苷类成分的含量测定方法主要有紫外-可见分光光度法和重量分析法。

皂苷元的含量测定可按上述总皂苷的提取分离方法得到总皂苷,再加酸、加热水解得到皂苷元;也可将供试品先进行水解,再从水解后的混合液中提取皂苷元。皂苷元的含量测定方法主要有薄层色谱法、高效液相色谱法和紫外-可见分光光度法。

单体皂苷的含量测定方法主要有薄层色谱法和高效液相色谱法。

1. 紫外-可见分光光度法:皂苷类成分多无色,在紫外-可见光区常无吸收,故测定皂苷含量时,常利用皂苷类成分先与某些试剂反应显色后,再于可见光区进行比色测定。如显色后能在紫外光区产生吸收,也可以用紫外分光光度法进行测定。皂苷类成分颜色反应的专属性虽较差,但反应比较灵敏,方法简便易行。皂苷显色的常用试剂有:

(1)浓硫酸:与许多甾体皂苷元反应后在紫外光区或可见光区有吸收,所以浓硫酸可作为皂苷元的一种通用显色试剂,甾体皂苷元与浓硫酸反应常显黄色,但需在较高温度(80℃~90℃)下反应 30~60min。

(2)高氯酸:常用于测定 C_5 位具有不饱和结构的皂苷元,与高氯酸在室温下即可生成黄色。如薯蓣皂苷元加高氯酸后,室温放置 10min,在 410nm 有最大吸收,生成的颜色 30min 内稳定,供试品量在 25~200μg 范围内服从比尔定律,可进行定量分析。

(3)硫酸-醋酐、硫酸-醋酸-冰醋酸或硫酸-冰醋酸试剂:主要用于测定甾体皂苷。如薯蓣皂苷元与改良的 Liebermann 试剂在 70℃水浴加热,生成的颜色可在 480nm 处测定吸收度;人参总皂苷以硫酸-冰醋酸为试剂在 60℃放置 25min 后,在 520nm 处测定吸收度;甘草次酸亦可用此试剂在 529nm 处测定吸收度。

(4)芳香醛-硫酸或芳香醛-高氯酸:主要用于检测三萜皂苷,是常用的皂苷类化合物的显色剂。在使用芳香醛为试剂的颜色反应中,以香草醛最为常用,多用于人参皂苷、甘草皂苷、柴胡皂苷等三萜类皂苷的显色。香草醛-高氯酸试剂与皂苷元反应产生的颜色受试剂浓度、反应温度、反应时间等影响较大,因此必须注意反应条件的控制。

用比色法测定中药制剂中总皂苷或总皂苷元的含量时,可选用单体皂苷或皂苷元作对照品,但要注意测定单体皂苷或皂苷元与总皂苷的换算系数。

2. 薄层色谱法:含有皂苷类成分的中药制剂经适当的溶剂提取,用薄层色谱法分离,可排除其他组分的干扰,适用于测定制剂中单体皂苷或皂苷元的含量。方法有薄层扫描法、薄层色谱-比色法等。

3. 高效液相色谱法：根据待测成分的结构及性质，选择适宜的色谱柱及流动相，对皂苷进行分离和定量分析。

4. 气相色谱法：先将皂苷水解成皂苷元，再通过酯化或酰化反应使其生成可以气化的酯类或其他成分，在气相色谱仪上进行定量。

此外，红外光谱法、液滴逆流色谱法、极谱法、库仑滴定法、酸碱滴定法、非水滴定法和电位滴定法等也用于皂苷的含量测定。

(二) 应用实例

例1：参附注射液中人参总皂苷的含量测定（薄层色谱 – 比色法）

处方组成：红参、黑附片。

(1) 标准曲线的绘制：精密称取人参二醇标准品约 2mg，置 2ml 量瓶中，加甲醇溶解并稀释至刻度，摇匀。精密吸取此溶液 5μl、10μl、15μl、20μl、25μl，分置具塞试管中，用热风吹去溶剂（勿使过热），加 5% 香草醛 – 冰醋酸溶液 0.2ml，高氯酸 0.8ml，混匀，密塞，60℃水浴加热 15min，立即用流水冷却，加冰醋酸 5ml，摇匀，用试剂作空白，在分光光度计上，于 560nm 处测定吸收度，对相应浓度绘制标准曲线。

(2) 测定：精确量取供试品溶液 1ml（相当于生药 1g），置 50ml 分液漏斗中，用乙醚脱脂 4 次（15ml×1，10ml×3），醚层用少量水洗涤后并入水层中，水层再用饱和的正丁醇萃取 5 次（15ml×1，10ml×4），弃去水层，正丁醇层用少量水萃取一次，水层再用正丁醇萃取一次，弃去水层，合并正丁醇液，减压回收正丁醇至干，残留物以少量甲醇溶解，仔细移至 2ml 量瓶中，稀释至刻度，摇匀。用微量注射器吸取此溶液 2μl，在硅胶 G 薄层板上点成条状，用氯仿 – 甲醇 – 水（70:55:10）展开（展开时层析缸中置一盛少许冰醋酸的小杯），待溶剂到达顶端时取出薄层板，室温下挥发溶剂，置碘蒸汽中数秒钟，直至斑点出现，立即取出薄层板，划出斑点范围，用冷风将碘吹尽，将斑点范围内的硅胶刮入 10ml 具塞试管中，精密加入 5% 香草醛 – 冰醋酸溶液 0.2ml 与高氯酸 0.8ml，混匀，密塞，60℃水浴中加热 15min，用流水冷却，精密加入冰醋酸 5ml，摇匀，离心，吸取上清液倾入吸收池，于 560nm 处测定吸收度。同时取与斑点大小相同的空白硅胶加显色剂同步处理作为空白，测定吸收度。从人参二醇标准曲线查得相当于人参二醇的微克数（A）。

(3) 计算含量：按下式计算样品中皂苷的含量：

$$总皂苷\% = \frac{A \times 2.5 \times 100}{W}$$

式中：W 为点样量，相当样品的 μg 数；2.5 为 R_o 组皂苷平均分子量与人参二醇分子量之比。本法薄层平均回收率为 100.61%

例2：龟龄集中人参皂苷 Rg_1 的含量测定（薄层扫描法）

处方组成：人参、鹿茸、海马、丁香等。

(1) 供试品溶液的制备：取本品 20 粒的内容物，精密称定，混匀，取约 2.5g，精密称定，置索氏提取器中，加乙醚 60ml，加热回流提取至回流提取液近无色，弃去乙醚液，挥尽残渣中的乙醚，加甲醇 70ml，加热回流提取至回流提取液近无色，将提取液回收甲醇至干，残渣用正丁醇饱和的水 15ml 溶解，转移至分液漏斗中，用水饱和的正丁醇振摇提取 3 次，每次 15ml，合并提取液，用 1% 氢氧化钠溶液洗涤 3 次（15ml、15ml、10ml），再用正丁醇饱和的水洗至中性，弃去水洗液，回收正丁醇至干，残渣用适量 70% 乙醇溶解，加在中性氧化铝－D_{101}型大孔吸附树脂柱（内径 1cm，下层：D_{101}型大孔吸附树脂，高 7cm；上层：中性氧化铝，100～120 目，高 3cm）上，用 70% 乙醇 80ml 洗脱，收集洗脱液，蒸干，残渣用适量甲醇溶解，转移至 2ml 量瓶中，加甲醇至刻度，摇匀，作为供试品溶液。

（2）对照品溶液的制备：精密称取人参皂苷 Rg_1 对照品适量，加甲醇制成每 1ml 含 1mg 的溶液，作为对照品溶液。

（3）测定：精密吸取供试品溶液 10μl、对照品溶液 2μl 与 4μl，分别交叉点于同一硅胶 G 薄层板上，以氯仿－甲醇－水（13:7:2）10℃ 以下放置的下层溶液为展开剂，展开，取出，晾干，喷以 10% 硫酸乙醇溶液，在 100℃ 加热至斑点显色清晰，取出，在薄层板上覆盖同样大小的玻璃板，周围用胶布固定，进行薄层扫描，波长：λ_S = 541nm，λ_R = 700nm，测量供试品吸收度积分值与对照品吸收度积分值，计算，即得。本品每粒含人参以人参皂苷 Rg_1（$C_{42}H_{72}O_{14}$）计，不得少于 0.055mg。

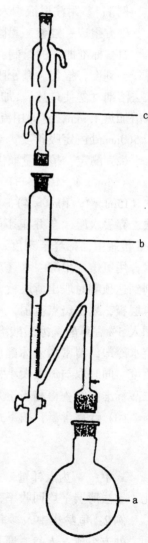

三、挥发油类成分的含量测定

挥发油常由几十种乃至上百种化合物组成，当制剂中几味药都含有挥发油时，其组成更为复杂。因此，在实际应用中，主要是测定中药制剂中挥发油的总量，或经适当方法分离后测定挥发油中主成分的含量，测定方法有气相色谱法、薄层色谱法、紫外分光光度法和高效液相色谱法等。

（一）中药制剂中挥发油总量的测定

1. 仪器装置：如图 6-1。a 为 1000ml（或 500ml、2000ml）的硬质圆底烧瓶，上接挥发油测定器 b，b 的上端连接回流冷凝管 c。以上各部分均用玻璃磨口连接。测定器 b 应具有 0.1ml 的刻度。全部仪器应充分洗净，并检查结合部是否严密，以防挥发油逸出。装置中挥发油测定器的支管分岔处应与基准线平行。

2. 测定方法：挥发油总量的测定有甲乙两法。甲法适用于测定相对密度在 1.0 以下的挥发油，乙法适用于测定相对密度在 1.0 以上的挥发油。测定时，供试品一般须粉碎并通过 2～3 号筛，混合均匀。应初步了解供试品中挥发油的含量，以确保所用供试品量能蒸出不少于 0.5ml 的挥发油。

（1）甲法：取供试品适量（约相当于含挥发油 0.5～1.0ml），称定重量（准确至 0.01g），置烧瓶中，加水 300～500ml（或适量）与玻璃珠数粒，振摇混合后，连接挥发油测定

图 6-1　挥发油测定装置
a. 圆底烧瓶　b. 挥发油测定器
c. 回流冷凝管

器与回流冷凝管。自冷凝管上端加水使充满挥发油测定器的刻度部分，并溢流入烧瓶时为止。置电热套中或用其他适宜方法缓缓加热至沸，并保持微沸约 5h，至测定器中油量不再增加，停止加热，放置片刻，开启测定器下端的活塞，将水缓缓放出，至油层上端到达刻度 0 线上面 5mm 处为止。放置 1h 以上，再开启活塞使油层下降至其上端恰与刻度 0 线平齐，读取挥发油量。

（2）乙法：取水约 300ml 与玻璃珠数粒，置烧瓶中，连接挥发油测定器。自测定器上端加水使充满刻度部分，并溢流入烧瓶时为止，再用移液管加入二甲苯 1ml，然后连接回流冷凝管。将烧瓶内容物加热至沸腾，并继续蒸馏，其速度以保持冷凝管中部呈冷却状态为度。30min 后，停止加热，放置 15min 以上，读取二甲苯的容积。然后照甲法自"取供试品适量"起，依法测定，自油层中减去二甲苯量，即为挥发油量。

应用实例：牡荆油胶丸是牡荆油与适量稀释剂加工制成的胶丸，规格为 20mg/丸。含量测定时，取 100 丸，加醋酸（1→10）500ml，照甲法测定。所得挥发油按相对密度 0.897 计算，每丸含牡荆油应为标示量的 85.0% ~ 110.0%。

（二）气相色谱法

气相色谱法具有高选择性、高分离效能和高灵敏度的特点，要求分析的样品在使用温度下能够气化，而挥发油完全符合这一条件，所以气相色谱法已成为挥发油含量测定的常用方法。

1. 色谱条件的选择

（1）色谱柱：可用填充柱或毛细管柱，后者分离效果更好。例如柴胡挥发油用填充柱分离仅得 44 个峰，改用毛细管柱可分离得到 103 个峰。

（2）担体：挥发油分析几乎都采用白色担体，并经过酸洗、硅烷化钝化后使用，这样处理的担体化学惰性大，能使谱峰尖锐，减少拖尾现象。

（3）固定液：是最重要的选择条件之一，主要考虑其极性和最高使用温度。根据待测组分与固定液极性相似原则选择，用非极性固定液分离非极性组分，此时按沸点由低到高的顺序先后流出色谱柱；用极性固定液分离极性成分，此时极性小的组分先出柱。同时要考虑柱温不能超过该固定液的最高使用温度，以免流失。适用于分析挥发油的固定液有非极性的饱和烃润滑油类，如硅酮类、甲基硅油、角鲨烷等。它们是依据各类成分沸点的差异来进行分离的，但单萜类成分的沸点往往很接近，不易完全分离，故用非极性固定液分离单萜类成分效果较差。现在多采用极性固定液来分离挥发油中的成分，如聚酯类、聚乙二醇等。但聚酯类固定液的缺点是操作温度不高，一般只能达到 200℃左右。聚乙二醇也有这种缺点，但目前有一种聚乙二醇的高聚体，最高使用温度可达 280℃。因此单萜类既可用极性固定液又可用非极性固定液分离，而倍半萜类成分则以极性固定液分离效果较好；对于含氧的萜类衍生物，包括醇、酮、酯以及酸类成分等则以极性固定液的分离效果较好。

药典推荐的固定液有：甲基硅橡胶（SE－30 或 OV－1）、甲基硅油（OV－101）、苯基（50%）甲基硅油（OV－17）、聚乙二醇－20M（PEG－20M）等。

固定液的涂布浓度一般在 5% ~ 10% 之间，甚至可接近 2% ~ 3%，这是因为固定液的含量越低，传质阻力越小，柱效越高，并可缩短分析时间。但固定液含量太低，液膜过薄，担体表面的吸附性相应地显现出来，易引起谱峰的拖尾。

（4）柱温：在挥发油的气相色谱分析中，柱温的选择也很重要。单萜烃类在 130℃或低于130℃的柱温下进行分析；倍半萜烃类在 170℃~180℃或更高的温度下才能得到较好的分离。而含氧的萜类衍生物一般要求柱温在 130℃~190℃。因此，目前多采用程序升温法将挥发油中的单萜、倍半萜及其含氧衍生物一次分离成功。

2. 检测器的选择

挥发油的成分分析多采用氢焰离子化检测器（FID）。它比热导检测器（TCD）灵敏度高得多，而且挥发油中的成分大部分是单萜和倍半萜化合物，只有碳、氢两种元素，正好符合氢焰离子化检测器的检测特征。在应用毛细管柱时，由于内径小，液膜薄，只能接受小样品量，应用氢焰离子化检测器更为合适。

3. 定量分析方法的选择

挥发油中的化学成分多，而且多种化合物沸点接近，或为同分异构体，同时有些成分又是未知的，因此，不宜使用内标法和外标法定量。以前常采用不加校正的归一化法计算。近年来，随着气相色谱分析技术的不断提高和发展，新的高灵敏度检测器的出现，各种辅助技术的不断完善，分离速度和分离能力大大提高。如果挥发油中主要成分含量高，分离度好，也可使用内标法和外标法。内标法只要求待测组分与内标物产生信号，即可用于挥发油中某些有效成分的含量测定或杂质限量的测定。外标法常用外标一点法，不用测校正因子，但要求仪器操作条件稳定，进样重复性好，否则对分析结果影响较大。

4. 应用实例：桑菊感冒丸中薄荷醇的测定

处方组成：桑叶、薄荷、菊花、连翘、苦杏仁、桔梗、甘草、芦根。

（1）仪器及测试条件：岛津 GC – RIA 型气相色谱仪。5% Carbowax – 20M，101 白色担体 80~100 目，色谱柱 2m×Φ3mm。以癸醇为内标物。氢焰离子化检测器，柱温 85℃，氮气 30ml/min，氢气 57ml/min，空气 300ml/min。

（2）标准曲线的绘制

①内标溶液的制备：精密称取癸醇 15mg，置 5ml 量瓶中，用四氯化碳稀释至刻度，浓度为 3mg/ml，备用。

②对照品溶液的制备：精密称取薄荷醇 10mg、8mg、6mg、4mg、2mg、1mg，各置 10ml 容量瓶中，分别加入一定量的内标溶液，用四氯化碳稀释至刻度，使定容后的内标物浓度为 0.28mg/ml。

③绘制标准曲线：每份溶液分别进样 1μl，共进样 4 次，以薄荷醇量与癸醇量之比（W_i/W_s）和薄荷醇峰面积与癸醇峰面积之比（A_i/A_s）作图，得一通过原点的直线。

④内标校正因子的测定：该标准曲线经过原点，故采用单点校正法求内标校正因子，该单点测定进样次数不少于 6 次，测定结果平均值 $F_1/F_2 = 1/0.8778$（F_1 和 F_2 表示内标和标准品的重量校正因子）。

（3）测定：精密称取样品 2.5g，置滤纸筒内，于索氏提取器中，加二氯甲烷，水浴提取 3h，浓缩提取液。定量转移至 10ml 量瓶中，加入内标溶液 1ml，用四氯化碳稀释至刻度，摇匀，用脱脂棉滤过，得澄清液，作为供试品溶液。精密吸取供试品溶液 1μl，在上述气相色谱条件下进行测定，用内标法计算样品中薄荷醇的含量。

本法加样回收率为 100.5%，RSD 为 1.9%

（三）紫外分光光度法

挥发油中的成分大多无紫外吸收，但有些成分可与某些显色剂作用，生成有色物质，在紫外光区某一波长处有最大吸收，可用紫外分光光度法测定其含量。若挥发油成分有紫外吸收，则可直接测定。

例：前列舒丸中丹皮酚的含量测定

处方组成：熟地黄、薏苡仁、牡丹皮等。

取本品水蜜丸或大蜜丸，切碎，取 2g，精密称定，用水蒸气蒸馏，收集馏出液约 450ml，置 500ml 量瓶中，加水稀释至刻度，在 274nm 波长处测定吸收度，按丹皮酚的吸收系数（$E_{1\%}^{1cm}$）为 862 计算，即得。本品含牡丹皮按丹皮酚（$C_9H_{10}O_3$）计，水蜜丸每 1g 不得少于 0.53mg，大蜜丸每丸不得少于 3.15mg。

（四）高效液相色谱法

高效液相色谱法具有分析速度快，分离效能高，只要求样品制成溶液，不需要气化，不受样品挥发性及热稳定性的约束等优点。在含挥发油制剂的分析中主要用于在高温下易分解破坏的挥发性成分的分析。

例：桂枝茯苓丸中肉桂酸的含量测定

处方组成：桂枝、茯苓、牡丹皮、赤芍、桃仁。

（1）色谱条件与系统适用性试验：用十八烷基硅烷键合硅胶为填充剂；乙腈 - 0.1% 磷酸溶液（30:70）为流动相；检测波长为 285nm。理论塔板数按肉桂酸峰计算应不低于 2000。

（2）对照品溶液的制备：精密称取肉桂酸对照品 10mg，置 100ml 棕色量瓶中，用 50% 甲醇溶解并稀释至刻度，摇匀，精密量取 5ml，置 100ml 棕色量瓶中，加 50% 甲醇至刻度，摇匀，即得（每 1ml 含肉桂酸 5μg）。

（3）供试品溶液的制备：取本品 10g，切碎，混匀，精密称定，置具塞锥形瓶中，精密加入 50% 甲醇 50ml，称定重量，超声处理 30min，放冷，再称定重量，用 50% 甲醇补足减失的重量，摇匀，滤过，取续滤液，即得。

（4）测定：分别精密吸取对照品溶液与供试品溶液各 10μl，注入液相色谱仪，测定，即得。本品每丸含桂枝以肉桂酸（$C_9H_8O_2$）计，不得少于 0.072mg。

四、香豆素类成分的含量测定

香豆素类成分分子结构中的羰基和芳环形成的共扼体系具有较强的紫外吸收特征，不同的成分在不同的 pH 下表现出不同的光谱特性，如羟基香豆素类在紫外光下显蓝色荧光，在碱性溶液中更为显著，可作为香豆素类成分定量分析的依据。香豆素类成分的含量测定方法有：比色法、紫外分光光度法、薄层扫描法、高效液相色谱法及荧光光度法等。

例 1：补骨脂素注射液中补骨脂素的含量测定（比色法）

处方组成：补骨脂素、苯甲醇、聚山梨酯 - 80。

（1）标准曲线的绘制：精密称取补骨脂素（于 80℃干燥至恒重）20mg，置 500ml 三角烧瓶中，加1.5%碳酸钠溶液500ml，加热微沸40min，冷后定量转移至500ml量瓶中，加蒸馏水稀释至刻度，摇匀。精密吸取此溶液1.0ml、2.0ml、3.0ml、4.0ml分别置于10ml量瓶中，分别加入新配制的重氮化试剂0.4ml，加水稀释至刻度，摇匀，放置10min，在580nm波长处测定各溶液的吸收度，以浓度为横坐标，吸收度为纵坐标，绘制标准曲线。

（2）测定：精密吸取注射液2ml，加1.5%碳酸钠溶液100ml，加热微沸40min，冷后定量转移至100ml量瓶中，加蒸馏水至刻度，摇匀。精密吸取上述溶液10ml置纳氏比色管中，用冰水冷至5℃以下，加入新配制的重氮化试剂0.4ml，摇匀。以相同条件处理的1.5%碳酸钠溶液10ml为空白，在580nm波长处测定吸收度，根据标准曲线，计算注射液中补骨脂素的含量。

例2：复方祖师麻注射液中瑞香素的含量测定（紫外分光光度法）

处方组成：祖师麻、独活等。

（1）标准曲线的绘制：取瑞香素对照品乙醇液（2.133mg/ml），用乙醇－0.1mol/L盐酸（10∶1）稀释成不同浓度，在327nm波长处测定吸收度，绘制标准曲线，并求出回归方程为：
$Y = 0.07199X - 0.001432$，$r = 0.9990$

对照品浓度在1.07～12.8μg/ml的浓度范围内，浓度与吸收度呈线性关系。

（2）测定：精密吸取样品溶液50μl，对照品溶液一定量，点于硅胶G薄层板上，以甲苯－甲酸乙酯－甲酸（5∶4∶1）展开，氨气显色定位，刮取与对照品对应的黄色斑点，用乙醇－0.1mol/L盐酸（10∶1）10ml洗脱，洗脱液收集于10ml量瓶中定容。同法处理相同面积的空白硅胶作对照，在327nm波长处测定吸收度。用回归方程计算瑞香素的含量。

五、有机酸类成分的含量测定

有机酸是指分子中具有羧基的一类酸性有机化合物，许多中药如金银花、茵陈、当归、女贞子、牛黄等均含有机酸类成分。有机酸具有多方面的生理活性，如绿原酸和异绿原酸有很强的抗菌作用；齐墩果酸能防治脂肪肝，抗动脉粥样硬化；阿魏酸可抑制血小板聚集；胆酸具有清热、消炎、解痉等作用。有机酸的含量测定方法主要有滴定分析法、紫外－可见分光光度法、薄层扫描法和高效液相色谱法等。

例1：小儿消食片中总有机酸的含量测定（滴定法）

处方组成：山楂、鸡内金、槟榔、六神曲等。

含量测定：取本品15片，研碎，精密称定，置150ml量瓶中加水至刻度，密塞，于室温下浸泡4h，时时振摇，滤过，弃去初滤液，精密量取续滤液25ml，加入活性炭0.1g脱色，滤过，用50ml蒸馏水冲洗残渣。洗液并入滤液内，加酚酞指示剂2滴，用氢氧化钠液（0.1mol/L）滴定，即得。每1ml的氢氧化钠液（0.1mol/L）相当于6.064mg的枸橼酸。本品含总有机酸以枸橼酸（$C_6H_8O_7$）计，不得少于1.4%。

例2：蛇胆川贝散中胆酸的含量测定（可见分光光度法）

处方组成：蛇胆汁、川贝母等。

（1）标准曲线的绘制：精密量取胆酸标准品12.5mg，置25ml量瓶中，加60%醋酸溶液溶解并稀释至刻度。精密量取胆酸标准溶液0.2ml、0.4ml、0.6ml、0.8ml、1.0ml分别置具塞试管中，均用60%醋酸溶液稀释至1.0ml，各加入新制糠醛（1→100）1ml，在冰水浴中放置

5min，加硫酸（取硫酸 50ml 与蒸馏水 65ml 混合）13ml，在 70℃水浴中加热 10min 后取出，立即在冰浴中放置 2min。以相应的试剂为空白，在 620nm 波长处测定吸收度。以吸收度为纵坐标，胆酸浓度为横坐标绘制标准曲线，回归方程为：$Y = 0.1082X - 0.166$，$r = 0.9992$

（2）测定：精密称取蛇胆川贝散 2g，加入乙醇 80ml，置索氏提取器中提取 5h。倾出提取液，提取液用少量乙醇洗涤 3 次，洗液与提取液合并，水浴除去乙醇，残留物用 60% 醋酸溶解，定量移入 25ml 量瓶中，定容，摇匀，滤过。弃去初滤液，收集续滤液备用。精密量取续滤液各 1ml，分别置甲、乙两只试管中，甲管加新制糠醛水溶液（1→100）1ml，乙管加 1ml 蒸馏水作为空白，按标准曲线项下的方法，自"在冰水浴中放置 5min"起，依法操作，测定吸收度。从标准曲线或回归方程计算供试品中胆酸的含量。

本法测定原理为用乙醇提出供试品中的胆酸，溶于 60% 醋酸溶液中，再与糠醛和硫酸反应生成蓝色溶液（这是胆酸最常见的鉴别反应之一，溶液最大吸收波长为 620nm），然后用可见分光光度法测定胆酸的含量。

例3：六味地黄丸（水蜜丸）中熊果酸的含量测定（薄层扫描法）

处方组成：熟地黄、山茱萸、牡丹皮、山药、茯苓、泽泻。

（1）仪器及测定条件：CS-910 型双波长薄层扫描仪，反射法线性扫描，$\lambda_s = 520nm$，$\lambda_R = 700nm$，狭缝 0.3mm × 10mm，硅胶 G 薄层板，展开剂为环己烷 - 氯仿 - 醋酸乙酯（20:5:8），显色剂为 10% 硫酸乙醇液。

（2）供试品溶液的制备：取本品 5g，精密称定，加水 30ml，60℃水浴温热使充分溶散，加硅藻土 2g，搅匀，用浸湿的滤纸滤过，药渣用 30ml 水分次洗涤，滤干，在室温干燥至呈松软的粉末状，100℃烘干，连同滤纸一并置索氏提取器内，加乙醚适量，加热回流提取 4h，提取液回收乙醚至干，残渣用石油醚（30℃～60℃）浸泡 2 次，每次 15ml（浸泡 2min），倾去石油醚，残渣加适量无水乙醇 - 氯仿（3:2）混合液，微热使溶解，定量转移至 5ml 量瓶中，并稀释至刻度，摇匀，即得。

（3）对照品溶液的制备：取熊果酸对照品加无水乙醇制成每 1ml 含 0.5mg 的溶液，即得。

（4）测定：取供试品溶液 5μl，对照品溶液 2μl 与 4μl，分别交叉点于同一硅胶 G 薄层板上，以环己烷 - 氯仿 - 醋酸乙酯 - 甲酸（20:5:8:0.1）为展开剂，展开，取出，晾干，喷以 10% 硫酸乙醇溶液，在 105℃烘 5～7min，至斑点显色清晰，取出，在薄层板上覆盖同样大小的玻璃板，周围用胶布固定，进行薄层扫描，测量供试品吸收度积分值与对照品吸收度积分值，计算，即得。本品含山茱萸以熊果酸（$C_{30}H_{48}O_3$）计，水蜜丸每 1g 不得少于 0.20mg。

例4：注射用双黄连（冻干）中绿原酸的含量测定（高效液相色谱法）

处方组成：金银花、黄芩、连翘。

（1）色谱条件与系统适用性试验：用十八烷基硅烷键合硅胶为填充剂，甲醇 - 水 - 冰醋酸 - 三乙胺（15:85:1:0.3）为流动相，检测波长为 324nm。理论塔板数按绿原酸峰计算应不低于 6000。

（2）对照品溶液的制备：取绿原酸对照品适量，精密称定，加水制成每 1ml 含 0.02mg 的溶液，即得。

（3）供试品溶液的制备：取本品内容物 60mg，混匀，精密称定，置 50ml 量瓶中，用水溶解并稀释至刻度，摇匀，即得。

（4）测定：分别精密吸取对照品溶液与供试品溶液各 20μl，注入液相色谱仪，测定，即得。本品每支含金银花以绿原酸（$C_{16}H_{18}O_9$）计，应为 8.5～11.5mg。

复习思考题

1.试比较萃取法与沉淀法测定生物碱含量时各自的优缺点。

2.目前测定小檗碱含量最常用的方法有哪些？并写出基本测定程序和测定条件。

3.分光光度法测定益母草注射液中总生物碱的含量。标准曲线的绘制：精密量取水苏碱标准品的 0.1mol/L 盐酸溶液（每 1ml 含水苏碱 2mg）1.0ml、2.0ml、3.0ml、4.0ml、5.0ml，分别置于 25ml 烧杯中，均用 0.1mol/L 盐酸溶液稀释至 10ml，置冰浴中加入硫氰酸铬铵溶液，沉淀过滤抽干后，用丙酮溶解，转移至 10ml 量瓶中并稀释至刻度，在 525nm 处测定吸收度，数据如下：

浓度 C（mg/ml）	0.20	0.40	0.60	0.80	1.00
吸收度（A）	0.100	0.190	0.285	0.365	0.465

精密量取益母草注射液 1ml，置 25ml 烧杯中，按上述操作，测定其吸收度为 0.340。

（1）请对标准曲线实验数据进行一元线性回归，列出回归方程；

（2）计算益母草注射液中总生物碱的含量（以盐酸水苏碱计）。

4.5.11×10^{-3}mol/L 芦丁的乙醇溶液（使用 1.2cm 比色皿），在波长 260nm 处的吸收度为 1.213。

（1）试计算芦丁在波长 260nm 下的吸收系数（E）。

（2）已知益心酮片中含有芦丁，取样称重为 2.9652g，提取物用乙醇溶解，转移至 100ml 量瓶中，用乙醇稀释至刻度。使用 0.5cm 的比色皿，在波长 260nm 处的吸收度为 0.686。试计算益心酮片中芦丁（$C_{27}H_{30}O_{16}$）的含量。

5.写出目前测定人参皂苷含量的方法有哪些？并写出基本测定程序。

6.如何测定正骨水、满山红油滴丸中总挥发油的含量？

第七章　中药制剂分析实验指导

1．学生进入实验室必须严格遵守实验室规则，服从带教老师的指导。

2．实验前应认真预习，明确实验目的要求，掌握实验原理，熟悉实验操作步骤，严格按实验规程操作。

3．实验中应认真观察，及时、准确地记录实验现象及数据，实验记录不得随意撕毁或更改。

4．爱护仪器设备，节约实验试剂。使用精密仪器须经带教老师批准，并做好使用登记。如有仪器损坏，应立即汇报，及时办理登记报损或赔偿手续。

5．牢固树立"安全第一"的思想，注意防火、防爆、防触电、防腐蚀、防污染、防中毒等。

6．实验室内严禁吸烟，不许带入食品及个人杂物。

7．实验结束，必须按规定把实验用品和仪器清理干净放置好，有毒、有腐蚀性的废液应倒入废液缸内。值日生应做好实验室清洁卫生工作，关好水、电、门窗。

9．按时完成实验报告，内容包括：实验名称、目的要求、仪器和材料、原理、操作步骤、结果记录和结论、实验分析等。实验过程中的现象、数据、图谱等均应如实记录。对异常现象和结果应进行分析，解释原因，提出改进方案。

实验一　中药制剂的显微鉴别

【目的要求】

1．掌握中药制剂显微鉴别的操作方法。

2．熟悉六味地黄丸、五苓散、牛黄解毒片的显微鉴别特征。

【仪器与材料】

显微镜、解剖针、镊子、盖玻片、载玻片等；六味地黄丸、五苓散、牛黄解毒片。

【实验原理】

中药制剂的原料药材虽经粉碎，但各药材特有的细胞、各种内含物及其他微细特征大多仍然存在，因此，凡有药材原粉入药的中药制剂，均可用显微鉴别法进行定性检查。

【实验步骤与结果】

中药制剂的显微鉴别均按以下步骤进行：①处方分析；②取样制片；③显微观察；④填

写检验报告。

六味地黄丸、五苓散与牛黄解毒片在《中国药典》均有显微特征的记载，因此，处方分析过程可省略。

（一）六味地黄丸的显微鉴别

1. 处方：熟地黄 160g　山茱萸（制）80g　牡丹皮 60g　山药 80g　茯苓 60g　泽泻 60g
2. 制法：以上六味，粉碎成细粉，过筛，混匀。每 100g 粉末加炼蜜 35～50g 与适量的水，泛丸，干燥，制成水蜜丸；或加炼蜜 80～110g 制成小蜜丸或大蜜丸，即得。
3. 显微鉴别：按蜜丸取样制片方法进行临时装片，置显微镜下观察，应有以下特征：
（1）淀粉粒三角状卵形或矩圆形，直径 24～40μm，脐点短缝状或人字状（检山药）。
（2）不规则分枝状团块无色，遇水合氯醛液溶化；菌丝无色，直径 4～6μm（检茯苓）。
（3）薄壁组织灰棕色至黑棕色，细胞多皱缩，内含棕色核状物（检熟地黄）。
（4）草酸钙簇晶存在于无色薄壁细胞中，有时数个排列成行（检牡丹皮）。
（5）果皮表皮细胞橙黄色，表面观类多角形，垂周壁略连珠状增厚（检山茱萸）。
（6）薄壁细胞类圆形，有椭圆形纹孔，集成纹孔群（检泽泻）。

（二）五苓散的显微鉴别

1. 处方：茯苓 180g　泽泻 300g　猪苓 180g　肉桂 120g
2. 制法：以上五味，粉碎成细粉，过筛，混匀，即得。
3. 显微鉴别：取本品粉末适量，按粉末制片法装片镜检，应有以下特征：
（1）不规则分枝状团块无色，遇水合氯醛液溶化；菌丝无色或淡棕色，直径 4～6μm（检茯苓）。
（2）菌丝粘结成团，大多无色；草酸钙方晶正八面体形，直径 32～60μm（检猪苓）。
（3）薄壁细胞类圆形，有椭圆形纹孔，集成纹孔群（检泽泻）。
（4）草酸钙针晶细小，长 10～32μm，不规则地充塞于薄壁细胞中；纤维单个散在，长梭形，直径 17～34μm，木化；石细胞类方形或类圆形，壁一面菲薄（检肉桂）。

（三）牛黄解毒片的显微鉴别

1. 处方：牛黄 5g　雄黄 50g　石膏 200g　大黄 200g　黄芩 150g　桔梗 100g　冰片 25g　甘草 50g
2. 制法：以上八味，雄黄水飞成极细粉；大黄粉碎成细粉；牛黄、冰片研细；其余黄芩等四味加水煎煮二次，每次 2h，合并煎液，滤过，滤液浓缩成稠膏，加入大黄、雄黄粉末，制成颗粒，干燥，再加入牛黄、冰片粉末，混匀，压制成 1000 片（大片）或 1500 片（小片），或包衣，即得。
3. 显微鉴别：取本品 2～3 片，刮去包衣，置乳钵中研细；或用刀片直接从药片断面刮取少量粉末。按粉末制片法装片观察，应有以下特征：
（1）草酸钙簇晶大，直径 60～140μm（检大黄）。
（2）不规则碎块金黄色或橙黄色，有光泽（检雄黄）。

【注意事项】

1. 所用盖玻片和载玻片应洁净。新片要用洗液浸泡或用肥皂水煮 30min，用水冲洗，再用蒸馏水冲洗 1~2 次，置于 70%~90% 乙醇中，取出，烘干。

2. 为提高显微鉴别的正确性，可与对照药材或已经鉴定品种的药材对照观察。

【思考题】

1. 中药制剂在进行显微鉴别前，怎样确定需观察的特征？

2. 如何根据观察的特征选择最佳装片方法？

实验二 中药制剂的化学鉴别

【目的要求】

1. 掌握中药制剂化学反应鉴别的方法和原理。

2. 熟悉马钱子散、小儿清热止咳口服液、地奥心血康胶囊等中药制剂的理化鉴别方法。

【仪器与材料】

烧杯、试管、蒸发皿、恒温水浴、分液漏斗等；马钱子散、小儿清热止咳口服液、地奥心血康胶囊、龙牡壮骨颗粒、冰硼散、板蓝根颗粒。

【实验原理】

1. 马钱子散：由马钱子和地龙组成，其中马钱子的主要成分为士的宁，有生物碱的沉淀反应。

2. 小儿清热止咳口服液：由麻黄、苦杏仁、石膏、甘草、黄芩、板蓝根和北豆根组成，其中黄芩的主要成分为黄酮类化合物，可用盐酸-镁粉反应进行鉴别。

3. 地奥心血康胶囊：为黄山药、穿龙薯蓣的根茎提取物加工而成，主含皂苷，可用皂苷的泡沫反应进行鉴别。

4. 龙牡壮骨颗粒：由党参、黄芪、麦冬、龟板、白术、龙骨、牡蛎、甘草等药材组成。其中龙骨、牡蛎等含有钙离子，呈现钙盐的一般鉴别反应。

5. 冰硼散：由冰片、硼砂、朱砂、玄明粉组成，其中冰片呈现挥发油的鉴别反应；硼砂呈现硼酸盐的鉴别反应；朱砂呈现汞离子的鉴别反应；玄明粉呈现硫酸盐的鉴别反应。

6. 板蓝根颗粒：为板蓝根经加工制成的颗粒，板蓝根中含有多种氨基酸，可用茚三酮反应鉴别。

【实验步骤与结果】

1. 马钱子散：取本品 1g，加浓氨试液数滴及氯仿 10ml，浸泡数小时，滤过，取滤液 1ml，蒸干，残渣加稀盐酸 1ml 使溶解，加碘化铋钾试液 1～2 滴，即生成黄棕色沉淀。

2. 小儿清热止咳口服液：取本品 5ml，加乙醇 15ml，置水浴上回流 30min，滤过，取滤液 1ml，加镁粉少许及盐酸 4～5 滴，加热，溶液即显红色。

3. 地奥心血康胶囊：取本品 2 粒，倾出内容物，加水 10ml 使溶解，置具塞试管中，强力振摇 1min，产生持久性泡沫。

4. 龙牡壮骨颗粒：取本品 3g，研细，加水 15ml，加少量活性炭脱色，滤过，滤液调节 pH 使恰呈酸性，加草酸铵试液，即生成白色沉淀；分离，沉淀不溶于醋酸，但可溶于盐酸。

5. 冰硼散：（1）取本品 0.5g，加乙醚 10ml，振摇，滤过，滤液置蒸发皿中，放置，俟乙醚挥发后，加新配制的 1% 香草醛硫酸溶液 1～2 滴，显紫色。

（2）取本品 1g，加水 6ml，振摇，加盐酸使成酸性后，滤过，取滤液 3ml，点于姜黄试纸上使润湿，即显橙红色，放置干燥，颜色变深，置氨蒸气中熏，变为绿黑色。

（3）取（2）项的剩余滤液，加氯化钡试液 1～2 滴，即生成白色沉淀，分离后，沉淀在盐酸中不溶解。

（4）取本品 1g，置试管中，加水 10ml，用力振摇，在试管底部很快出现朱红色沉淀，分取少量沉淀用盐酸湿润，在光洁的铜片上摩擦，铜片表面即显银白色光泽，加热烘烤后银白色即消失。

6. 板蓝根颗粒：取本品 0.5g（含糖型）或 0.3g（无糖型），加水 10ml 使溶解，滤过，取滤液 1ml，加茚三酮试液 0.5ml，置水浴中加热数分钟，溶液显蓝紫色。

【注意事项】

1. 应保证试剂的纯度和仪器的洁净，以免干扰化学反应。必要时可同时进行空白试验，以资对照。

2. 试验在试管或离心管中进行，如需加热，应小心仔细，并使用试管夹，边加热边振摇，试管口不要对着试验操作者。

3. 试验中需要蒸发时，应置于玻璃蒸发皿或瓷蒸发皿中，在水浴上进行；有色沉淀反应宜在白色点滴板上进行，白色沉淀反应应在黑色或蓝色点滴板上进行，也可在试管或离心管中进行；颜色反应须在玻璃试管中进行，并注意观察颜色的变化。

【思考题】

上述各鉴别反应分别鉴别中药制剂中何种药材及成分？

实验三　中药制剂的微量升华与荧光鉴别

【目的要求】

1. 掌握中药制剂微量升华与荧光鉴别的基本操作。

2. 熟悉牛黄解毒片、大黄流浸膏等中药制剂的理化鉴别方法。

【仪器与材料】

坩埚、烧瓶、恒温水浴、微量升华装置、紫外分析仪等；牛黄解毒片、大黄流浸膏、安胃片、板蓝根颗粒。

【实验原理】

利用中药制剂中某些化学成分能够升华或能产生荧光的性质，进行定性鉴别。

【实验步骤与结果】

1. 牛黄解毒片：取本品 1 片，研细，进行微量升华，所得的白色升华物，加新配制的 1% 香草醛硫酸溶液 1~2 滴，液滴边缘渐显玫瑰红色（检冰片）。

2. 大黄流浸膏：取本品 1ml，置瓷坩埚中，在水浴上蒸干后，坩埚上覆以载玻片，置石棉网上直火徐徐加热，至载玻片上呈现升华物后，取下载玻片，放冷，置显微镜下观察，有菱形针状、羽状和不规则晶体，滴加氢氧化钠试液，结晶溶解，溶液显紫红色（检大黄）。

3. 安胃片：取本品 5 片，研细，置烧瓶中，加乙醇 20ml，在水浴上加热回流 10~15min，放冷，滤过，滤液点于滤纸上，晾干，置紫外光灯（365nm）下观察，显黄绿色荧光（检延胡索）。

4. 板蓝根颗粒：取本品 0.5g（含糖型）或 0.3g（无糖型），加水 5ml 使溶解，静置，取上清液点于滤纸上，晾干，置紫外光灯（365nm）下观察，斑点显蓝紫色（检板蓝根）。

【注意事项】

进行微量升华实验时，可在载玻片上部中央放少许冷水，以加强冷凝作用；若样品粉末含水量较大，应先用干燥剂吸水干燥，以免水蒸气影响升华物的晶型。

【思考题】

上述各鉴别反应分别鉴别中药制剂中何种药材及成分？

实验四　中药制剂的薄层色谱鉴别

【目的要求】

1. 掌握薄层色谱鉴别法的基本操作。
2. 熟悉中药制剂样品前处理的方法和层析条件的选择。

【仪器与材料】

100ml 回流装置、层析缸、硅胶 G 薄层板（10cm×5cm）、微升毛细管、电吹风；六味地黄丸、丹皮酚（标准品）；乙醚、丙酮、环己烷－醋酸乙酯（3:1）、1% 盐酸的 5% 三氧化铁乙醇液。

【实验原理】

六味地黄丸是由熟地黄、牡丹皮、山茱萸、茯苓、山药、泽泻六味中药组成的蜜丸。其中，熟地黄是本方的主药，本应对其进行鉴别，但由于熟地黄的主要有效成分梓醇在生产过程中已受热被破坏，因此，本实验选用具有清热凉血和泻火作用的牡丹皮中的主要有效成分丹皮酚作为鉴别对象。由于制剂中所含的蜂蜜对薄层检出有影响，本实验以硅藻土处理样品，使样品易于分散并对蜂蜜进行吸附，以有机溶剂提取，消除蜂蜜的干扰。供试品薄层图谱中应与对照品在相应的位置上有相同的斑点。

【实验步骤】

取六味地黄丸（小蜜丸 9g 或大蜜丸 1 丸）于研钵中，研碎，加硅藻土 4g，研匀。加乙醚 40ml，置 100ml 圆底烧瓶中，水浴加热低温回流 1h，滤过，滤液挥去乙醚，残渣加丙酮 1ml 溶解，作为供试品溶液。另取丹皮酚标准品，加丙酮制成每 1ml 含 1mg 的溶液，作为对照品溶液。分别用毛细管吸取上述两种溶液各 10μl，点于同一硅胶 G 薄层板上，置于盛有环己烷 – 醋酸乙酯（3∶1）的层析缸中展开至近薄层板前沿，取出，迅速在前沿处作一记号，挥干展开剂，喷以 1% 盐酸的 5% 三氧化铁乙醇液后，用热风吹至呈现蓝褐色斑点。

【实验结果】

供试品色谱中，在与标准品色谱相应的位置上，应有相同的蓝褐色斑点。

【注意事项】

由于乙醚溶剂易燃、有毒，此实验应在通风橱中进行。

【思考题】

1. 本实验中加入硅藻土的作用是什么？
2. 本实验中使用乙醚时需要注意什么？
3. 薄层色谱鉴别时使用对照品或对照药材进行对照的目的是什么？

实验五 中药制剂的水分测定

【目的要求】

掌握中药制剂水分测定的原理和方法。

【仪器与材料】

恒温干燥箱、分析天平、保和丸等。

【实验原理】

水分含量的多少直接影响制剂的质量，药典规定大多数制剂都要进行水分含量的测定。测定的方法随制剂的不同而不同。对于不含或少含挥发性成分的中药制剂，可用烘干法测定。

【实验步骤】

取保和丸（大蜜丸，标示量每丸 9g）约 5 丸，剪碎成细颗粒，混匀，精密称取 5g（m_s），平铺于干燥至恒重的扁形称量瓶中，精密称定重量（m_1），打开瓶盖，在干燥箱中，于 100℃～105℃干燥 5h，将瓶盖盖好，移置干燥器中，冷却 30min，精密称定重量（m_2），再在上述温度下干燥 1h，冷却，称重，至连续两次称重的差异不超过 5mg 为止，根据减失的重量，计算供试品中水分的含量。

【实验结果】

药典规定，大蜜丸中所含水分不得过 15.0%。如实验中所测药品的水分未超过上述规定，可判定为符合规定；否则判为不符合规定。计算公式如下：

$$水分含量 = \frac{m_1 - m_2}{m_s} \times 100\%$$

式中，m_1 为测定前供试品和称瓶的重量，m_2 为干燥后供试品和称瓶的重量，m_s 为供试品的重量。

【思考题】

六合定中丸是由广藿香、紫苏叶、香薷、木香、檀香、厚朴（姜制）、枳壳（炒）、陈皮等 17 味中药制成的水丸。水分测定可否用烘干法？为什么？应采用什么方法？

实验六　重量差异与装量差异限度的检查

【目的要求】

1. 掌握中药丸剂重量差异限度的检查方法。
2. 掌握中药散剂装量差异限度的检查方法。

【仪器与材料】

分析天平、牛黄解毒丸、牛黄千金散等。

【实验步骤】

1. 丸剂的重量差异检查：根据药典规定，按丸服用的丸剂，以一次服用最高丸数为一份。取牛黄解毒丸 10 丸（标示量为 3g），分别称定每丸的丸重，每丸的重量与标示重量比较。

2. 散剂的装量差异检查：根据药典规定，取牛黄千金散 10 袋（标示量为 0.3g），分别称定每袋内容物的重量，每袋的重量与标示装量相比较。

【实验结果】

1. 丸剂的重量差异：根据药典规定，标示重量在 1.5g 以上至 3g 的，重量差异限度应为 ±8%。判定比较所得的结果，超出重量差异限度的不得多于 2 份，并不得有 1 份超出限度一倍。

2. 散剂的装量差异：根据药典规定，单剂量分装的散剂，标示装量在 0.1g 以上至 0.5g 的，装量差异限度应为 ±10%。判定比较所得的结果，超出限度的不得多于 2 袋，并不得有 1 袋超出限度一倍。

【思考题】

称量操作时，如何选择分析天平的感量，以完成快速精确的测定？称量时应保留几位有效数字？

实验七　崩解时限或溶散时限的检查

【目的要求】

掌握中药制剂（片剂）的崩解时限检查方法。

【仪器与材料】

升降式崩解仪、三黄片（糖衣片）等。

【实验原理】

固体制剂口服给药后，必须崩解或溶散后才能被人体吸收和利用。本实验用于检查片剂在规定条件下的崩解或溶散情况。

【实验步骤】

将吊篮通过上端的不锈钢轴悬挂于金属支架上，浸入 1000ml 烧杯中，调节吊篮位置使其下降时筛网距烧杯底部 25mm，烧杯内盛有 37℃ ±1℃ 的水，调节水位高度使上升时筛网在水面下 25mm 处。取三黄片 6 片，置崩解仪吊篮的玻璃管中，加挡板，启动崩解仪进行检查。

【实验结果】

根据药典规定，糖衣片应在 1h 内全部崩解。如有 1 片不能完全崩解，应另取 6 片复试，均应在 1h 内全部崩解。

【注意事项】

凡含有药材浸膏、树脂、油脂或大量糊化淀粉的片剂，如有小部分颗粒状物未通过筛网，但已软化无硬心者，可作合格论。

【思考题】

肠溶胶囊或片剂的崩解时限检查，与本实验有何不同？

实验八　板蓝根颗粒细菌总数和霉菌（酵母菌）总数的测定

【目的要求】

掌握中药制剂细菌总数和霉菌（酵母菌）总数的测定方法。

【仪器与材料】

无菌吸管、无菌锥形瓶、无菌平皿、无菌称量纸、无菌药匙、天平等；板蓝根颗粒；营养琼脂培养基、玫瑰红钠琼脂培养基、0.9%无菌氯化钠。

【实验原理】

非灭菌中药制剂中含有一定数量的细菌和霉菌（酵母菌），采用平板菌落计数法，测定每克供试品中的细菌总数和霉菌（酵母菌）总数，以判定供试品是否符合药品标准规定。

【实验步骤】

（一）细菌总数的测定

1. 供试品稀释与培养

（1）以无菌操作取板蓝根颗粒 10g，放入含有 100ml0.9%氯化钠的锥形瓶中，充分振摇，使其完全溶解成 1∶10 均匀稀释液。

（2）用 1ml 无菌吸管将 1∶10 的稀释液 10 倍递增稀释成 1∶100、1∶1000、……。根据药品卫生标准要求或对标本污染情况的估计，选择 2~3 个稀释度，稀释时，同时吸取该稀释度 1ml 稀释液注入无菌平皿内，每个稀释度作 2 个平皿，然后将冷至 45℃左右的营养琼脂培养基约 15ml 注入平皿内，另取一个无菌平皿作空白对照，立即旋转平皿充分混匀，待琼脂凝固后翻转平皿，35℃培养 48h 取出，进行菌落计数。将菌落数乘以稀释倍数，即得每克供试品的菌落数。

2. 菌落计数的方法：用钢笔或蜡笔在平板背面点数，或用菌落计数器计数。

3. 菌落计数的报告方式：平板菌落数及稀释度的选择，详见第四章第二节。

（二）霉菌（酵母菌）总数的测定

1. 供试品稀释及培养：供试品的稀释及注皿与细菌总数测定步骤相同。将冷至45℃左右的玫瑰红钠琼脂注入平皿内，另取一个无菌平皿作空白对照，立即旋转平皿充分混匀，待琼脂凝固后，翻转平板，25℃~28℃培养，3天后开始观察，共培养观察1周。

2. 菌落计数方法：通常选择菌落数在30~100之间的平板计数。将同稀释度2个平板的平均菌落数乘以稀释倍数，即得每克供试品的霉菌（酵母菌）总数。

【实验结果】

供试品名称_____		样品来源_____	
检验稀释度	1:10	1:100	1:1000
细菌菌落数			
霉菌（酵母菌）菌落数			
实验结果 细菌总数		个/g	
霉菌（酵母菌）总数		个/g	

实验九 常用物理常数的测定

【目的要求】

1. 掌握旋光仪和阿培氏折光计的正确使用。
2. 掌握药品旋光度和折光率的测定方法。

【仪器与材料】

分析天平、旋光仪、阿培氏折光计；薄荷油、薄荷脑、松节油。

【实验原理】

物理常数是物质固有的基本参数，不同的物质物理常数不同；同一物质，其纯度不同，物理常数也发生变化。测定物理常数是进行药品真伪鉴别、纯度检查的依据之一。本实验通过测定挥发油的旋光度和折光率进行真伪鉴别和纯度检查。

【实验步骤】

（一）薄荷油的旋光度测定

打开旋光仪的光源，稳定3min后，取乙醇注入1dm测定管中，调节三分视野至最暗时，记取读数，反复3次，以平均值作零点（α_1），倾去乙醇，以少量薄荷油冲洗测定管后，装满供试品薄荷油，拧紧管盖，置旋光仪中测定 3 次，以 3 次的平均值作为供试品的测定值（α₂），计算，即得。

（二）薄荷脑的比旋度测定

取薄荷脑 5g，精密称定，加乙醇溶解成 100ml，在旋光仪上测定，以所得的旋光度计算供试品的比旋度。

（三）松节油的折光率测定

1. 折光计的校正：以 20℃的蒸馏水为校正物，滴于折光计的棱镜上，调节镜面的明暗面分界最明显时，读取数值，反复 3 次，以 3 次的平均值为水的折光率。水的折光率，20℃时为 1.3330，25℃时为 1.3325，40℃时为 1.3305。

2. 供试品的测定：取松节油 2ml，置试管中，以 20℃的水浴恒温 5min（如温度高于20℃，可用冰－水混合物加以调节）。取一滴，滴于折光计的棱镜上，测定 3 次，取平均值作为供试品的折光率，读数准确至小数点后四位，3 次读数差异应在 ±0.0003 之内。

【实验结果】

薄荷油的旋光度为 –17° ~ –24°，薄荷脑的比旋度为 –49° ~ –50°，松节油的折光率为1.466 ~ 1.477。

旋光度计算公式为：

$$旋光度 = \frac{\alpha_2 - \alpha_1}{L}$$

式中：L 为测定管的长度（dm）。

比旋度计算公式为：

$$[\alpha]_D^t = \frac{100\alpha}{CL}$$

式中：α 为测定所得的旋光度；C 为浓度（g/100ml）；L 为测定管的长度（dm）。

【思考题】

1. 测定药品的物理常数对于控制药品质量有何作用？
2. 测定薄荷油和薄荷脑的旋光度时，哪种用其乙醇溶液？为什么？

实验十 浸出物的测定

【目的要求】

掌握中药制剂中浸出物的测定方法。

【仪器与材料】

分析天平、锥形瓶、冷凝管、恒温水浴锅、蒸发皿、抽滤装置、控温式烘箱；七厘散（1瓶，3g 装）。

【实验原理】

对于有效成分尚不明确或尚无确切的定量测定方法的中药制剂，可根据制剂中已知成分的溶解性能，选择适当的溶剂作浸出物的含量测定，以控制中药制剂的质量。

【实验步骤】

取七厘散约 2g，精密称定重量（M_0）。置 250ml 的锥形瓶中，精密加入乙醇 100ml，塞紧，称定重量，静置 1h 后，连接回流冷凝管，水浴加热至沸腾，并保持微沸 1h。放冷后，取下锥形瓶，密塞，称定重量，用乙醇补足减失的重量，摇匀，滤过。精密量取滤液 25ml，置已干燥至恒重的蒸发皿中，在水浴上蒸干后，于 105℃干燥 3h，移至干燥器中，冷却 30min，迅速精密称定重量（M），以干燥品计算醇溶性浸出物的含量。

【实验结果】

药典规定，七厘散中的醇溶性浸出物不得少于 60%。浸出物含量计算公式为：

$$浸出物含量（\%）（g/g）= \frac{4M}{M_0} \times 100\%$$

【思考题】

实验过程中加热时可用电炉吗？为什么？

实验十一　中药制剂中含乙醇量的测定

【目的要求】

1. 掌握用蒸馏法测定中药制剂中乙醇含量的原理及操作方法。
2. 熟悉相对密度测定的原理和方法。

【仪器和材料】

蒸馏装置（蒸馏瓶、冷凝管等）、25ml 量瓶、比重瓶、恒温箱；甘草流浸膏。

【实验原理】

用蒸馏法蒸馏出制剂中的乙醇，测定蒸馏液的相对密度，根据乙醇相对密度表查出所含乙醇的容量百分数，即制剂中含乙醇的量。

【实验步骤】

1. 供试液的制备：取甘草流浸膏，调节温度至20℃，精密量取25ml，置150～200ml蒸馏瓶中，加水约25ml及玻璃珠数粒，连接冷凝管，直火加热，缓缓蒸馏，馏出速度以馏出液一滴接一滴为准。馏出液导入25ml量瓶中，待馏出液约为23ml时，停止蒸馏。将馏出液温度调至20℃，加20℃的水至刻度，摇匀，即得。

2. 供试液相对密度的测定：取洁净、干燥并精密称定重量的比重瓶，装满供试液（温度应低于20℃）后，装上温度计，置20℃的水浴中放置数分钟，使内容物的温度达到20℃，用滤纸吸去溢出侧管的液体，立即盖上罩。将比重瓶自水浴中取出，用滤纸将比重瓶外面擦净，精密称定，减去比重瓶的重量，求得供试液的重量后，将供试液倾去，洗净比重瓶，装满新沸过的冷水，再照上法测得同一温度时水的重量，计算，即得。

【实验结果】

根据供试液的相对密度，查乙醇相对密度表，得乙醇容量百分数，即制剂中含乙醇的量。药典规定，甘草流浸膏中的乙醇量应为20%～25%。供试液相对密度的计算公式为：

$$相对密度 = \frac{供试液重量}{水重量}$$

【思考题】

已知有一酊剂，其乙醇含量超过30%，试问测定其乙醇量时的具体操作与本实验是否相同？为什么？

实验十二　重量分析法测定甘草浸膏中甘草酸的含量

【目的要求】

1. 掌握用重量分析法测定甘草浸膏中甘草酸含量的原理和方法。
2. 熟悉中药浸膏剂的样品前处理方法。

【仪器与材料】

容量瓶、烧杯、水浴装置、分析天平、恒温干燥箱；甘草浸膏。

【实验原理】

甘草浸膏是由甘草经水提、浓缩而成的稠膏，其主要成分为甘草酸，呈酸性，在碱性溶液中溶解度大，在酸性溶液中溶解度较小，在冰水中溶解度更小，可析出沉淀。经处理后，以称重形式测定其含量。

【实验步骤】

取甘草浸膏约 6g，精密称定（m_s），加水 50ml 溶解后，移至 100ml 量瓶中，用乙醇稀释至刻度，混匀，静置 12h，精密吸取上清液 25ml 置烧杯中，加氨试液 3 滴，置水浴上蒸发至稠膏状，加水 30ml 使溶解，缓缓加入盐酸溶液（3→10）5ml，在冰水中静置 30min，滤过，沉淀用冰水洗涤 4 次，每次 5ml，弃去洗液及滤液，沉淀在滤纸上放置约 2~3h，使水分自然挥散，再用预先加热至 60℃~70℃的乙醇 10ml 使沉淀溶解，滤过，滤器用热乙醇洗涤至洗液无色，合并乙醇液，置已干燥至恒重的烧杯中，在水浴上蒸干，并在 105℃干燥 3h，精密称定沉淀物重量（m），计算供试品中甘草酸的含量。

【实验结果】

药典规定，本品含甘草酸（$C_{42}H_{62}O_{16}$）不得少于 20.0%。按下式计算甘草酸的含量：

$$甘草酸含量（\%）= \frac{沉淀物重量（m）}{供试品量（m_s）} \times \frac{100}{25} \times 100\%$$

【思考题】

1. 本实验中加氨水、盐酸的目的分别是什么？
2. 为何要在冰水中静置？用热乙醇洗涤的目的是什么？

实验十三　酸碱滴定法测定颠茄酊中生物碱的含量

【目的要求】

1. 掌握用酸碱滴定法测定中药制剂中生物碱含量的原理和操作。
2. 熟悉中药制剂样品的前处理方法。

【仪器与材料】

分液漏斗、碱滴定管；甲基红指示液、硫酸滴定液（0.01mol/L）、氢氧化钠滴定液（0.02mol/L）；颠茄酊。

【实验原理】

颠茄酊中的主要有效成分为莨菪碱。莨菪碱具有碱性，可溶于酸性溶液，碱化后以氯仿提出，蒸干氯仿后，精密加入过量的硫酸滴定液，再用氢氧化钠滴定液回滴剩余的硫酸滴定液，根据所耗两种滴定液的体积和浓度，计算出制剂中总生物碱的含量。

【实验步骤】

精密量取颠茄酊 100ml，置蒸发皿中，在水浴上蒸发至约 10ml，如有沉淀析出，可加乙醇适量使溶解，移至分液漏斗中，蒸发皿用 0.1mol/L 硫酸液 10ml 分次洗涤，洗液并入分液漏斗中，用氯仿 10ml 振摇洗涤数次，直至氯仿层无色为止，合并氯仿液，用 10ml 0.1mol/L 硫酸溶液振摇洗涤，洗液并入酸液中。合并酸性水溶液（氯仿液不用于含量测定，但应集中回收氯仿）。在酸性水溶液中加入过量的浓氨试液（约 10ml）使呈碱性，迅速用氯仿分次振摇提取 3 次，每次 10ml，至生物碱提尽。如发生乳化现象，可加入乙醇数滴，使乳化层消失。合并氯仿液，水浴蒸干，加乙醇 3ml，再蒸干并在 80℃干燥 2h，残渣加氯仿 2ml，微热使溶解，精密加入 0.01mol/L 硫酸滴定液 20ml，置水浴上蒸去氯仿，放置至室温，加甲基红指示液 1～2 滴，用 0.02mol/L 氢氧化钠滴定液滴定，至溶液由红色变黄色为滴定终点，读取氢氧化钠液用量，计算供试品中总生物碱的含量。

每 1ml 的硫酸滴定液（0.01mol/L）相当于 5.788mg 的莨菪碱（$C_{17}H_{23}NO_3$）。

【实验结果】

药典规定，颠茄酊中总生物碱以莨菪碱计，应为 0.028%～0.032%（g/ml）。计算公式如下：

$$莨菪碱含量（\%）（g/ml） = \frac{(2V_{H_2SO_4}C_{H_2SO_4} - V_{NaOH}C_{NaOH})\ M_{C_{17}H_{23}NO_3}}{Vs \times 10^3}$$

式中：Vs 为供试品的取样量（ml）；$M_{C_{17}H_{23}NO_3}$ 为莨菪碱摩尔质量（289）；C_{NaOH} 为氢氧化钠滴定液的浓度（mol/L）；V_{NaOH} 为消耗氢氧化钠滴定液的体积（ml）；$C_{H_2SO_4}$ 为硫酸滴定液的浓度（mol/L）；$V_{H_2SO_4}$ 为硫酸滴定液的体积（ml）。

【思考题】

1. 实验中两次用氯仿萃取的目的分别是什么？
2. 试设计采用颠茄浸膏为供试品时，样品的前处理流程。

实验十四　正骨水中挥发油的含量测定

【目的要求】

1. 熟悉挥发油含量测定的原理。
2. 掌握挥发油测定装置的安装和使用方法。

【仪器与材料】

挥发油测定装置、正骨水。

【实验原理】

正骨水是由九龙川、木香、薄荷脑等 26 味中药制成的酊剂，挥发油是其中的有效成分之一，其含量对药物疗效有直接影响。利用水蒸气蒸馏法，根据气体分压定律，混合液的蒸气压等于各液体的蒸气压之和。使用挥发油测定装置，在较低的温度下将挥发油提取出来，待油、水分层后测定挥发油含量。

【实验步骤】

精密量取本品 10ml，置分液漏斗中，加饱和氯化钠溶液 100ml，振摇 1~2min，放置 1~2h，分取上层液，移入圆底烧杯中，用热水洗涤分液漏斗数次，洗液并入圆底烧瓶中，加入玻璃珠 2 粒，连接挥发油测定器和回流冷凝管。自冷凝管上端加水使充满挥发油测定器的刻度部分，并溢流入烧瓶时为止。置电热套或用其他适宜方法缓缓加热至沸，并保持微沸约 5h，至测定管中的油量不再增加，停止加热，放置片刻，开启测定器下端的活塞，将水缓缓放出，至油层上端到达刻度 0 线上面 5mm 为止。放置 1h，再开启活塞使油层下降至其上端恰与刻度 0 线平齐，读取挥发油量，并计算供试品中含挥发油的百分数。

【实验结果】

药典规定，本品含挥发油不得少于 9.5%。挥发油含量的计算公式为：

$$挥发油含量（\%）= \frac{测定的挥发油量}{供试品量} \times 100\%$$

【思考题】

1. 当挥发油的相对密度大于 1.0 时，如何使用本实验的装备进行测定？
2. 实验中加入玻璃珠的作用是什么？

实验十五　银黄口服液中黄芩苷和绿原酸的含量测定

【目的要求】

掌握用紫外分光光度法通过指定公式计算，同时测定中药制剂中两种成分含量的基本技术。

【仪器与材料】

紫外－可见分光光度计、银黄口服液、黄芩苷及绿原酸对照品。

【实验原理】

银黄口服液由金银花提取物和黄芩提取物组成，其主要成分是绿原酸和黄芩苷。二者在紫外光区均有吸收，吸收峰相互重叠，相互干扰，无法用单波长分光光度法进行测定。供试品在 278nm（黄芩苷）和 318nm（绿原酸）处有最大吸收，根据吸收度加和原理，同一波长处供试液的吸收度为不同成分吸收度之和，可在 278nm 处和 318nm 处，分别测定供试液的吸收度，通过解联立方程，可推导出计算公式，分别计算出制剂中两种成分的含量。

【实验步骤】

精密量取银黄口服液 2ml，置 100ml 量瓶中，加水至刻度，摇匀，精密量取 2ml，置 100ml 量瓶中，加 0.2mol/L 盐酸溶液至刻度，摇匀，即为供试品溶液。在 278nm 与 318nm 的波长处分别测定吸收度，得 A_{278} 和 A_{318}。

【实验结果】

药典规定，本品每支含金银花提取物以绿原酸（$C_{16}H_{18}O_9$）计，不得少于 0.108g；含黄芩提取物以黄芩苷（$C_{21}H_{18}O_{11}$）计，不得少于 0.216g。按下式计算含量：

$$C_1 = 2.599 \times A_{318} - 1.522 \times A_{278}$$
$$C_2 = 2.121 \times A_{278} - 0.9169 \times A_{318}$$

$$绿原酸的含量（mg/ml）= \frac{C_1 \times 100 \times 100}{100 \times 2 \times 2}$$

$$黄芩苷的含量（mg/ml）= \frac{C_2 \times 100 \times 100}{100 \times 2 \times 2}$$

式中：C_1 为供试品溶液中绿原酸的浓度（mg/100ml）；C_2 为供试品溶液中黄芩苷的浓度（mg/100ml）；A_{278} 为供试品溶液在 278nm 波长处测得的吸收度；A_{318} 为供试品溶液在 318nm 波长处测得的吸收度。

【思考题】

1. 实验中选择在 278nm 和 318nm 两个测定波长的依据是什么？
2. 药典规定银黄口服液每 1ml 含金银花提取物以绿原酸计不应低于 0.108g，含黄芩提取物以黄芩苷计不应低于 0.216g。试计算用紫外分光光度法测定其含量时，在 278nm 和 318nm 处测得的吸收度应是多少，才符合规定？

实验十六　气相色谱法测定冠心苏合丸中冰片的含量

【目的要求】

熟悉气相色谱法测定中药制剂挥发性成分含量的原理和操作方法。

【仪器与材料】

气相色谱仪、微量进样器、容量瓶；冠心苏合丸；冰片（对照品）、薄荷脑（内标物）、醋酸乙酯（AR 级）。

【实验原理】

冰片是单萜类的含氧衍生物，是龙脑和异龙脑的混合物，具有开窍醒神、清热止痛的功效，是冠心苏合丸中的组成成分，其含量对药品的疗效有直接影响。冰片具有挥发性，加热极易气化而与制剂中的其他共存成分分离，适于用气相色谱法测定其含量。本实验用内标法加校正因子计算供试品中冰片的含量。

【实验步骤】

（一）色谱条件及系统适用性试验

以聚乙二醇（PEG）－20M 为固定相，涂布浓度为 10%；柱温为 140℃，理论塔塔板数按十五烷峰计算不应低于 1200。

（二）检测溶液的制备

1. 内标溶液的制备：取正十五烷适量，用醋酸乙酯溶解并制成每 1ml 含 7mg 的溶液，作为内标溶液。

2. 对照品溶液的制备：精密称取冰片对照品约 10mg，置 5ml 量瓶中，精密加入内标溶液 1ml，加醋酸乙酯至刻度，摇匀，放置过夜，取上清液供测试用。

3. 供试品溶液的制备：取本品 10 丸，精密称定，精密加入等量硅藻土，研匀。精密称取适量（约相当于冰片 12mg），置于具塞试管中，精密加入内标溶液 1ml 与醋酸乙酯 4ml，塞紧，振摇使冰片溶解，静置，取上清液供测试用。

（三）测定

取对照品溶液 1μl 进样，计算校正因子；取供试品溶液 1μl 进样，测定供试品中冰片和正十五烷的峰面积，计算含量。

【实验结果】

药典规定，本品每丸含冰片以龙脑（$C_{10}H_{18}O$）和异龙脑（$C_{10}H_{18}O$）的总量计，应为 80.0 ~ 120.0mg。计算公式为：

$$W_s = \frac{A_s \times f \times W_i}{A_i}$$

式中：W_s 为测得冰片量；W_i 为加入正十五烷量；A_s 为龙脑、异龙脑峰面积之和；A_i 为正十五烷峰面积；f 为定量校正因子。

$$冰片含量（\%）= \frac{测得的冰片量}{样品量} \times 100\%$$

【思考题】

1. 内标法与外标法各有哪些优点？
2. 内标法中，进样量多少对测定结果有无影响？

实验十七 薄层扫描法测定穿心莲片中脱水穿心莲内酯的含量

【目的要求】

1. 熟悉双波长薄层扫描法的测定原理和操作方法。
2. 掌握薄层扫描法测定穿心莲片中脱水穿心莲内酯的原理和方法。

【仪器与材料】

薄层扫描仪、超声处理器、紫外光灯（254nm）、层析缸、硅胶 GF_{254} 薄层板；穿心莲片、脱水穿心莲内酯（对照品）；氯仿–丙酮（2:1）。

【实验原理】

穿心莲片是用穿心莲浸膏制成的糖衣片，其有效成分为穿心莲内酯、脱水穿心莲内酯等。本实验系将穿心莲片经过提取后，在硅胶 GF_{254} 薄层板上展开。以脱水穿心莲内酯为外标物，选用测定波长 263nm 和参比波长 370nm，进行双波长锯齿扫描。根据供试品和对照品相应斑点的积分值，以外标一点法计算出供试品中脱水穿心莲内酯的含量。

【实验步骤】

取穿心莲片 40 片（小片，每片含穿心莲干浸膏 0.105g）或 20 片（大片，每片含穿心莲干浸膏 0.210g），以小刀除去包衣，在研钵中研细，精密称取约 3g，精密加入甲醇 25ml，精密称定，冷浸 1h，超声处理 30min，放冷，精密称定，用甲醇补足减失的重量，滤过，弃去初滤液，取续滤液作供试品溶液。另精密称取脱水穿心莲内酯对照品 10mg，加甲醇配成每 1ml 中含有 1mg 的溶液，作为对照品溶液。用毛细管分别吸取供试品溶液 1μl、对照品溶液 2μl 与 4μl，分别交叉点于同一以羧甲基纤维素钠为粘合剂的硅胶 GF_{254} 薄层板上，以氯仿–醋酸乙酯–甲醇（20:15:2）为展开剂，上行展开至约 8cm（展开温度以 20℃~28℃为宜），取出，挥干展开剂。在紫外光灯（254nm）下定位。将展开后挥干溶剂的薄层板，置薄层扫描仪上，用 $\lambda_S = 263nm$ 和 $\lambda_R = 370nm$ 进行锯齿扫描，分别测得供试品和对照品的吸收度平均积分值，计算，即得。

【实验结果】

药典规定，穿心莲片每片含穿心莲以脱水穿心莲内酯（$C_{20}H_{28}O_4$）计，小片不得少于 4.0mg，大片不得少于 8.0mg。

计算公式（按外标法计算）：

$$M_x = M_s \times \frac{A_x}{A_s}$$

式中：M_x 为供试品斑点上脱水穿心莲内酯的平均含量（mg）；M_s 为加入对照品的量（g）；A_x 为供试品的积分值；A_s 为对照品的积分值。

$$每片供试品中脱水穿心莲内酯的平均含量（mg）= \frac{25 \times 100 \times 平均片重（g）}{2 \times 供试品重（g）}$$

【思考题】

1. 为什么点样时要将供试品液和对照品液交叉点样？
2. 本实验中用冷浸和用超声处理的优点是什么？
3. 解释本实验两个计算公式的含义。

实验十八　高效液相色谱法测定牛黄
解毒片中黄芩苷的含量

【目的要求】

熟悉高效液相色谱法测定牛黄解毒片中黄芩苷含量的原理和方法。

【仪器与材料】

高效液相色谱仪，超声处理器；牛黄解毒片，黄芩苷对照品。

【实验原理】

牛黄解毒片由牛黄、大黄、黄芩、冰片、石膏等八味中药组成，黄芩的主要有效成分是黄芩苷，具有弱酸性，可溶于乙醇。本实验以 70% 乙醇为溶剂，采用超声处理加速有效成分的提取。用高效液相色谱法，以黄芩苷为对照，以外标法计算供试品中黄芩苷的含量。

【实验步骤】

1. 色谱条件：（1）固定相：十八烷基硅烷键合硅胶；（2）流动相：甲醇 – 水 – 磷酸（45∶55∶0.2），流速 1ml/min；（3）检测器：紫外检测器，检测波长 315nm；（4）温度：室温。理论塔板数按黄芩苷峰计算，应不低于 3000。

2. 对照品溶液的制备：精密称取在 60℃减压干燥 4h 的黄芩苷对照品 10mg，以甲醇溶解配成每 1ml 中含 30μg 的对照品溶液。

3. 供试品溶液的制备：取牛黄解毒片 20 片，剥去糖衣，精密称定，计算平均片重。研细，精密称取约 1g，加 70% 乙醇 30ml，置超声器中超声处理 20min，放冷，滤过，滤液置50ml 量瓶中，用少量 70% 乙醇分次洗涤容器和残渣，洗液滤于同一量瓶中，加 70% 乙醇至刻度，摇匀，得供试品溶液。

4. 测定方法：分别精密吸取对照溶液和供试品溶液各 10μl 进样，测定供试品中黄芩苷和对照品的峰面积，按外标法计算供试品中黄芩苷的含量及每片牛黄解毒片中黄芩苷的含量。

【实验结果】

药典规定，本品每片含黄芩以黄芩苷（$C_{21}H_{18}O_{11}$）计，小片不得少于 0.5mg，大片不得少于 0.75mg。根据下列公式计算供试品中黄芩苷的含量：

$$M_i（\mu g）= M_R \times \frac{A_x}{A_R}$$

式中：M_i 为供试品中黄芩苷的含量；M_R 为加入对照品的量（μg）；A_R 为对照品的峰面积；A_x 为供试品中黄芩苷的峰面积。

$$每片供试品中黄芩苷的含量（mg）= \frac{M_i \times 100 \times 10 \times 平均片重（g）}{2 \times 供试品量（g）}$$

【思考题】

1. 为什么要把供试品的糖衣剥去后计算其平均片重？
2. 解释本实验的两个计算公式的含义。

实验十九　左金丸的分析

【目的要求】

1. 掌握水丸的质量检查方法。
2. 熟悉水丸的检查操作及用分光光度法测定含量的操作方法。
3. 了解中药制剂显微鉴别的步骤和操作。

【仪器与材料】

薄层板、层析缸、紫外光灯、小层析柱、分光光度计；左金丸（水丸）、吴茱萸对照药材、黄连对照药材、盐酸小檗碱对照品。

【实验原理】

本实验是包括中药制剂的鉴别、检查和含量测定三项内容的综合性实验。左金丸由黄连、吴茱萸两味中药材粉碎制成，其药材的组织细胞结构可使用显微鉴别法进行鉴别；黄连的主要有效成分为盐酸小檗碱，本实验使用两种药材的对照药材和盐酸小檗碱对照品进行薄层对照色谱鉴别；根据《中国药典》2000 年版制剂通则中有关丸剂项下的规定，进行水分测定、重量差异、溶散时限等检查；同时，应用分光光度法测定制剂中盐酸小檗碱的含量，以控制制剂中黄连的质量。

【实验步骤】

(一) 鉴别

1. 显微鉴别：取本品 3 丸，置研钵中研细，取药粉少许，置载玻片上，滴加 5% KOH 溶液使湿润，用玻棒搅拌使组织离散，以少量蒸馏水洗涤后，盖上盖玻片，置显微镜下观察：纤维束鲜黄色，壁稍厚，纹孔明显（检黄连）。非腺毛 1 ~ 9 细胞，有的充满红棕色物；腺毛头部多细胞，椭圆形，含棕黄色至棕红色物，柄 2 ~ 5 细胞（检吴茱萸）。

2. 色谱鉴别：取本品 1g，研碎，加乙醇 10ml，加热回流 1h，放冷，滤过，滤液作为供试品溶液。另取吴茱萸对照药品 0.1g、黄连对照药材 0.6g，分别同法制成对照药材溶液。再取盐酸小檗碱对照品，加乙醇制成每 1ml 含 1mg 的溶液，作为对照品溶液。吸取上述四种溶液各 2μl，分别点于同一硅胶 G 薄层板上，以苯 – 醋酸乙酯 – 甲醇 – 异丙醇 – 浓氨试液（6∶3∶1.5∶1.5∶0.5）为展开剂，置氨蒸气饱和的展开缸内，展开，取出，晾干，置紫外光灯（365nm）下检视。供试品色谱中，在与对照药材色谱相应的位置上，显相同颜色的荧光斑点；在与对照品色谱相应的位置上，显相同的一个黄色荧光斑点。

(二) 检查

1. 水分测定（烘干法）：取本品 5g，平铺于干燥至恒重的扁形称瓶中，精密称定，打开瓶盖在 100℃ ~ 105℃ 干燥 5h，将瓶盖盖好，移至干燥器中，冷却 30min，精密称定重量，再在上述温度干燥 1h，冷却，称重，至连续两次称重的差异不超过 5mg 为止。根据减失的重量，计算供试品中水分的百分含量。药典规定：水丸的含水量不得过 9.0%。

2. 重量差异检查：取供试品 10 丸为 1 份，共取 10 份分别称定重量，求得平均重量，每份重量与平均重量比较，应符合下列规定（参见表 3 – 1）。超出重量差异限度的不得多于 2 份，并不得有 1 份超出限度的一倍。

3. 溶散时限检查：取本品 6 丸，分别置升降式崩解仪吊篮的六个孔中，加挡板，启动崩解仪进行检查。水丸应在 1h 内全部溶散。

(三) 含量测定（分光光度法）

取本品粉末（过三号筛）约 1g，精密称定，至索氏提取器中，加盐酸 – 甲醇（1∶100）适量，加热回流提取至提取液无色。将提取液（必要时浓缩）移至 50ml 量瓶中，加盐酸 – 甲醇（1∶100）稀释至刻度，摇匀。精密量取 5ml，置氧化铝柱（内径约 0.9cm，中性氧化铝 5g，湿法装柱，用乙醇约 30ml 预洗）上，用乙醇 25ml 洗脱，收集洗脱液，置 50ml 量瓶中，加乙醇至刻度，摇匀，精密量取 2ml，置 50ml 量瓶中，用 0.05mol/L 硫酸溶液稀释至刻度，摇匀。在 345nm 波长处测定吸收度，按盐酸小檗碱（$C_{20}H_{18}ClNO_4$）的吸收系数（$E_{1cm}^{1\%}$）为 728 计算，即得。

本品按干燥品计算，每 1g 含总生物碱以盐酸小檗碱计，不得少于 60mg。

【思考题】

1. 通过本实验，说明中药丸剂质量控制的项目和相应的质量标准。
2. 根据实验结果，判断该药品的质量是否符合药品标准规定。

第八章 附 录

附录一 药品抽检记录及凭证

抽样编号□□□□□□□□□　　　抽样日期：　　年　　月　　日

药品名称：　　　　　　　　　　　　生产、配制单位或产地：

规格：　　　　批号：　　　　　　　抽样数量：

效期：　　　　　　　　　　　　　　生产、配制或购进数量：

已销售或使用数量：　　　　　　　　库存数量：

被抽样单位：　　　　　　　　　　　被抽样场所：

批准文号：

1. 药品种类：　　　　　　　　　　　　　　　注：是 ☑ 否 ☒

(1) 购进原料药、制剂、药用辅料、直接接触药品的包装材料等□；被抽样企业生产的原料药□；被抽样企业生产的制剂□；医疗机构配制的制剂□；

原料药来源：有质检报告□；无质检报告□。

中药材□；中药饮片□；其他□。

(2) 制剂：是否按国家药品标准检验出厂：是□；否□。

(3) 与之相对应的检验设备：有□；无□。

(4) 检验使用国家标准品：是□；否□。

2. 生产企业质检情况：

包装情况：

(1) 外包装：硬纸箱□；麻袋□；木箱□；纤维桶□；编织袋□；铁桶□；铝听□；牛皮纸袋□；其他□。

(2) 内包装：玻瓶□；塑料瓶□；塑料袋□；铝塑□；铝箔□；安瓿□；其他□。

(3) 药品通用名称、成分、规格、生产企业、批准文号、产品批号、生产日期、有效期等标签内容是否齐全、表达方式是否符合规定□。

(4) 麻醉药品、精神药品、医疗用毒性药品、放射性药品、外用药品或者非处方药的标签是否印有规定的标志□。

(5) 包装无破损□；无水迹□；无霉变□；无虫蛀□；无污染□；其他□。

(6) 库存条件是否符合要求□。

3. 发现情况：

　　3.1 无批准文号　　　3.2 变质　　　3.3 污染　　　3.4 未标明有效期

　　3.5 更改有效期　　　3.6 超出有效期　　　3.7 不注明生产批号

　　3.8 更改生产批号　　　3.9 药品名称、生产厂家、批准文号、商标不相符

　　3.10 包装、标签说明、使用说明书不规范　3.11 无购销记录　3.12 非法渠道购药

抽样单位（盖章）　　　　　　被抽样单位（盖章）

抽样人签名：　　　　　　　　有关负责人签名：

　　（注：本凭证一式三联，第一联存根，第二联交被抽样单位，第三联交药品检验机构随检品卡流转）

附录二　药品检验原始记录

检品编号＿＿＿＿＿＿＿＿＿＿　　检验依据＿＿＿＿＿＿＿＿＿＿

检品名称＿＿＿＿＿＿＿＿＿＿　　检品数量＿＿＿＿＿＿＿＿＿＿

生产单位或产地＿＿＿＿＿＿＿　　剩余数量＿＿＿＿＿＿＿＿＿＿

供样单位＿＿＿＿＿＿＿＿＿＿　　有（失）效期＿＿＿＿＿＿＿＿

批号＿＿＿＿＿＿＿＿＿＿＿＿　　收验日期＿＿＿＿＿＿＿＿＿＿

规格＿＿＿＿＿＿＿＿＿＿＿＿　　报告日期＿＿＿＿＿＿＿＿＿＿

包装＿＿＿＿＿＿＿＿＿＿＿＿　　仪器及型号＿＿＿＿＿＿＿＿＿

检验记录　　　　　　　　　　　　　年　月　日

检验者：　　　　　　校对者：

　　　　　　　　　　　共　页　第　页

附录三　药品检验报告书

报告书编号：

检品名称			
批号		规格	
生产单位或产地		包装	
供样单位		效期	
检验目的		检品数量	
检验项目		收检日期	
检验依据		报告日期	

检验项目　　　标准规定　　　检验数据　　　检验结果

［性状］

［鉴别］

［检查］

［含量测定］

结论：

检验人　　　　　复核人　　　　　检验单位盖章

附录四　常用试液及其配制方法

乙醇制氨试液：取无水乙醇，加浓氨试液使 100ml 中含 NH₃9 ~ 11g，即得。本液应置橡皮塞瓶中保存。

乙醇制硫酸试液：取硫酸 57ml，加乙醇稀释至 1000ml，即得。本液含 H_2SO_4 应为 9.5% ~ 10.5%。

乙醇制溴化汞试液：取溴化汞 2.5g，加乙醇 50ml，微热使溶解，即得。本液应置玻璃塞瓶内，在暗处保存。

二乙基二硫代氨基甲酸银试液：取二乙基二硫代氨基甲酸银 0.25g，加氯仿适量与三乙胺 1.8ml，加氯仿至 100ml，搅拌使溶解，放置过夜，用脱脂棉滤过，即得。本液应置棕色玻璃瓶内，密塞，置阴凉处保存。

二硝基苯试液：取间二硝基苯 2g，加乙醇使溶解成 100ml，即得。

二硝基苯甲酸试液：取 3,5 - 二硝基苯甲酸 1g，加乙醇使溶解成 100ml，即得。

二硝基苯肼乙醇试液：取 2,4 - 二硝基苯肼 1g，加乙醇 1000ml 使溶解，再缓缓加入盐酸 10ml，摇匀，即得。

二硝基苯肼试液：取 2,4 - 二硝基苯肼 1.5g，加硫酸溶液（1→2）20ml，溶解后，加水使成 100ml，滤过，即得。

三硝基苯酚试液：本液为三硝基苯酚的饱和水溶液。

三氯化铁试液：取三氯化铁 9g，加水使溶解成 100ml，即得。

三氯化铝试液：取三氯化铝 1g，加乙醇使溶解成 100ml，即得。

三氯化锑试液：本液为三氯化锑饱和的氯仿溶液。

水合氯醛试液：取水合氯醛 50g，加水 15ml 与甘油 10ml 使溶解，即得。

甘油醋酸试液：取甘油、50%醋酸与水各等份，混匀，即得。

四苯硼钠试液：取四苯硼钠 0.1g，加水使溶解成 100ml，即得。

对二甲氨基苯甲醛试液：取对二甲氨基苯甲醛 0.125g，加无氮硫酸 65ml 与水 35ml 的冷混合液溶解后，加三氯化铁试液 0.05ml，摇匀，即得。本液配制后 7 日即不适用。

亚铁氰化钾试液：取亚铁氰化钾 1g，加水 10ml 使溶解，即得。本液应临用新制。

亚硝基铁氰化钠试液：取亚硝基铁氰化钠 1g，加水使溶解成 20ml，即得。本液应临用新制。

亚硝酸钠乙醇试液：取亚硝酸钠 5g，加 60%乙醇使溶解成 1000ml，即得。

亚硝酸钴钠试液：取亚硝酸钴钠 10g，加水使溶解成 50ml，滤过，即得。

过氧化氢试液：取浓过氧化氢溶液（30%），加水稀释成 3%的溶液，即得。

苏丹Ⅲ试液：取苏丹Ⅲ 0.01g，加 90%乙醇 5ml 溶解后，加甘油 5ml，摇匀，即得。本液应置棕色玻璃瓶内保存，在 2 个月内应用。

吲哚醌试液：取 α,β - 吲哚醌0.1g，加丙酮 10ml 溶解后，加冰醋酸 1ml，摇匀，即得。

钌红试液：取 10%醋酸钠溶液 1 ~ 2ml，加钌红适量使呈酒红色，即得。本液应临用新制。

间苯三酚试液：取间苯三酚 0.5g，加乙醇使溶解成 25ml，即得。本液应置玻璃塞瓶内，在暗处保存。

间苯三酚盐酸试液：取间苯三酚 0.1g，加乙醇 1ml，再加盐酸 9ml，混匀。临用时新制。

茚三酮试液：取茚三酮 2g，加乙醇使溶解成 100ml，即得。

钒酸铵试液：取钒酸铵 0.25g，加水使溶解成 100ml，即得。

变色酸试液：取变色酸钠 50mg，加硫酸与水的冷混合液（9:4）100ml 使溶解，即得。本液应临用新制。

草酸铵试液：取草酸铵 3.5g，加水使溶解成 100ml，即得。

茴香醛试液：取茴香醛 0.5ml，加醋酸 50ml 使溶解，加硫酸 1ml，摇匀，即得。本液应临用新制。

钨酸钠试液：取钨酸钠 25g，加水 72ml 溶解后，加磷酸 2ml，摇匀，即得。

品红亚硫酸试液：取碱式品红 0.2g，加热水 100ml 溶解后，放冷，加亚硫酸钠溶液（1→10）20ml、盐酸 2ml，用水稀释至 200ml，加活性炭 0.1g，搅拌并迅速滤过，放置 1h 以上，即得。本液应临用新制。

香草醛试液：取香草醛 0.1g，加盐酸 10ml 使溶解，即得。

香草醛硫酸试液：取香草醛 0.2g，加硫酸 10ml 使溶解，即得。

氢氧化钙试液：取氢氧化钙 3g，置玻璃瓶内，加水 1000ml，密塞，时时猛力振摇，放置 1h，即得。用时倾取上层的清液。

氢氧化钠试液：取氢氧化钠 4.3g，加水溶解成 100ml，即得。

氢氧化钡试液：取氢氧化钡，加新沸过的冷水使成饱和溶液，即得。本液应临用新制。

氢氧化钾试液：取氢氧化钾 6.5g，加水使溶解成 100ml，即得。

重铬酸钾试液：取重铬酸钾 7.5g，加水使溶解成 100ml，即得。

重氮对硝基苯胺试液：取对硝基苯胺 0.4g，加稀盐酸 20ml 与水 40ml 使溶解，冷却至 15℃，缓缓加入 10% 亚硝酸钠溶液，至取溶液 1 滴能使碘化钾淀粉试纸变为蓝色，即得。本液应临用新制。

重氮苯磺酸试液：取对氨基苯磺酸 0.1g，加 10% 氢氧化钠溶液 2ml，使溶解，加稀盐酸 20ml 与 0.1mol/L 亚硝酸钠溶液 6ml，搅拌 1min，加脲 50mg，继续搅拌 5min，即得。本液应临用新制。

盐酸羟胺试液：取盐酸羟胺 3.5g，加 60% 乙醇使溶解成 100ml，即得。

钼硫酸试液：取钼酸铵 0.1g，加硫酸 10ml 使溶解，即得。

钼酸铵试液：取钼酸铵 10g，加水使溶解成 100ml，即得。

钼酸铵硫酸试液：取钼酸铵 2.5g，加硫酸 15ml，加水使溶解成 100ml，即得。本液配制后两周，即不适用。

铁氰化钾试液：取铁氰化钾 1g，加水 10ml 使溶解，即得。本液应临用新制。

氨试液：取浓氨溶液 400ml，加水使成 1000ml，即得。

氨制硝酸银试液：取硝酸银 1g，加水 20ml 溶解后，滴加氨试液，随加随搅拌，至初起的沉淀将近全溶，滤过，即得。本液应置棕色瓶内，在暗处保存。

氨制氯化铜试液：取氯化铜 22.5g，加水 200ml 溶解后，加浓氨试液 100ml，摇匀，即得。

高锰酸钾试液：本液为 0.02mol/L 高锰酸钾溶液。

高氯酸试液：取 70％高氯酸 13ml，加水 500ml，用 70％高氯酸精确调至 pH0.5，即得。

高氯酸铁试液：取 70％高氯酸 10ml，缓缓分次加入铁粉 0.8g，微热使溶解，放冷，加无水乙醇稀释至 100ml，即得。用时取上液 20ml，加 70％高氯酸 6ml，用无水乙醇稀释至 500ml。

α-萘酚试液：取 15％的 α-萘酚乙醇溶液 10.5ml，缓缓加硫酸 6.5ml，混匀后再加乙醇 40.5ml 及水 4ml，混匀，即得。

硅钨酸试液：取硅钨酸 10g，加水使溶解成 100ml，即得。

硝铬酸试液：①取硝酸 10ml，加入 100ml 水中，混匀；②取三氧化铬 10g，加水 100ml 使溶解。用时将二液等量混合，即得。

硝酸汞试液：取黄氧化汞 40g，加硝酸 32ml 与水 15ml 使溶解，即得。本液应置具塞棕色玻璃瓶内，在暗处保存。

硝酸银试液：本液为 0.1mol/L 硝酸银溶液。

硫化氢试液：本液为硫化氢的饱和水溶液。本液置棕色瓶内，在暗处保存。本液如无明显的硫化氢臭，或与等容的三氯化铁试液混合时不能生成大量的硫黄沉淀，即不适用。

硫化钠试液：取硫化钠 1g，加水使溶解成 10ml，即得。本液应临用新制。

硫代乙酰胺试液：取硫代乙酰胺 4g，加水使溶解成 100ml，置冰箱中保存。临用前取混合液（由 1mol/L 氢氧化钠溶液 15ml、水 5.0ml 及甘油 20ml 组成）5.0ml，加上述硫代乙酰胺溶液 1.0ml，置水浴上加热 20s，冷却，立即使用。

硫脲试液：取硫脲 10g，加水使溶解成 100ml，即得。

硫氰酸汞铵试液：取硫氰酸铵 5g 与二氯化汞 4.5g，加水使溶解成 100ml，即得。

硫氰酸铵试液：取硫氰酸铵 8g，加水使溶解成 100ml，即得。

硫酸亚铁试液：取硫酸亚铁结晶 8g，加新沸过的冷水 100ml 使溶解，即得。本液应临用新制。

硫酸汞试液：取黄氧化汞 5g，加水 40ml 后，缓缓加硫酸 20ml，随加随搅拌，再加水 40ml，搅拌使溶解，即得。

硫酸铜试液：取硫酸铜 12.5g，加水使溶解成 100ml，即得。

硫酸镁试液：取未风化的硫酸镁结晶 12g，加水使溶解成 100ml，即得。

紫草试液：取紫草粗粉 10g，加 90％乙醇 100ml，浸渍 24h 后，滤过，滤液中加入等量的甘油，混合，放置 2h，滤过，即得。本液应置棕色玻璃瓶内，在 2 个月内应用。

氯试液：本液为氯的饱和水溶液。本液应临用新制。

氯化亚锡试液：取氯化亚锡 1.5g，加水 10ml 与少量的盐酸使溶解，即得。本液应临用新制。

氯化金试液：取氯化金 1g，加水 35ml 使溶解，即得。

氯化钙试液：取氯化钙 7.5g，加水使溶解成 100ml，即得。

氯化钠明胶试液：取白明胶 1g 与氯化钠 10g，加水 100ml，置不超过 60℃的水浴上微热使溶解。本液应临用新制。

氯化钡试液：取氯化钡的细粉 5g，加水使溶解成 100ml，即得。

氯化铂试液：取氯铂酸 2.6g，加水使溶解成 20ml，即得。

氯化铵试液：取氯化铵 10.5g，加水使溶解成 100ml，即得。

氯化铵镁试液：取氯化镁 5.5g 与氯化铵 7g，加水 65ml 溶解后，加氯试液 35ml，置玻璃瓶内，放置数日后，滤过，即得。本液如显浑浊，应滤过后再用。

氯化锌碘试液：取氯化锌 20g，加水 10ml 使溶解，加碘化钾 2g 溶解后，再加碘使饱和，即得。本液应置具塞棕色玻璃瓶内保存。

氯酸钾试液：本液为氯酸钾的饱和硝酸溶液。

稀乙醇：取乙醇 529ml，加水稀释至 1000ml，即得。本液在 20℃时含 C_2H_5OH 应为 49.5%～50.5%（ml/ml）。

稀甘油：取甘油 33ml，加水稀释使成 100ml，再加樟脑一小块或液化苯酚 1 滴，即得。

稀盐酸：取盐酸 234ml，加水稀释至 1000ml，即得。本液含 HCl 应为 9.5%～10.5%。

稀硝酸：取硝酸 105ml，加水稀释至 1000ml，即得。本液含 HNO_3 应为 9.5%～10.5%。

稀硫酸：取硫酸 57ml，加水稀释至 1000ml，即得。本液含 H_2SO_4 应为 9.5%～10.5%。

稀醋酸：取冰醋酸 60ml，加水稀释至 1000ml，即得。

碘试液：本液为 0.1mol/L 碘液。

碘化汞钾试液：取二氯化汞 1.36g，加水 60ml 使溶解，另取碘化钾 5g，加水 10ml 使溶解，将二液混合，加水稀释至 100ml，即得。

碘化钾试液：取碘化钾 16.5g，加水使溶解成 100ml，即得。本液应临用新制。

碘化钾碘试液：取碘 0.5g，碘化钾 1.5g，加水 25ml 使溶解，即得。

碘化铋钾试液：取碱式硝酸铋 0.85g，加冰醋酸 10ml 与水 40ml 溶解后，加碘化钾溶液（4→10）20ml，摇匀，即得。

改良碘化铋钾试液：取碘化铋钾试液 1ml，加 0.6mol/L 盐酸溶液 2ml，加水至 10ml，即得。

稀碘化铋钾试液：取碱式硝酸铋 0.85g，加冰醋酸 10ml 与水 40ml 溶解后，分取 5ml，加碘化钾溶液（4→10）5ml，再加冰醋酸 20ml，用水稀释至 100ml，即得。

硼酸试液：本液为硼酸饱和的丙酮溶液。

溴试液：取溴 2～3ml，置用凡士林涂塞的玻璃瓶中，加水 100ml，振摇使成饱和溶液，即得。本液应置暗处保存。

酸性氯化亚锡试液：取氯化亚锡 20g，加盐酸使溶解成 50ml，滤过，即得。本液配成后 3 个月即不适用。

碱式醋酸铅试液：取一氧化铅 14g，加水 10ml，研磨成糊状，用水 10ml 洗入玻璃瓶中，加醋酸铅 22g 的水溶液 70ml，用力振摇 5min 后，时时振摇，放置 7 天，滤过，加新沸过的冷水使成 100ml，即得。

碱性三硝基苯酚试液：取 1% 三硝基苯酚溶液 20ml，加 5% 氢氧化钠溶液 10ml，用水稀释至 100ml，即得。本液应临用新制。

碱性盐酸羟胺试液：①取氢氧化钠 12.5g，加无水甲醇使溶解成 100ml；②取盐酸羟胺 12.5g，加无水甲醇 100ml，加热回流使溶解。用时将两液等量混合，滤过，即得。本液应临用新制。配成后 4h 即不适用。

碱性酒石酸铜试液：①取硫酸铜结晶 6.93g，加水使溶解成 100ml；②取酒石酸钾钠结晶 34.6g 与氢氧化钠 10g，加水使溶解成 100ml。用时将两液等量混合，即得。

碱性 β-萘酚试液：取 β-萘酚 0.25g，加氢氧化钠溶液（1→10）10ml 使溶解，即得。本液应临用新制。

碱性碘化汞钾试液：取碘化钾 10g 与红碘化汞 13.5g，加水溶解并稀释至 100ml，临用前与等容的 25% 氢氧化钠溶液混合，即得。

碳酸钠试液：取一水合碳酸钠 12.5g 或无水碳酸钠 10.5g，加水使溶解成 100ml，即得。

碳酸氢钠试液：取碳酸氢钠 5g，加水使溶解成 100ml，即得。

碳酸铵试液：取碳酸铵 20g 与氨试液 20ml，加水使溶解成 100ml，即得。

醋酸汞试液：取醋酸汞 5g，研细，加温热的冰醋酸使溶解成 100ml，即得。本液应置棕色玻璃瓶内，密闭保存。

醋酸铅试液：取醋酸铅 10g，加新沸过的冷水溶解后，滴加醋酸使溶液澄清，再加新沸过的冷水使成 100ml，即得。

醋酸氧铀锌试液：取醋酸氧铀 10g，加冰醋酸 5ml 与水 50ml，微热使溶解，另取醋酸锌 30g，加冰醋酸 3ml 与水 30ml，微热使溶解，将二液混合，放冷，滤过，即得。

醋酸铵试液：取醋酸铵 10g，加水使溶解成 100ml，即得。

镧试液：取氧化镧（La_2O_3）5g，用水润湿，缓慢加盐酸 25ml 使溶解，并用水稀释成 100ml，静置过夜，即得。

磷钨酸试液：取磷钨酸 1g，加水使溶解成 100ml，即得。

磷钼酸试液：取磷钼酸 5g，加无水乙醇使溶解成 100ml，即得。

磷酸氢二钠试液：取磷酸氢二钠结晶 12g，加水使溶解成 100ml，即得。

糠醛试液：取糠醛 1ml，加水使溶解成 100ml，即得。本液应临用新制。

鞣酸试液：取鞣酸 1g，加乙醇 1ml，加水溶解并稀释至 100ml，即得。本液应临用新制。

附录五 乙醇相对密度表

相对密度 (20℃/20℃)	浓度 % (ml/ml)	相对密度 (20℃/20℃)	浓度 % (ml/ml)	相对密度 (20℃/20℃)	浓度 % (ml/ml)
0.9992	0.5	80	17.5	87	34.0
85	1.0	74	18.0	80	34.5
78	1.5	69	18.5	73	35.0
70	2.0	64	19.0	0.9566	35.5
68	2.5	0.9758	19.5	58	36.0
56	3.0	53	20.0	51	36.5
49	3.5	48	20.5	44	37.0
42	4.0	43	21.0	36	37.5
35	4.5	37	21.5	29	38.0
28	5.0	32	22.0	21	38.5
0.9922	5.5	26	22.5	13	39.0
15	6.0	21	23.0	05	39.5
08	6.5	15	23.5	0.9497	40.0
02	7.0	10	24.0	89	40.5
0.9896	7.5	04	24.5	81	41.0
89	8.0	0.9698	25.0	73	41.5
83	8.5	0.9693	25.5	65	42.0
77	9.0	87	26.0	56	42.5
71	9.5	81	26.5	47	43.0
0.9865	10.0	75	27.0	0.9439	43.5
59	10.5	0.9670	27.5	30	44.0
53	11.0	64	28.0	21	44.5
47	11.5	58	28.5	12	45.0
41	12.0	52	29.0	03	45.5
35	12.5	46	29.5	0.9394	46.0
30	13.0	40	30.0	85	46.5
24	13.5	33	30.5	76	47.0
18	14.0	27	31.0	66	47.5
13	14.5	21	31.5	57	48.0
0.9807	15.0	14	32.0	47	48.5
02	15.5	08	32.5	38	49.0
0.9796	16.0	01	33.0	28	49.5
90	16.5	0.9594	33.5	18	50.0
85	17.0				

附录六 常用培养基及其制备方法

培养基应通过质量鉴定，适合规定菌的生长，并具有典型菌落形态特征或典型生化反应特征。可按下列处方配制，亦可用符合规定的脱水培养基。配制培养基时，除另有规定外，培养基制备的高压蒸汽灭菌温度为121℃20min。

1. 营养肉汤培养基

成分：胨 10g　氯化钠 5g　肉浸液 1000ml

取胨和氯化钠加入肉浸液内，微温溶解后，调节 pH 为弱碱性，煮沸，滤清，调节 pH 值使灭菌后为 7.2±0.2，分装，灭菌。

2. 营养琼脂培养基

照上述营养肉汤培养基的处方及制法，加入 15~20g 琼脂，调节 pH 值使灭菌后为 7.2±0.2，分装，灭菌。

3. 半固体营养琼脂培养基

照上述营养琼脂培养基的处方及制法，其中琼脂加入量为 0.3%~0.5%。

4. 玫瑰红钠琼脂培养基

成分：胨 5g　葡萄糖 10g　磷酸二氢钾 1g　硫酸镁 0.5g　玫瑰红钠（四氯四碘荧光素钠）0.0133g（或 0.133% 玫瑰红钠液 10ml）　琼脂 15~20g　水 1000ml

除葡萄糖、玫瑰红钠外，取上述成分，混合，加热溶化后，滤过，加入葡萄糖、玫瑰红钠，分装，灭菌。

5. 酵母浸出粉胨葡萄糖琼脂培养基（YPD）

成分：胨 10g　酵母浸出粉 5g　葡萄糖 20g　琼脂 15~20g　水 1000ml

除葡萄糖外，取上述成分，混合，加热溶化后，滤过，加入葡萄糖，分装，灭菌。

6. 胆盐乳糖培养基（BL）

成分：胨 20g　乳糖 5g　氯化钠 5g　磷酸二氢钾 1.3g　磷酸氢二钾 4.0g　牛胆盐（或去氧胆酸钠 0.5g）2g　水 1000ml

除乳糖、牛胆盐外，取上述成分，混合，加热使溶解，调节 pH 值使灭菌后为 7.4±0.2，煮沸，滤清，加入乳糖、牛胆盐，分装，灭菌。

7. 曙红亚甲蓝琼脂培养基（EMB）

成分：营养琼脂培养基 100ml　20% 乳糖溶液 5ml　曙红钠指示液 2ml　亚甲蓝指示液 1.3~1.6ml

取营养琼脂培养基，加热溶化后，冷至 60℃，按无菌操作加入灭菌的其他三种溶液，摇匀，倾注平皿。

8. 麦康凯琼脂培养基（MacC）

成分：胨 20g　乳糖 10g　牛胆盐 5g　氯化钠 5g　1% 中性红指示液 3ml　琼脂 15~20g　水 1000ml

除乳糖、指示液、牛胆盐及琼脂外，取上述成分，混合，加热使溶解，调节 pH 值使灭菌后为 7.2±0.2，加入琼脂，加热溶化后，再加入其余各成分，摇匀，分装，灭菌，冷至约 60℃，倾注平皿。

9.三糖铁琼脂培养基（TSI）

成分：胨 20g 牛肉浸出粉 5g 蔗糖 10g 乳糖 10g 葡萄糖 1g 氯化钠 5g 硫酸亚铁 0.2g 硫代硫酸钠 0.2g 0.2%酚磺酞指示液 12.5ml 琼脂 12~15g 水 1000ml

除三糖、指示液、琼脂外，取上述成分，混合，加热使溶解，调节 pH 值使灭菌后为 7.3±0.1，加入琼脂，加热溶化后，再加入其余各成分，摇匀，分装，灭菌，制成高底层（2~3cm）短斜面。

10.四硫磺酸钠亮绿培养基（TTB）

成分：胨 5g 硫代硫酸钠 30g 牛胆盐 1g 硫酸钙 10g 水 1000ml

取上述成分，混合，微温使溶解，灭菌。

临用前，取上述培养基，每 10ml 加入碘溶液（取碘 6g 与碘化钾 5g，溶于 20ml 水中）0.2ml 和亮绿试液 0.1ml，混匀。

11.沙门、志贺菌属琼脂培养基（SS）

成分：胨 5g 牛肉浸出粉 5g 乳糖 10g 牛胆盐 8.5g 枸橼酸钠 8.5g 硫代硫酸钠 8.5g 枸橼酸铁铵 1g 中性红指示液 2.5ml 亮绿试液 0.33ml 琼脂 20g 水 1000ml

除乳糖、指示液、琼脂外，取上述成分，混合，加热使溶解，调节 pH 值使灭菌后为 7.2±0.1，滤过，加入琼脂，加热溶化后，再加入其余各成分，摇匀，灭菌，冷至 60℃，倾注平皿。

12.胆盐硫乳琼脂培养基（DHL）

成分：胨 20g 牛肉浸出粉 3g 乳糖 10g 蔗糖 10g 去氧胆酸钠 1g 硫代硫酸钠 2.3g 枸橼酸钠 1g 枸橼酸铁铵 1g 中性红指示液 3ml 琼脂 18~20g 水 1000ml

除糖、指示液及琼脂外，取上述成分，混合，微温使溶解，调节 pH 值使灭菌后为 7.2±0.1，加入琼脂，加热溶化后，再加入其余各成分，摇匀，冷至 60℃，倾注平皿。

13.溴代十六烷基三甲胺琼脂培养基

成分：胨 10g 牛肉浸出粉 3g 氯化钠 5g 溴代十六烷基三甲胺 0.3g 琼脂 15~20g 水 1000ml

除琼脂外，取上述成分，混合，微温使溶解，调节 pH 值使灭菌后为 7.5±0.1，加入琼脂，加热溶化后，分装，灭菌，冷至 60℃，倾注平皿。

14.亚碲酸盐肉汤培养基

临用前，取灭菌的营养肉汤培养基，每 100ml 中加入新配制的 1%亚碲酸钠（钾）试液 0.2ml，混匀，即得。

15.卵黄氯化钠琼脂培养基

成分：胨 6g 牛肉浸出粉 1.8g 氯化钠 30g 10%氯化钠卵黄液 100ml 琼脂 23g 水 650ml

除 10%氯化钠卵黄液外，取上述成分混合，微温使溶解，调节 pH 值使灭菌后为 7.6±0.1，灭菌，待冷至约 60℃，以无菌操作加入 10%氯化钠卵黄液，充分混匀，倾注平皿。

10%氯化钠卵黄液的制备：取新鲜鸡蛋一个，以无菌操作取出卵黄，放入 10%无菌氯化钠溶液 100ml 中，充分混匀，即得。

16. 甘露醇氯化钠琼脂培养基

成分：胨 10g　牛肉浸出粉 1g　甘露醇 10g　氯化钠 75g　酚磺酞指示液 2.5ml　琼脂 15～20g　水 1000ml

除甘露醇、指示液及琼脂外，取上述成分混合，微温使溶解，调节 pH 值使灭菌后为 7.4 ±0.2，加入琼脂，加热溶化后，滤过，分装，灭菌，冷至 60℃，倾注平皿。

17. 蛋白胨水培养基

成分：胰蛋白胨 10g　氯化钠 5g　水 1000ml

取上述成分，混合，加热溶化，调节 pH 值使灭菌后为 7.3±0.1，分装于小试管，灭菌。

18. 磷酸盐葡萄糖胨水培养基

成分：胨 7g　磷酸氢二钾 3.8g　葡萄糖 5g　水 1000ml

取上述成分，混合，微温使溶解，调节 pH 值使灭菌后为 7.3±0.1，分装于小试管，灭菌。

19. 枸橼酸盐培养基

成分：氯化钠 5g　枸橼酸钠（无水）2g　硫酸镁 0.2g　磷酸氢二钾 1.0g　磷酸二氢铵 1g　溴麝香草酚蓝指示液 20ml　琼脂 15～20g　水 1000ml

除指示液和琼脂外，取上述成分，混合，微温使溶解，调节 pH 值使灭菌后为 6.9±0.1，加入琼脂，加热溶化，加入指示液，混匀，分装于小试管，灭菌，置成斜面。

注：所用琼脂应不含游离糖，用前用水浸泡冲洗。

20. 糖、醇发酵培养基

成分：胨 10g　糖、醇 0.5%　氯化钠 5g　0.5%酸性品红指示液 10ml（或溴麝香草酚蓝指示液 6ml）　水 1000ml

取胨和氯化钠加入水中，微温使溶解，调节 pH 值使灭菌后为 7.4，加入指示液，混匀，分装每瓶 100ml，灭菌。

配制葡萄糖发酵培养基时，于 100ml 基础液加入 0.5g 葡萄糖，分装于含杜氏管（Durham）的小试管中，灭菌。配制其他糖、醇发酵培养基时，将各种糖、醇分别配成 10%溶液，与基础液同时灭菌。以无菌操作将 5ml 糖、醇溶液加入 100ml 基础液内，分装于灭菌小试管中。

注：糖、醇溶液亦可采用薄膜过滤法除菌。

21. 5%乳糖培养基

成分：胨 0.2g　氯化钠 0.3g　乳糖 5g　磷酸氢二钠 0.2g　溴麝香草酚蓝指示液 0.6ml　水 100ml

除乳糖、指示液外，取上述成分混合，微温使溶解，调节 pH 值使灭菌后为 7.4，加入乳糖、指示液，混匀，分装于含小倒管的灭菌小试管中，115℃灭菌 15min。

22. 脲（尿素）琼脂培养基

成分：胨 1g　葡萄糖 1g　氯化钠 5g　磷酸二氢钾 2g　0.2%酚磺酞指示液 6ml　20%无菌脲溶液 100ml　琼脂 20g　水 1000ml

除脲和琼脂外，取上述成分，混合，调节 pH 值使灭菌后为 7.2±0.1，加入琼脂，加热溶化并分装于锥形瓶，灭菌，冷至 50℃～55℃，加入灭菌脲溶液，混匀，分装于灭菌试管中，置成斜面。

23. 氰化钾培养基

成分：胨 3g　磷酸氢二钠 5.64g　氯化钠 5g　碳酸二氢钾 0.225g　氰化钾试液 15ml　水 1000ml

除氰化钾试液外，取上述成分，混合，调节 pH 值使灭菌后为 7.5±0.1，灭菌，冷却后，加入氰化钾试液，分装于灭菌试管内，每管 4ml，立即用灭菌橡胶塞塞紧，置 4℃保存。同时，以不加氰化钾试液的培养基作为对照培养基，分装于灭菌试管中。

24. 赖氨酸脱羧酶培养基

成分：胨 5g　酵母浸出粉 3g　L－赖氨酸（DL－赖氨酸）0.5（1）g　葡萄糖 1g　1.6% 溴甲酚紫指示液 1ml　水 1000ml

除赖氨酸外，取上述成分，混合，加热溶解后，加入 L－赖氨酸（DL－赖氨酸），调节 pH 值使灭菌后为 6.8，同时以不加赖氨酸培养基作为对照。分装于灭菌的小试管内，每管 2.5ml 并滴加一层液体石蜡，121℃灭菌 10min。

25. 绿脓菌素测定用培养基（PDP 琼脂）

成分：胨 20g　氯化镁（无水）1.4g　硫酸钾（无水）10g　甘油 10ml　琼脂 18～20g　水 1000ml

取胨、氯化镁和硫酸钾加入水中，微温使溶解，调节 pH 值使灭菌后为 7.3±0.1，加入甘油及琼脂，加热溶化，混匀，分装于小试管，灭菌，置成斜面。

26. 明胶培养基

成分：胨 5g　明胶 120g　牛肉浸出粉 3g　水 1000ml

取上述成分加入水中，浸泡约 20min，随时搅拌，加热使溶解，调节 pH 值使灭菌后为 7.3±0.1，分装于小试管，每支 4～5ml，灭菌。放冷后置冰箱保存。

27. 硝酸盐胨水培养基

成分：胨 10g　亚硝酸钠 0.5g　硝酸钾 2g　酵母浸出粉 3g　水 1000ml

取胨和酵母浸出粉加入水中，微温使溶解，调节 pH 值使灭菌后为 7.3±0.1，加入硝酸钾和亚硝酸钠溶解，混匀，分装于含杜氏管的小试管，灭菌。

28. 干燥培养基简介

干燥培养基是将新鲜配制的液体培养基，用不同的方法将水分去掉，或将培养基内的各种规定成分，经过适当处理，充分混匀，使成干燥的粉末，即得。使用时只要加入规定量的蒸馏水（各种干燥培养基商品均有使用说明），经过溶解、分装、高压灭菌，即可应用。其优点是节省培养基制做时间，携带方便，使用简单。

附录七 选用仪器型号

旋光仪

WZZ－T 型投影式自动指示旋光仪

WZZ－1 型自动指示旋光仪

WZZ－2A 型自动旋光仪

PE－241 MC 型旋光仪

折光计

WZS 型折光计

投影式折光计

改式阿贝折射仪

ZEISS OPTON 投影式折光计

紫外分光光度计

岛津 UV－240 型紫外可见分光光度计

岛津 UV－265 型紫外可见分光光度计

岛津 UV－1601 型紫外可见分光光度计

岛津 UV－2100 型紫外分光光度计

岛津 UV－2201 型紫外可见分光光度计

日立 320 型紫外可见分光光度计

日立 3210 型紫外可见分光光度计

北分 WFZ800－D2 型紫外可见分光光度计

上分 751 型紫外可见分光光度计

上分 751－GW 型紫外可见分光光度计

上分 7530 型紫外可见分光光度计

上分 7530－G 型紫外可见分光光度计

通用 TU－1221 型紫外可见分光光度计

通用 TU－1901 型紫外可见分光光度计

薄层扫描仪

岛津 CS－900 型薄层扫描仪

岛津 CS－910 型薄层扫描仪

岛津 CS－920 型薄层扫描仪

岛津 CS－930 型薄层扫描仪

岛津 CS－9000 型双波长飞点薄层扫描仪

岛津 CS－9301 型双波长飞点薄层扫描仪

CAMAG 薄层扫描仪－Ⅱ型（瑞士）

气相色谱仪

岛津 GC－7AG 型气相色谱仪

岛津 GC－9A 型气相色谱仪

岛津 GC－14A 型气相色谱仪

岛津 GC－15A 型气相色谱仪

岛津 GC－17A 型气相色谱仪

上分 103 型气相色谱仪

北分 SQ－203 型气相色谱仪

北分 SQ－204 型气相色谱仪

惠普 5890 A 型气相色谱仪

瓦里安 3700 型气相色谱仪

高效液相色谱仪

SP8810 型高效液相色谱仪

SP8800 型高效液相色谱仪

SP8800－FOCUS 型高效液相色谱仪

岛津 LC－4AD 型高效液相色谱仪

岛津 LC－6AD 型高效液相色谱仪

岛津 LC－10AD 型高效液相色谱仪

日立 638－50 型高效液相色谱仪

日立 D－7000 型高效液相色谱仪

HP1050 型高效液相色谱仪

TSP P1000 型高效液相色谱仪

SSI PC2001 型高效液相色谱仪

惠普 HP1100 高效液相色谱工作站

色谱数据处理机

岛津 C－R3A 型色谱数据处理机